脊髄電気刺激療法

近畿大学准教授
森本昌宏 編著

Spinal Cord Stimulation　Masahiro Morimoto

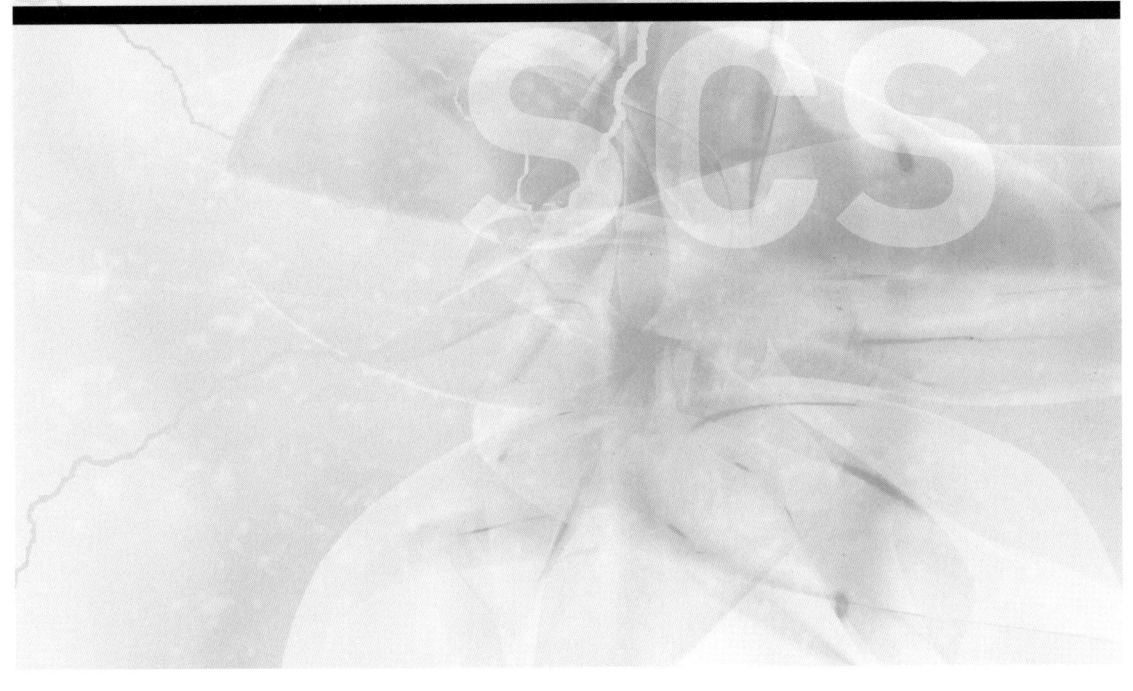

克誠堂出版

脊髄電気刺激療法
執筆者一覧 (執筆順)

森本　昌宏	近畿大学医学部麻酔科学教室
森山　萬秀	兵庫医科大学疼痛制御科学・ペインクリニック部
柳本富士雄	兵庫医科大学疼痛制御科学・ペインクリニック部
村川　和重	兵庫医科大学疼痛制御科学・ペインクリニック部
森本　悦司	近畿大学医学部麻酔科学教室
金　　章夫	近畿大学医学部堺病院脳神経外科
打田　智久	近畿大学医学部奈良病院麻酔科
柴田　政彦	大阪大学大学院医学系研究科疼痛医学講座
前川　紀雅	近畿大学医学部麻酔科学教室
安部　俊吾	松山赤十字病院麻酔科
長櫓　　巧	愛媛大学医学部麻酔・蘇生学教室
白井　　達	近畿大学医学部麻酔科学教室
森本　充男	近畿大学医学部麻酔科学教室
蔵　　昌宏	八尾市立病院麻酔科
井関　雅子	順天堂大学医学部麻酔科学・ペインクリニック講座
橋爪　圭司	奈良県立医科大学麻酔科学教室
山上　裕章	ヤマトペインクリニック
塩見由紀代	仁泉会病院麻酔科ペインクリニック
小多田英貴	八尾市立病院麻酔科
安部洋一郎	NTT東日本関東病院ペインクリニック科
大瀬戸清茂	NTT東日本関東病院ペインクリニック科
岡本　慎司	近畿大学医学部奈良病院麻酔科
宇野　洋史	近畿大学医学部麻酔科学教室
宇野　武司	潤和会記念病院麻酔科・ペインクリニック

高田　正史	長崎大学医学部・歯学部附属病院麻酔科
北條美能留	長崎大学医学部・歯学部附属病院麻酔科
三好　宏	長崎大学医学部・歯学部附属病院麻酔科
内山　卓也	近畿大学医学部奈良病院脳神経外科
森田　功	藤田保健衛生大学脳神経外科
尾内　一如	知多リハビリテーション病院
神野　哲夫	藤田保健衛生大学脳神経外科
牛田　享宏	高知大学医学部整形外科学教室（愛知医科大学医学部学際的痛みセンター）
山崎　文靖	高知大学医学部附属病院検査部
横山　武志	高知大学医学部麻酔科学教室
佐藤　隆幸	高知大学医学部循環制御学教室
古瀬　洋一	有光会サトウ病院整形外科
半田　康延	東北大学大学院医学系研究科運動機能再建学分野
関　和則	東北大学大学院医学系研究科運動機能再建学分野
小倉　隆英	東北大学医学部保健学科医用画像工学分野
村上　節	東北大学大学院医学系研究科周産期医学分野
浪間　孝重	東北労災病院泌尿器科
中川　晴夫	東北大学大学院医学系研究科泌尿器科学分野
荒井　陽一	東北大学大学院医学系研究科泌尿器科学分野
高橋　隆行	福島大学理工学群共生システム理工学類
齋藤　洋一	大阪大学大学院医学系研究科脳神経外科学教室
山本　隆充	日本大学医学部先端医学系応用システム神経科学分野
片山　容一	日本大学医学部脳神経外科学系神経外科学分野
河村　弘庸	東京女子医科大学附属東医療センター脳神経外科
光山　哲滝	東京女子医科大学附属八千代医療センター脳神経外科
平　孝臣	東京女子医科大学脳神経外科学教室

序文

　私が脊髄電気刺激療法と出会ったのは，今から25年以上も前のことである．刺激用のキットが市販される以前であり，硬膜外カテーテルに白金のワイヤーを入れて多発性硬化症の患者さんの治療に用いたことが思い出される．

　この神経系を電気的に刺激することで疾病の治療を行おうとする試みは，決して新しいものではない．その歴史は古く，1792年に，イタリアの解剖学者Luigi Galvaniが電気と生体の反応に注目して，カエルを用いた実験を行っている．20世紀に入ってからは，その科学的裏付けが急がれるようになり，1960年代後半からは，北米において脊髄刺激による疼痛の緩和が広く試みられるようになった．本邦でも，1970年代からこの脊髄電気刺激療法の臨床応用が検討されるようになったが，1982年には植え込み型の刺激装置の輸入が認可され，1992年に難治性慢性疼痛が保険医療の適応となったことなどが追い風となり，その数は増加の一途をたどっている．

　併せて，末梢神経刺激，大脳皮質や脳深部（疼痛とは無関係と考えられていた大脳運動領野への刺激を含めて）への刺激も試みられるようになった．また，近年では，これらの神経刺激療法は遷延性意識障害，運動機能再建，さらには狭心症，四肢の循環障害，呼吸障害，排尿障害，てんかんなどの治療へとフィールドを広げつつある．このような状況から，現在ではこれらを総括して神経調節療法（neuromodulation）としてとらえるようになっている．

　本書では，脊髄電気刺激療法に焦点を絞って，その手術手技の実際と注意点について述べ，現時点で適応と考えられる疾患を取り上げた．さらには関連領域での他の神経調節療法も紹介するように心掛けた．執筆は，多くの論文を公表されており，かつ臨床の第一線で指導的立場にある先生方にお願いした．多くの臨床治験が集積され，十分に満足のいく内容になったと自負している．しかし，脊髄電気刺激療法の奏効機序に関しては不明な点も少なくはなく，適応疾患やその効果も確定されていないことから，いまだ発展途上にあるともいえる．今後，追加・改訂の必要性は必定であると思われる．ご意見，ご叱正をお願いする．

　本書"脊髄電気刺激療法"が各科の医師をはじめとして，今後，脊髄電気刺激療法について学びたいと考えておられる方々に役立たんことを願うしだいである．ひいては，さまざまな疾病に悩んでおられる患者さんが，一人でも多く悩みから解放されるならば望外の喜びである．

　終わりに，ご執筆を快諾していただいた先生方に心より感謝申し上げたい．また，本書の刊行にあたり，企画から発行まで多大なご尽力を賜った克誠堂出版の関貴子さん，土田明さん，日本メドトロニック社の方々，ならびに関係各位に深い謝意を表するものである．

　　　雨が降るのは聞こえるが，雪が降るのは聞こえない．
　　　軽い悩みは大声で叫ぶが，大いなる苦悩は沈黙する．
　　　　　　　　　―アウエルバッハ"天上にて"―

2008年2月

　　　　　　　　　　　　　　　　　　　　　　　　　　　　　　　森本　昌宏

目次

① I 脊髄電気刺激療法の歴史と現状 〔森本昌宏〕

⑦ II 脊髄刺激用リードと刺激装置の概要 〔森本昌宏〕
　— はじめに — *9*
　I　脊髄刺激装置製品の概要　*9*
　II　脊髄刺激用リード　*9*
　III　スクリーナ　*12*
　IV　エクステンション　*15*
　V　刺激装置　*15*
　— おわりに — *16*

⑲ III 手術手技の実際

　1　puncture trial 〔森山萬秀，柳本富士雄，村川和重〕 *21*
　　— はじめに — *21*
　　I　puncture trial 手技　*21*
　　II　puncture trial：植え込み術への流れ　*23*
　　III　puncture trial の効果判定　*24*
　　IV　植え込み術の施行時期　*24*
　　— まとめ — *24*

　2　経硬膜外腔からの電極の植え込み 〔森本悦司〕 *25*
　　I　準備器材　*25*
　　II　術前準備　*25*
　　III　下部胸椎・腰椎レベルでの電極の植え込みの実際　*25*
　　IV　上部胸椎・頸椎レベルでの電極の植え込みの実際　*30*

　3　椎弓切除（limited laminotomy）による電極の植え込み
　　〔金　章夫〕
　　I　手術適応と使用器具　*31*
　　II　電極などの取り扱い基本事項，麻酔，体位　*31*
　　III　手術手技　*32*

4　刺激装置の植え込み〔森本悦司〕**39**
　　Ⅰ　準備器材　**39**
　　Ⅱ　術前準備　**39**
　　Ⅲ　刺激装置の植え込みの実際　**40**

5　刺激装置の抜去〔森本悦司〕**44**

6　患者への説明と同意書の取得〔打田智久〕**45**
　　Ⅰ　インフォームドコンセント　**45**
　　Ⅱ　当科での説明と同意書　**45**

㊾　Ⅳ　脊髄電気刺激療法における刺激感覚脱失現象（escape 現象）〔柴田政彦〕
　　― はじめに ―　**51**
　　Ⅰ　escape 現象の検討　**51**
　　Ⅱ　症　例　**52**
　　Ⅲ　考　察　**55**

57　Ⅴ　永久植え込み後の合併症〔前川紀雅〕
　　― はじめに ―　**59**
　　Ⅰ　筆者らの施設で経験した合併症　**59**
　　Ⅱ　他施設での合併症　**60**
　　Ⅲ　対処法　**61**
　　― おわりに ―　**62**

63　Ⅵ　刺激効果の判定方法〔安部俊吾，長櫓 巧〕
　　― はじめに ―　**65**
　　Ⅰ　各種効果判定法　**65**
　　Ⅱ　効果判定の実際　**69**

73　Ⅶ　脊髄電気刺激装置の操作方法（シナジー EZ 患者用プログラマとエヌビジョン 8840）〔白井 達〕
　　― はじめに ―　**75**
　　Ⅰ　シナジー EZ 患者用プログラマ　**75**
　　Ⅱ　エヌビジョン（8840）　**78**
　　― おわりに ―　**87**

Ⅷ 脊髄電気刺激療法施行中の注意点 〔森本充男〕 — 89

— はじめに — *91*
Ⅰ 日常生活での患者指導 *91*
Ⅱ 他の治療および検査を受ける際に留意すべき点 *91*
Ⅲ 遅発性に発生する異常 *92*
— おわりに — *93*

Ⅸ 疼痛疾患に対する脊髄電気刺激療法 — 95

1 奏効機序 〔蔵 昌宏〕 *97*

— はじめに — *97*
Ⅰ SCS の脊髄への影響 *97*
Ⅱ SCS の奏効機序に関する諸説 *99*
— おわりに — *106*

2 適応と考えられる疾患 *108*

A 求心路遮断性疼痛 〔井関雅子〕 *108*
Ⅰ 求心路遮断性疼痛の概要 *108*
Ⅱ 求心路遮断性疼痛に該当する疾患 *108*
Ⅲ 脊髄電気刺激療法（SCS）の適応が高い疾患の特徴と疼痛発生機序 *109*
Ⅳ 従来からの治療法 *110*
Ⅴ 求心路遮断性疼痛に対する SCS の適応について *112*
Ⅵ 求心路遮断性疼痛に対する SCS の治療効果について *112*

B 帯状疱疹後神経痛発症予防のための puncture trial
— temporary spinal cord stimulation —
〔柳本富士雄，村川和重〕 *117*
— はじめに — *117*
Ⅰ temporary spinal cord stimulation *117*
Ⅱ 帯状疱疹に関連した痛み *118*
Ⅲ 帯状疱疹に関連した痛みと SCS *119*
Ⅳ 帯状疱疹遷延痛に対する temporary SCS *119*
Ⅴ KEY POINT *122*
— まとめ — *123*

C 複合性局所疼痛症候群（CRPS） 〔橋爪圭司〕 *124*
Ⅰ 疾患の概略 *124*
Ⅱ 従来の治療法 *126*
Ⅲ CRPS に対する脊髄電気刺激療法 *127*

D failed back surgery syndrome〔山上裕章〕 **132**
- Ⅰ 疾患の概要 **132**
- Ⅱ 一般的な治療 **132**
- Ⅲ FBSSに対するSCSの効果 **134**

E 脊柱管狭窄症〔塩見由紀代〕 **139**
- Ⅰ 疾患の概要 **139**
- Ⅱ 従来からの治療法 **139**
- Ⅲ 脊髄電気刺激療法の適応についての考察 **141**
- Ⅳ 症例提示 **143**

F 多発性硬化症〔小多田英貴〕 **145**
- ─はじめに─ **145**
- Ⅰ 多発性硬化症の痛み **145**
- Ⅱ 多発性硬化症に対するSCS **146**
- ─おわりに─ **146**

G 癌 性 疼 痛〔安部洋一郎，大瀬戸清茂〕 **148**
- ─はじめに─ **148**
- Ⅰ 癌性疼痛とは **148**
- Ⅱ 癌性疼痛の治療方針 **149**
- Ⅲ 筆者らの施設でのSCS有効症例 **151**
- ─ま と め─ **152**

H その他：painful legs and moving toes syndrome〔岡本慎司〕 **154**
- ─はじめに─ **154**
- Ⅰ 病　態 **154**
- Ⅱ 一般的な治療 **154**
- Ⅲ 脊髄電気刺激療法 **155**
- ─おわりに─ **155**

I その他：亜急性脊髄視神経障害（SMON）〔宇野洋史〕 **157**
- ─はじめに─ **157**
- Ⅰ 病　態 **157**
- Ⅱ 疼痛に対する治療 **158**
- Ⅲ SMONに対するSCS **158**

Ⅹ　経験からの適応基準　(161)

1　近畿大学医学部麻酔科学教室での経験からの適応基準〔前川紀雅，森本昌宏〕 **163**
- ─はじめに─ **163**
- Ⅰ 適応症例の選択 **163**
- Ⅱ 当科での治療成績 **164**

Ⅲ　他施設での適応基準　*165*
　　　― おわりに ―　*166*

　　2　**兵庫医科大学病院ペインクリニック部での経験からの適応基準**〔村川和重，森山萬秀，柳本富士雄〕　*167*
　　　― はじめに ―　*167*
　　　Ⅰ　SCS が適応となる痛み　*167*
　　　Ⅱ　SCS の有効性の予測について　*169*
　　　Ⅲ　患者選択について　*170*
　　　Ⅳ　適応疾患について　*171*
　　　Ⅴ　疼痛治療における SCS の位置付け　*172*

(175)　Ⅺ　**四肢の虚血に対する脊髄電気刺激療法**〔宇野武司〕
　　　― はじめに ―　*177*
　　　Ⅰ　閉塞性動脈硬化症　*177*
　　　Ⅱ　レイノー病またはレイノー症候群　*180*
　　　Ⅲ　バージャー病　*181*
　　　Ⅳ　凍　傷　*181*
　　　Ⅴ　SCS による微小循環の改善機序　*181*

(185)　Ⅻ　**狭心症に対する脊髄電気刺激療法**
　　　〔髙田正史，北條美能留，三好　宏〕
　　　― はじめに ―　*187*
　　　Ⅰ　狭心症と一般的治療　*187*
　　　Ⅱ　難治性狭心症　*187*
　　　Ⅲ　狭心症および心筋虚血に対する neuromodulation の効果　*188*
　　　Ⅳ　狭心症に対する SCS の作用メカニズム　*189*
　　　Ⅴ　狭心症に対する SCS 植え込み術　*191*
　　　― おわりに ―　*191*

(193)　ⅩⅢ　**運動機能異常症に対する脊髄電気刺激療法**〔内山卓也〕
　　　― はじめに ―　*195*
　　　Ⅰ　痙縮に対する脊髄電気刺激療法　*195*
　　　Ⅱ　痙性斜頸に対する脊髄電気刺激療法　*197*
　　　Ⅲ　ジストニアに対する脊髄電気刺激療法　*199*

(201)　ⅩⅣ　**遷延性意識障害に対する脊髄電気刺激療法**
　　　〔森田　功，尾内一如，神野哲夫〕
　　　― はじめに ―　*203*
　　　Ⅰ　意識障害について　*203*

Ⅱ　脊髄後索電気刺激（dorsal column stimulation：DCS）　**203**
　　　―まとめ―　**209**

⑪ XV　血圧コントロールシステムとしての脊髄電気刺激療法
〔牛田享宏，山崎文靖，横山武志，佐藤隆幸〕

　　　―はじめに―　**213**
　　　Ⅰ　脊髄刺激による血圧管理システムの実際　**214**
　　　Ⅱ　結　果　**216**
　　　Ⅲ　考　察　**216**
　　　―まとめ―　**219**

㉑ XVI　関連領域での電気刺激療法

1　末梢神経刺激（難治性疼痛）〔古瀬洋一〕　**223**
　　　―はじめに―　**223**
　　　Ⅰ　適　応　**223**
　　　Ⅱ　手術方法　**223**
　　　Ⅲ　結　果　**225**
　　　Ⅳ　症　例　**225**
　　　Ⅴ　末梢神経刺激療法の奏効機序　**225**
　　　―おわりに―　**227**

2　末梢神経刺激（生体機能再建と生活支援技術）
〔半田康延，関 和則，小倉隆英，村上　節，
浪間孝重，中川晴夫，荒井陽一，高橋隆行〕　**228**

　　　―はじめに―　**228**
　　　Ⅰ　FESによる歩行制御と足漕ぎ車椅子　**228**
　　　Ⅱ　電気的神経調節による内臓機能改善　**232**
　　　―おわりに―　**236**

3　大脳皮質運動野刺激〔齋藤洋一〕　**238**
　　　―はじめに―　**238**
　　　Ⅰ　大脳皮質運動野電気刺激療法の歴史　**238**
　　　Ⅱ　手術手技　**238**
　　　Ⅲ　大脳皮質運動野電気刺激療法の有効性　**240**
　　　Ⅳ　ナビゲーションガイド反復的経頭蓋磁気刺激療法（rTMS）　**240**
　　　Ⅴ　大脳皮質運動野電気刺激療法による除痛効果のメカニズム　**241**
　　　Ⅵ　不随意運動症治療の可能性　**241**

4　脳深部刺激〔山本隆充，片山容一〕　**243**
　　　―はじめに―　**243**
　　　Ⅰ　手術方法　**243**
　　　Ⅱ　不随意運動に対するDBS　**245**

Ⅲ　疼痛疾患に対するDBS　*247*
　　　Ⅳ　意識障害に対するDBS　*248*

　5　**迷走神経刺激**〔河村弘庸〕　*250*

　　　―はじめに―　*250*
　　　Ⅰ　迷走神経刺激治療装置と装着法　*250*
　　　Ⅱ　てんかん治療への応用　*255*
　　　Ⅲ　小児てんかん治療への応用　*257*
　　　Ⅳ　迷走神経刺激の抗てんかん作用機序　*258*
　　　Ⅴ　てんかん以外の疾患への治療応用　*261*
　　　―おわりに―　*262*

　6　**横隔膜ペーシング**〔光山哲滝,平　孝臣〕　*265*

　　　―はじめに―　*265*
　　　Ⅰ　横隔膜ペーシングの実際　*265*
　　　Ⅱ　症　例　*267*
　　　Ⅲ　考　察　*268*

(269)　ⅩⅦ　脊髄電気刺激療法の今後の展望〔前川紀雅〕

(273)　索引

I

脊髄電気刺激療法の歴史と現状

I 脊髄電気刺激療法の歴史と現状

　電気刺激によって疼痛を緩和しようとする試みは，電気の存在が科学的に認識される以前から行われていた．事実，紀元前2750年ごろと考えられるエジプトの墓には，体内に発電器官を有するシビレエイや電気ウナギを疼痛治療に用いられたとする記述が残されている．また，古代ローマ時代にも同様の発電器官を有する魚を疼痛を緩和させるために用いたことが知られている．

　近代になり，1766年に，Ramsdenが回転ガラス円板と皮の擦手とを用いた摩擦起電機を発明し，翌年にはこの摩擦起電機が英国の病院で用いられるようになり，その後，痛みの治療法として広まった．

　19世紀に入ると医療用電気治療は黄金期ともいえる時代を迎えるようになり，1826年には直流通電による治療の医療用ガイドラインが発表されている．

　なお，神経系と電気のかかわりについての研究の歴史は古く，1792年に，イタリアの解剖学者Luigi Galvaniが電気と生体の反応に注目して，カエルを用いた実験を行っている．その結果，Galvaniは生体内でも電気が生じ，これが神経を伝わって筋肉を収縮させるとした．また，Theodore Schwannは，動物の細胞はすべて膜で境されているが，脳と神経は他の細胞とは異なって，全体が一つの大きな膜で囲まれたネットワークであるとするネットワーク説を唱えた．このSchwannのネットワーク説を後押ししたのが，1871年のCamillo Golgiが開発した渡銀染色法である．Golgiはこの染色法を用いて，神経細胞は互いに樹状突起を伸ばして繋がっていることを観察した．その後，1890年には，ポルトガルのRaimony Cajaiが神経系は多くの細胞の集合体であり，個々の神経細胞も膜で境されていてシナプスという部分で結合していることを発見した．その翌年には，Heinrich von Waldeyerが神経細胞単位をニューロンと呼ぶことを提唱している[1]．

　ブラウン管を用いたオシロスコープの使用により，神経電気生理学は飛躍的な発展を遂げるようになる．1924年，ErlangerとGasser[2]は，末梢神経の信号の伝達が太い神経線維では速く，細い神経線維では遅いことを発見した．この発表を基礎として，1965年，MelzackとWall[3]は，これらの末梢神経のA線維とC線維とをおのおの選択的に刺激ないしは遮断して，その反応を脊髄後角で記録したうえで，ゲートコントロール理論（脊髄に入る上行性のインパルスのうち，太い線維によって伝えられるものが細い線維からのものを脊髄後角内で抑制すること，さらにはこの機構の利用により痛みの治療が可能となること）の発表を行った．このゲートコントロール理論の発表を契機として，脊髄刺激によって痛みを緩和しようとする試み，つまり脊髄電気刺激療法（spinal cord stimulation：SCS）が広く行われるようになった．しかし，Melzackら[4]は振動や急激な圧迫刺激が痛みの域値を上昇させるものの，激痛はむしろ増強するとしている．

　ゲートコントロール理論の発表と前後して，1964年には，Shelden[5]が三叉神経痛患者の頭蓋内に電極を植え込み，外部の発信器を通じて三叉神経節を電気的に刺激したと報告している．また，1967年には，Shealyら[6]がネコを用いた実験で，

痛み刺激によって生じる中脳での神経細胞の発火が脊髄後索への刺激で抑制されることを確認したうえで，初めての臨床応用を試みている[7]。肺癌の末期患者において，椎弓切除により硬膜を開けて胸髄の後索を電気的に刺激したのである。しかし，SheldenやShealyらの方法は外科的処置を必要とし，侵襲が大きいことが問題であった。

その後のSCSは，これらの問題点をクリアすることを目的として行われ，経皮的に硬膜外腔に電極を挿入留置する方法が主流となった。これを受けて1979年には，4極のカテーテル電極が開発されている。

本邦においては，1971年に新潟大学の下地ら[8]が，"局所通電による疼痛除去の試み"とのタイトルで雑誌「麻酔」に，痛みの部位に対応する硬膜外腔に電極（硬膜外ブロック用ポリエチレンチューブで被覆されたステンレス線）を挿入し通電を行い，postherpetic neuralgia, complex regional pain syndromeと考えられる2症例で除痛効果を認めた（髄膜腫の1症例では無効）とする文献報告を行った。また，この文献中で"将来，より有効な通電波形を考案していけば，電極を留置して患者自身の操作でintractable painの管理が十分可能であると考えられる"と述べている。筆者らもこの時期に，硬膜外ブロック用のカテーテルに白金のワイヤーを入れて多発硬化症の治療を行った経験がある。

その後，1982年にはMedtronic社製の植え込み型の刺激装置（シグマリード3483Sモデル3462U単極型刺激装置）の輸入が認可され，1988年，高度先進医療制度の認可を受けている。1990年には，4極の刺激用リードが使用できるエクストレルシステム（体外式の送信機からの電磁誘導によって刺激を行う）が輸入承認を受けた。その後，1992年には難治性慢性疼痛が保険医療の適応となったことなどが追い風となり，その数は増加の一途をたどるようになった。

さらに1999年には，完全体内植え込み型の刺激装置アイトレル3システムが保険承認を受け，2006年，4極の刺激用リード2本の接続が可能となるシナジーニューロスティミュレータが発売された。このシナジーによりdual-lead stimulationを行えば，より広範囲の疼痛部位をカバーすることが可能となる。また，刺激電極を並列に挿入留置することで，脊髄を横断して刺激することもできる。

なお，アイトレル3システムやシナジーニューロスティミュレータの今後の課題としては，電極の耐久性，刺激装置に用いる電池寿命，MRI施行時の安全性などが考えられる。

併せて，末梢神経刺激，大脳皮質や脳深部（疼痛とは無関係と考えられていた大脳運動領野への刺激を含めて）への刺激も試みられるようになった。また，近年では遷延性意識障害に対する脊髄刺激，運動機能再建のための末梢神経刺激，さらには狭心症，四肢の循環障害，呼吸障害，排尿障害，てんかんなどの治療へとフィールドを広げつつある。このような状況から，現在では，これらを総括して神経調節療法（neuromodulation）としてとらえるようになっている。

【参考文献】

1) 平 孝巨. 脊髄電気刺激療法の歴史. 脊髄刺激療法のすべて. 東京：にゅーろん社；1994. p.2.
2) Erlanger J, Gasser H. The compound nature of the action current of nerve. Am J Physiol 1924；70：624-66.
3) Melzack R, Wall PD. Pain mechanism : A new theory. Science 1965；150：971-9.
4) Melzack R, Wall PD, Weisz AZ. Masking and metacontrast phenomwna in the skin sensory. Exp Neurol 1963；8：35-46
5) Shelden CH. Depolarization in the treatment of trigeminal neuralgia, evaluation of compression and electrical methods ; Clinical concept of neurophysiological mechanism. In : Knighton RS, Dumke PR, editors. Pain. Boston : Little Brown Co ; 1964. p.373.
6) Shealy CN, Taslitz N, Mortimer JT, et al. Electtrical inhibition of pain ; Experimental evaluation. Anesth Analg 1967；46：

299-305.
7) Shealy CN, Mortimer JT, Reswick JB. Electrical inhibition of pain by stimulation of the dorsal columns : Preliminary clinical report. Anesth Analg 1967 ; 46 : 489-91.

8) 下地恒毅, 東 英穂, 加納竜彦ほか. 局所通電による疼痛除去の試み. 麻酔 1971 ; 20 : 444-7.

森本　昌宏

II

脊髄刺激用リードと刺激装置の概要

II 脊髄刺激用リードと刺激装置の概要

─ はじめに ─

　全世界において，神経調節療法（neuromodulation）はその施行方法，適応となる疾患などを含めて多彩な広がりを見せているが，これらのなかでも脊髄電気刺激療法（spinal cord stimulation：SCS）はもっとも歴史が古く，施行件数に関しても多くの経験が積み重ねられている[1,2]。complex regional pain syndrome や failed back surgery syndrome，peripheral vascular disease での適応については無作為化臨床試験などのクリニカルエビデンスも多く，electrophysiolosic behavior modification（EBM）治療として確立されつつある。また，本邦ではいまだ一般的ではない狭心症の痛みや後頭神経痛，内臓痛に対しても，欧米では用いられ始めている。

　フロスト・アンド・サリバン社による調査によると，2002年には全世界で約25000症例に対してこのSCSによる治療が行われたとするデータがある[3]が，その欧米でのシェアに関しては，Advanced Neuromodulation 社，Advanced Bionics 社をはじめとする数社が競い合っているのが現状である。しかし，本邦では，現在，使用が可能な製品はMedtoronic社製のもののみである。本項では，このMedtoronic社製の脊髄刺激用リードとスクリーナ，エクステンション，刺激装置をはじめとする製品の概要について紹介する。

I 脊髄刺激装置製品の概要

　従来は，電磁誘導によって体外からの電気刺激が行われていたが，電池内蔵型の刺激装置（アイトレル3），さらには2本の刺激用リードの接続が可能なシナジーニューロスティミュレータが発売され，状況は一変したといえよう。

　表1にMedtoronic社製の脊髄刺激装置（現行製品）の一覧を示す。脊髄刺激用リード，このリードと植え込み型脊髄電気刺激装置とを接続するエクステンション，体外からのテスト刺激に用いるスクリーナ，さらには脊髄電気刺激装置を植え込んだあとに使用するプログラマから構成される。なお，シナジーEZ患者用プログラマ（7334A），エヌビジョン（8840）の操作方法については，VII章において紹介する。

II 脊髄刺激用リード

　現在，経皮的に硬膜外腔への植え込み時（puncture trial を含めて）に用いられる脊髄刺激用リードは，パイシスクォードリードとしてセットで市販されている。図1，図2にこのセット内容とその詳細を示すが，リード（4極用），スタイレット，穿刺針，ガイドワイヤー，アンカー，トンネリングツール，経皮エクステンションとそのカバーに用いるブーツ，スクリーナへの接続に用いるスクリーニングケーブルより構成されている。リード先端には4極の電極が取り付けられており，長さ（33～56 cm），電極長とその間隔を含めてさまざまなサイズのものが用意されている。長さに関しては，現在，主として33 cmのものが用いられている。リード先端を図3に示すが，上からプ

表1　Medtoronic社製脊髄刺激装置製品一覧

		型番号	品　名
脊髄刺激用リード	販売名：パイシスクォードリード（4極用）	3487A-33	パイシスクォードリード/33 cm
		3487A-45	パイシスクォードリード/45 cm
		3487A-56	パイシスクォードリード/56 cm
		3887-33	パイシスクォードコンパクトリード/33 cm
		3888	パイシスクォードプラスリード/28 cm
		3888-33	パイシスクォードプラスリード/33 cm
	販売名：レジュームⅡリード	3587A	レジュームⅡリード（四極用）

		型番号	品　名
エクステンション	販売名：アイトレルⅡエクステンション	748225	エクステンション（25 cm）
		748251	エクステンション（51 cm）
		748266	エクステンション（66 cm）
		748295	エクステンション（95 cm）
		3550-16	EZアンカー

		型番号	品　名
脊髄電気刺激装置	販売名：シナジーニューロスティミュレータ	7427	シナジー
		7427V	シナジーV
		3550-09	アクセサリーキット
	販売名：アイトレル3	7425	アイトレル3

		型番号	品　名
植え込み型脊髄刺激装置用試験機	販売名：スクリーナ	3625	スクリーナ
	販売名：デュアルスクリーナ	3628	デュアルスクリーナ

		型番号	品名/規格
神経刺激装置用プログラマ	販売名：患者用プログラマ	7435	シナジーEZ患者用プログラマ
		7434A	患者用プログラマ（アイトレル3用）
	販売名：エヌビジョン	8840	エヌビジョン
		8870	アプリケーションカード
		8527	プリンターキット

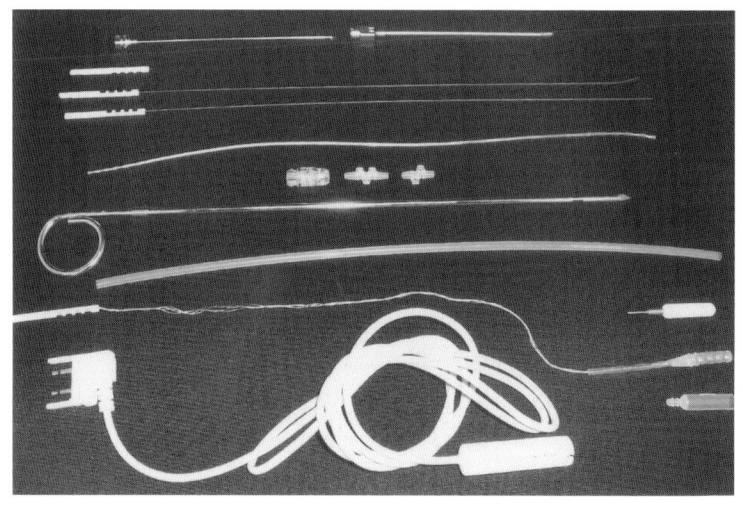

図1　パイシスクォードリードセットの内容

☆リード（スタイレットが入っていない状態）

　　　　　　　電極番号　０番１番２番３番　　　　　　　　　　　　　コネクタスリーブ

☆スタイレット：リードの中に入れて目的に応じた形にリードを形作る。

　　　ベントスタイレット：先が曲がっている形状で，リードが硬膜外腔で進む方向をつける。

　　　ストレートスタイレット：先がまっすぐの形状で，リードが進みにくいときなどに使う。

　　　ピンコネクタ：リードを留置したあとに，スクリーナに接続する際に使う。

☆穿刺針：硬膜外腔に穿刺して，リードを通す針

　　　カニューレ：リードを通す穴が開いている。先が斜めの角度になっている。

　　　スタイレット：穿刺針の芯

☆ガイドワイヤー：硬膜外腔のスペースを確保するための導線。ただし，硬膜外腔を傷つける可能性も
　　　　　　　　　あるので，実際はあまり使われない。

☆アンカー：リードを固定するために筋膜か棘状靭帯に縫合する。

　　　　　ツーウィング　　　　　スリーウィング　　　　ツイストロック
　　　　　　　　　　　　　　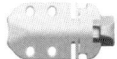

☆トンネリングツール：puncture trial（リード完全植え込みの場合）にリードの切開部位
　　　　　　　　　　　から経皮エクステンションの出口にエクステンションを通すため
　　　　　　　　　　　のトンネル形成具。
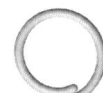

　　　トンネリングロッド：トンネリングの際にトンネリングツールの先につける。

　　　パッシングストロー：トンネリングツールに通して，一緒にトンネリングし，
　　　　　　　　　　　　　エクステンションを通す。

☆経皮エクステンション：puncture trial（リード完全植え込みの場合）にリードと接続して，
　　　　　　　　　　　　体外でスクリーナと接続する。

　　　　　ブーツ：接続部分に被せる　　　　　　　六角レンチ：経皮エクステンションのセット
　　　　　　　　　　　　　　　　　　　　　　　　　　　　　　スクリューを閉める。
　　　　　　　　　　　　　　　　　　　　　　　　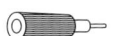

☆スクリーニングケーブル：リードもしくは経皮エクステンションをスクリーナに接続する。

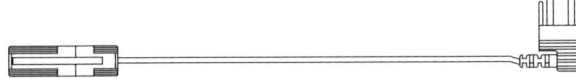

図2　パイシスクォードリードセットの内容とその詳細

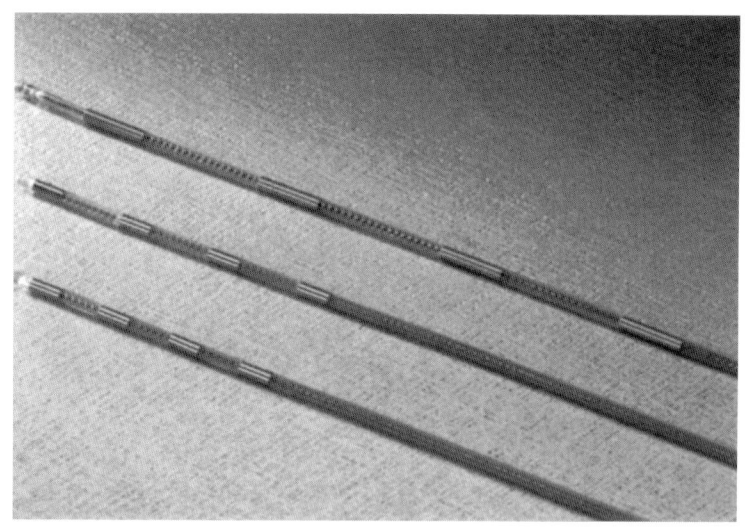

図3 リード先端

表2 リードの電極長と電極間隔

品名	型番号	内容	全長	医療機器承認番号
パイシスクォードリード	3487A-33	経皮的挿入用リードセット（4極用/スタンダードタイプ）電極長3mm，電極間隔6mm	33 cm	20700BZY00913000
	3487A-45		45 cm	
	348A-56		56 cm	
	3887-33	経皮的挿入用リードセット（4極用/コンパクトタイプ）電極長3mm，電極間隔4mm	33 cm	
	3888-33	経皮的挿入用リードセット（4極用/プラスタイプ）電極長6mm，電極間隔12mm	33 cm	

ラスタイプ，スタンダードタイプ，コンパクトタイプとなる。スタンダードタイプの電極長は3mm，おのおのの電極の間隔は4mmであり，その他は表2に示すとおりである。また，このセットに同梱されている穿刺針は，従来のTuohy針とは異なり翼が付いておらず，穿刺時の針の固定が困難であることから，筆者らは別売の15G針[4]を使用するようにしている。パイシスクォードリードの植え込みの実際については，Ⅲ章-1・2において詳述する。

表1に示したレジュームⅡリードは，椎弓切除用のリード(図4)である。図5にレジュームⅡリードセットの内容と，その詳細を示すが，リード先端の形状が異なる点と，スタイレット，穿刺針，ガイドワイヤーが含まれていないこと以外はパイシスクォードリードセットと同様である。なお，レジュームⅡリードの植え込みの実際については，Ⅲ章-3を参照されたい。

Ⅲ スクリーナ

経皮的に硬膜外腔に脊髄刺激用リードの植え込み（puncture trialを含めて）を行ったあとには，通常1～数週間のテスト刺激期間を設けるが，この期間中の刺激にはスクリーナ（テスト刺激装置）

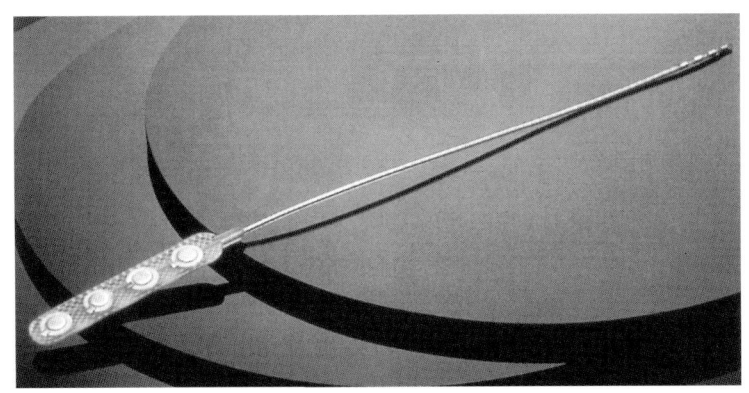

図4 レジュームIIリード

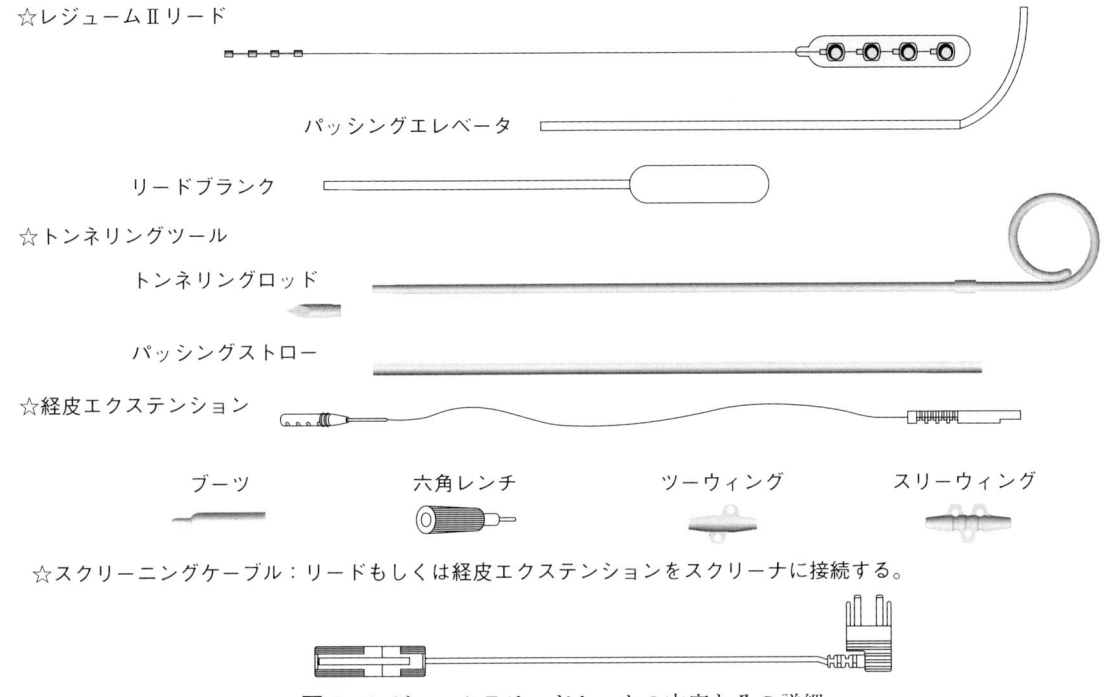

図5 レジュームIIリードセットの内容とその詳細

を用いる。

このスクリーナを，図2に示したスクリーニングケーブルを用いてリードに接続し，4極の電極の極性や出力，RATEを調整したうえで，刺激を行う。表3にスクリーナの概要を示す。

刺激条件を決定するにあたっては，患者の状態を担当医が把握しておくことがポイントとなる。そのためには，患者のSCSについての理解力，協力度，痛みの性質や部位などを適格に判断し，刺激に依存しすぎないように，かつ適切な刺激効果を得られるように注意しなければならない。試験刺激を始めるにあたっては，スクリーナ（モデル3625）を用いて，まず以下の設定を順次行う。

❶ RATE AND PULSE WIDTH

装置の裏蓋を開けて，医師用設定パネルの中央にあるA（青）とB（緑）を切り替えるスイッチの設定をまず行う（図6）。このスイッチはRATEとPULSEの関連性を決定するものであり，5〜120 Hzの刺激時にはAを選択するが，SCSでは一般的にこちらが用いられる。一方，B

表3 スクリーナ（3625）の概要

規格
- AMP　　　　　　0.0 V ～ 10.0 V
- RATE　　　　　　5 ～ 1400 Hz
- パルス幅　　　　50 ～ 1000 μsec
- エレクトロード　0, 1, 2, 3の＋，－，OFFの設定
- Waveform　　　単相矩形波
- サイズ　　　　　90×65×23 mm
- 重量　　　　　　98 g（電池は含まず）
- 電源　　　　　　9 V アルカリ乾電池

Rate & Pulse Width
- A ポジション（ローレート）
  - RATE　　　5 ～ 120 Hz
  - パルス幅　50 ～ 1000 μsec
- B ポジション（ハイレート）
  - RATE　　　60 ～ 1400 Hz
  - パルス幅　50 ～ 250 μsec

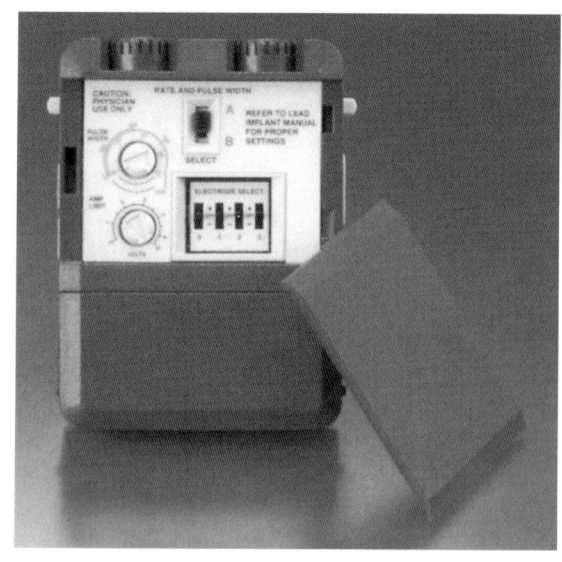

図6　スクリーナの裏面

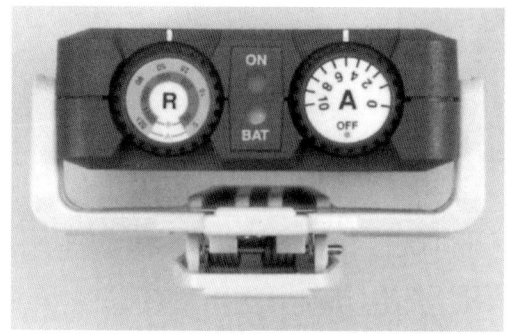

図7　スクリーナの上面

は 60 ～ 1400 Hz の刺激時，脳深部刺激を行う場合などに選択する。

❷ PULSE WIDTH

同じく裏面の左上にあるダイヤルを回してパルス幅を決定する（図6）。RATE AND PULSE WIDTH で A を選択した場合には 50 ～ 1000 μsec，B では 60 ～ 250 μsec の範囲で設定ができる。痛みに対しては A で 200 μsec が一応の目安となるが，長期間持続硬膜外注入を行っていた場合や脊髄損傷による場合には，電流量を増やすことを目的として 450 μsec まで上げる必要性がある。

❸ AMP LIMIT

続いて裏面の左下にあるダイヤルで刺激強度を決定する（図6）。刺激開始時には 3V に設定し，患者の刺激域値を確認しておく。刺激域値が高い場合には 5 ～ 10 V とする。

❹ スクリーニングケーブルの接続

上記3点の設定を行ったのちに，スクリーニングケーブルの接続を行う。スクリーナの医師用設定パネルを正面として，その右側にケーブルのコネクタを（ケーブルが上に位置するように）差し込む。

❺ ELECTRODE SELECT

硬膜外腔に植え込んだ脊髄刺激用リードの先端には4極の電極が取り付けられているが，これらのうちどの電極をどちらの極性で用いるかを，医師用設定パネルの左下にある4つのレバーで決定する（4極の電極は先端から 0, 1, 2, 3 の順に配列されている）。4つのレバーは左から 0, 1, 2, 3 の電極に対応しており，おのおの＋（不感電極），－（感電極），OFF のどれかを選択する。通常，リード植え込み時には，リードの位置のずれを考慮して 1 ないしは 2 の電極での位置決定を行うことから，刺激開始時には 1－，2 ないしは 3＋，あるい 2－，3＋（その他は OFF）とすることが望ま

☆エクステンション

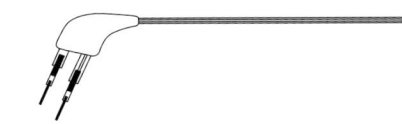

☆エクステンションパッサー：オブチュレータが入っていない状態

☆オブチュレータ：トンネリングの際にパッサーの中に入れる。

☆キャリア：リードのコネクタ部を差し込んで，パッサーの中を通す。

☆スクリュー：リードのコネクタ部のスクリュー代替品。

☆ブーツ：白と透明がある。

☆トルクレンチ：リードとエクステンションのコネクタを諦める。
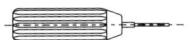

図8　エクステンションセットの内容とその詳細

しい。

❻RATE，AMP

以上の設定を行ったのちに，患者自身に，装置の上面にあるダイヤル式のつまみを操作するように指導する。このつまみにはR（RATE）とA（AMP）がある。

患者が刺激を痛く感じない範囲で，1回の刺激を30分〜1時間とし，1日3〜4回程度から開始するようにする。これによる痛みの緩和レベルとその持続時間を確認し，さらに刺激時間や回数の調整を行う。4極の電極の極性や組合わせは，患者が操作に習熟したのちに，自ら選択するように指導する。

IV　エクステンション

試験刺激により十分な効果が得られた場合，脊髄電気刺激装置の植え込みを行うが，あらかじめ植え込んでおいた脊髄刺激用リードと刺激装置とを接続するものがエクステンションである（図8にエクステンションキットの概要を示す）。前回手術の切開創を再び開けて，リードからアンカー，経皮エクステンションとそのブーツを取り外して，新にこのエクステンションを介してリードと刺激装置とを接続するものである。

V　刺激装置

現在，植え込み型脊髄電気刺激装置は，従来からのアイトレル3（図9）とシナジーニューロスティミュレータ〔7427，7427V（図10）：2006年に保険償還となった〕に大別される。前述のように，エクステンションを介してリードとこれらの刺激装置を接続したうえで，体表からアイトレルEZ患者用プログラマ（7434A）ないしはエヌビジョン（8840）により刺激やプログラミングを行う。なお，シナジーニューロスティミュレータでは，4極のリードを2本使用して左右両側などの

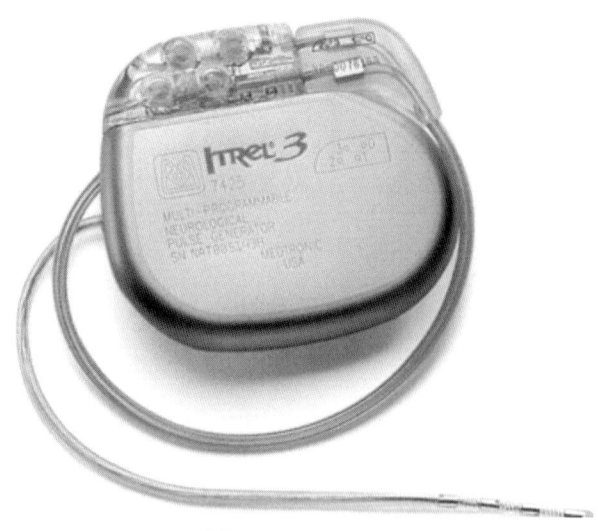

図9 アイトレル3

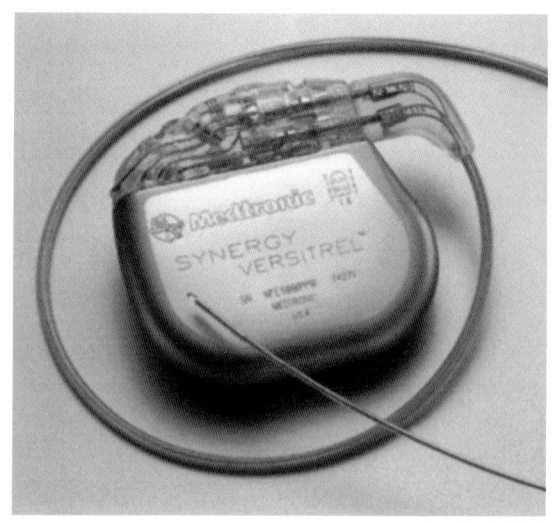

図10 シナジーニューロスティミュレータ (7427)

表4 アイトレル (7425) の概要

重さ	49 g
サイズ	52×60×10 mm
電極	4極
電極極性	単極, 双極
出力	0〜10.5 V (0.1 V 間隔変更可能)
レート	2.1〜130 Hz の範囲内　49種類
パルス幅	60〜450 μs の範囲内　14種類
サイクルモード	1秒〜24時間のON, OFF
ソフトスタート	1, 2, 4, 8秒の中から刺激スタート時の立ち上げ時間の設定
Dose time	15分, 30分, 45分, 60分, 75分

広範囲の刺激，2種類の異なるパラメータ設定の刺激が可能となっている．

表4にアイトレル3 (7425) の概要，表5におのおのの刺激装置の比較を示すが，これらの植え込みの実際については，Ⅲ章-4において詳述する．

— おわりに —

以上，SCSを行うにあたって用いる脊髄刺激用リードとスクリーナ，刺激装置をはじめとする製品について述べた．SCSは，その手術手技を含めて比較的簡単に行える治療法ではあるが，確実な効果を得るためには，細やかな注意や配慮に加えて，使用する装置や部品に関する知識が必要なことを改めて述べておきたい．今後はシナジーを用いた dual-lead stimulation の臨床応用が広く行われるだろうことは想像に難くないが，この場合にも製品に対する正確な理解があってのことと考える．

なお，現在，このSCSに加えて他章で紹介する脳深部刺激は，特掲診療科の施設基準が定められてはいるものの，健康保険の範囲内での施行が可能である．最後に，保険診療報酬点数と特掲診療科の施設基準 (2007年4月) を掲げておく (表6).

表5 各種刺激装置の比較

販売名	アイトレル3	シナジーニューロスティミュレータ	
モデル名	上記に同じ	シナジーV	シナジー
モデル番号	7425	7427V	7427
重さ（g）	49	65	83
高さ（mm）	52	61	
幅（mm）	60	61	76
厚さ（mm）	10	15	
電極数	4	8	
設定数	1	2	
電池寿命（amp/hrs）	2.7	4.2	6.4
患者用プログラマ	アイトレルEZ患者用プログラマ	シナジーEZ患者用プログラマ	
コネクタプラグ	−	アクセサリーキット（3550-09）	
リード		パイシスクォードリード（3487A-33, 3487A-45, 3487A-56） パイシスクォードコンパクトリード（3887-33） パイシスクォードプラスリード（3888-33） レジュームIIリード（3587A）	
エクステンション		エクステンション（748225, 748251, 748266, 748295）	
アンカー		EZアンカー（3550-16）	
試験用刺激装置	スクリーナ（3625）	デュアルスクリーナ（3628）	
医師用プログラマ		エヌビジョン（8840）およびアプリケーションカード（8870） コンソールプログラム（7432）およびメモリーモッド（7495）	

表6 診療報酬点数および特掲診療科の施設基準等（抜粋）

■特定保険医療材料《平成18年厚生労働省告示第96号》
086 脳深部刺激装置用リードセット（4極用） 144,000円
088 脊髄刺激装置用リードセット（4極用） 174,000円
091 植込型脳・脊髄電気刺激装置 （1）疼痛除去用（4極用） 1,390,000円
　　　　　　　　　　　　　　 （2）疼痛除去用（8極用） 1,540,000円
　　　　　　　　　　　　　　 （3）振戦軽減用（4極用） 1,510,000円

■手技料
K181　　脳刺激装置植込術（頭蓋内電極植込術を含む）
　　　　　　　1　片側の場合　　26,300点
　　　　　　　2　両側の場合　　35,000点
K181-2　脳刺激装置交換術　　　8,050点
K181-3　頭蓋内電極抜去　　　　9,380点
K190　　脊髄刺激装置植込術　　17,900点
K190-2　脊髄刺激装置交換術　　8,050点

■特掲診療科の施設基準等《平成18年厚生労働省告示第94号，第24，第60抜粋》
1）脳刺激装置植込術及び脳刺激装置交換術
　（1）脳神経外科を標榜している病院であること
　（2）脳神経外科の常勤医師1名以上いること　※要届出（様式23添付）
2）脊髄刺激装置植込術，脊髄刺激装置交換術
　　脳神経外科，整形外科又は麻酔科を標榜している病院であり，当該診療科の常勤医師が1名以上いること。
　　※要届出（様式23添付）

【参考文献】

1) 森本昌宏. 疼痛に関する機器　3.脊髄電気刺激機器. 麻酔 2006；55：1087-93.
2) 森本昌宏. 脊髄電気刺激療法. 宮崎東洋編. ペインクリニシャンのための痛み診療のコツと落とし穴. 東京：中山書店；2007. p.204-6.
3) Elliot K. The right place at the right time. Neuromodulation 2005；8：149-52.
4) 森本昌宏, 森本悦司, 盧　信夫ほか. PISCES用電極挿入のための翼付き15G・Touhy針. ペインクリニック 1995；16：97-9.

森本　昌宏

III

手術手技の実際

III-1 puncture trial

― はじめに ―

　難治性疼痛患者に対する治療方法として，脊髄電気刺激療法（spinal cord stimulation：SCS）が普及しつつあるが，パルス発生器の植え込みを決定するためには，試験刺激が必要となる．従来は，小切開を加えアンカリングを行い，テストリードを清潔に維持し，延長ワイヤーを皮下トンネルから体外に留置する方法（以下，surgical trial）が一般的であった．しかし，効果予測が不十分な患者に対する外科処置は，術者のストレスとなり，無効であった患者には抜去術自体がストレスであり，それが結果的にSCSを最終治療として位置づける一因でもあったと推察する．これに対し，2002年ごろから，切開を伴わず，穿刺のみで，簡便かつ低侵襲に行えるpuncture trialが普及したことで，より多施設でSCSが施行されるようになりつつある．施設間で格差はあると思われるが，本稿では，兵庫医科大学ペインクリニック部におけるpuncture trialについて述べる．

I puncture trial 手技

　puncture trial施行時の清潔度に関しては，議論が分かれるところであるが，当院ではpuncture trialは血管造影室で行っている．

1 アプローチ法とリード位置決定の目安

　正中法によるアプローチを推奨する施設もあるが，ニードルの操作性が悪く，リードの断線・位置ずれを起こしやすいため，当施設ではpuncture trialも，棘突起・靭帯の物理的刺激を可及的に回避する傍正中法で行っている．

　ニードルは，硬膜外腔に達する目標穿刺棘間の外側1 cm，尾側3～5 cmから刺入していく．リードの至適先端位置はあくまでも目安であり，脊髄神経の解剖学的な個人差やリード位置の左右の微妙な変化で，リードの至適位置は1～2椎体程度は上下することに留意する．

　リード挿入時の注意点として，以下の点が挙げられる．

　①透視画像で常に棘突起が正中に位置するよう調節する．

　②リードの先端の彎曲を利用し，ねじりながらリードを挿入していくが，常に正中性を保つよう意識する．

　③リードの彎曲が正中性の妨げになる場合は適宜，直型のスタイレットに変更する．

　④ニードルの出口部からルート方向にばかりリードが進む場合は，ベベルの向きを変えるだけでリードの方向性が改善することがある．

　⑤ベベルの向き変えでリードの方向性が改善しなければ，再穿刺し，パンクチャーホールを左右（傍正中法の穿刺側）にずらすことで，リードの方向性は改善する．

　⑥それでもだめなら粘りすぎず棘間を変える（熱くなりすぎない！）．

2 リードの位置決定および刺激条件設定の手順

　①片側のみにparesthesiaを出す場合は，4電

表　刺激電極挿入のポイント

● 刺激電極挿入のポイント

疼痛部位	挿入部	先端目標
上肢痛	T1/2 or T2/3	C2
下肢痛	L1/2 or L2/3	T10
腰下肢痛	T12/L1 or L1/2	T8

● 刺激診断のポイント

後索刺激：背側硬膜外刺激，知覚神経優位
前索刺激：腹側硬膜外刺激，運動神経優位
神経根刺激：電極が左右に偏移，分節状に刺激感

● 位置決めのポイント

・低頻度刺激で前索刺激を除外
・高頻度刺激で電極を上下し適切な部位と決定

極すべてが正中から患側1〜3 mm以内（神経根刺激を避ける）の範囲に位置するよう調節する。

②両側にparesthesiaを出す場合は，正中から1〜3 mm以内の範囲で上下2極ずつが正中を交叉するよう調節する。

③前記の①②を満たした状態で，表に示した至適リード先端位置より1〜2椎体頭側まで挿入し，paresthesiaを確認していく。腹側硬膜外腔へリードが迷入することがあるため，まず低レート刺激で腹側（前索）刺激を否定する（図1）。

（低レート刺激は腹側刺激を否定するために行い，基本的にparesthesiaの確認は高レートで行うようにする。）

④高レート刺激で刺激をしながら，ゆっくりリードを引き抜きparesthesia部位の変化および強度を調節し，もっとも低いアンプリチュードで疼痛部位に一致したparesthesiaが得られる場所を探り，4電極がすべて使用でき，トライアル中に数cm程度リードの位置ずれが起こっても患側のparesthesiaが得られると予測できる位置にリードを留置，縫合固定（2点）して終了する。

⑤神経根刺激（側方偏移）が否定でき，疼痛部位へのparesthesiaが得られにくい（脱落刺激）場合は，パルス幅を210 μsecから450 μsecまで上げ，paresthesia範囲の拡大を試みる。

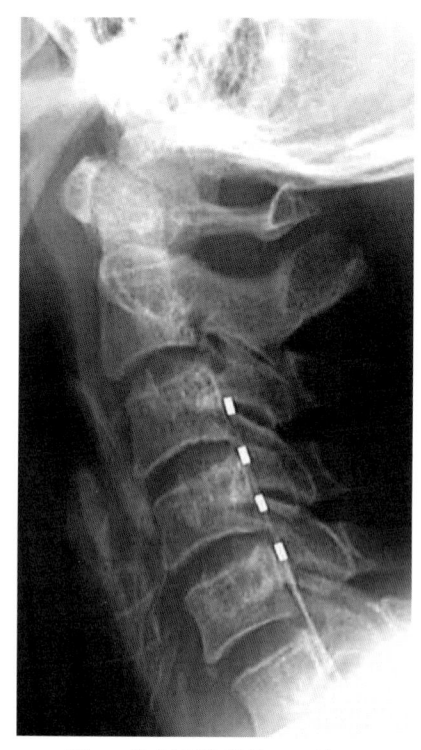

図1　腹側硬膜外腔への迷入

・神経根の刺激症状を全く認めず，リードの挿入抵抗が全く気にならない状況でも，腹側硬膜外腔への迷入は起こりうる（結構起こる）。
・低レート（5 Hz）の低アンプリチュード（2 V以下）刺激で，明らかな単収縮を認めた場合は，前索刺激（腹側迷入）になっている可能性がきわめて高く，側面透視で確認する。
・当然のことであるが，前索刺激に鎮痛効果はないと考えてよい。

⑥前記の方法で対応できることもあるが，求心路遮断性疼痛や侵害受容性疼痛の場合は種々の設定変更を試みても刺激の脱落になることが多く，このようなケースではSCSが奏効しにくく，長時間にわたってあれこれ刺激を試みても徒労に終わることがほとんどである（粘りすぎは患者にも多大なストレスとなる！）。

⑦刺激の脱落を認めた場合も疼痛部位の頭尾側の皮膚分節をカバーするparesthesiaが得られる位置にリードを留置，縫合固定し終了する。

II puncture trial：植え込み術への流れ（図2）

トライアル開始にあたって，患者への機器操作説明のポイントを以下に列挙する。

① paresthesia に必要なアンプリチュードは，姿勢によって急激に変化することを十分に理解してもらう（前彎＜＜後彎，回旋，側屈でも変化）。

② paresthesia が心地よい，または不快でなければ，可能なかぎり持続的に刺激するよう指導する（短期間で最大限の効果を期待する）。

③夜間は仰臥位でアンプリチュードを設定し，paresthesia による不眠が起こらないように工夫する。

④よほどの低レート・高アンプリチュード刺激でないかぎり四肢の運動障害は起きないが，念のため，ベッドサイドで刺激状態での歩行の安定性を確認してもらう（不安な場合は，歩行時の刺激は禁止する）。

⑤急に強い paresthesia を感じたときは，アンプリチュードのつまみで調節をせず，スクリーナー（刺激装置）と延長コードの接続を外し，刺激をとめるよう指導する。

なお，突然の paresthesia 消失の原因としては，以下のようなものが考えられる。

①スクリーナーのバッテリー切れ：電池交換

②リードの位置ずれ：軽度であれば極性変更とアンプリチュードの調節で対応可能。重度の場合は調節不能となり，その時点における効果でトライアルを終了するかリードの再挿入で対応する。

③リードの断線（リードと延長ワイヤーの接続部）：調節不能であり，その時点における効果でトライアルを終了するか，リードの再挿入で対応する。

④延長ワイヤーの断線：植え込み術の際には不要で余る延長ワイヤーをストックしておき，ドライバーで，延長ワイヤーのみを交換する（不潔操作で対応できる）。

慢性疼痛に対するトライアルは，植え込み術後長期的に行う疼痛緩和維持療法の効果を予測するためのものであり，トライアル期間は短すぎるのも問題であるが，感染による配慮も必要のため，トライアル効果の安定性確認は最短で1週間，長くても2週間としている（SCSによる paresthesia により，疼痛が増強したり，異常感覚様の不

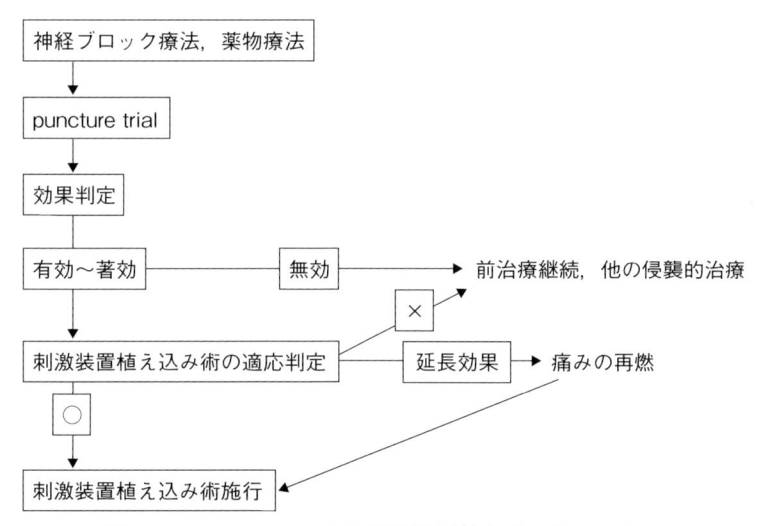

図2 puncture trial から刺激装置植え込み術への流れ

快感が出現する場合は早めに中止する）．

　日常生活の活動性が比較的保たれている患者には，自宅での日常生活動作時の疼痛や，就業時の疼痛に対する鎮痛効果確認も可能である旨を説明し，通院でのトライアルも行っている．

III puncture trial の効果判定

　連日チェックを行うのはペインスコア（フェイススケール）のみで，安静時痛に対する効果確認が主目的のトライアルでは視覚的評価尺度（VAS）もできるだけチェックし，トライアル終了時に，総合評価として患者の自覚的な満足度を「何％減」で確認する．

　トライアル中短期間の評価でも多項目にわたる評価をすべきかもしれないが，植え込み術を施行するか否かの判断は患者に委ねるしかなく，現状の効果判定で不足を感じることはほとんどない．

　ただし，植え込み術後の効果判定に関しては，痛みに関する自覚症状の改善度以外に，サーモグラフィによる血流改善効果や，日常生活動作の改善度を数値で評価（JOAスコアなど）し，より客観的な評価を長期的に行っていくことが重要であり，SCSの鎮痛機序解明や，適応疾患と施行時期の統一化にもつながればと期待している．

IV 植え込み術の施行時期

　トライアルが奏効し患者が早急な植え込み術を希望しても，最低2週間は間隔を空けるようにしている．これにより，①植え込み術後感染のリスクを最小限にすることができる，②トライアル後のリバウンド症状を細やかに評価することができ，植え込み術に関して患者に適切な猶予期間が提供できる．この2点がリードトライアルより優れている重要なポイントと考えている．

　トライアルによる鎮痛延長効果を認めたり，トライアルの鎮痛効果が微妙なケースでは，トライアルから数カ月も経過して，植え込み術を希望されることもある．前者の場合は植え込み術に移行してもよいが，後者の場合は，SCS効果の再現性が不安定な可能性もあるため，再トライアルを行ったほうがよい．

　当院では，トライアル後3〜6カ月以上経過し植え込み術を希望された患者には再トライアルを考慮している（十分な患者説明）．

―まとめ―

　puncture trial のメリットは，患者に対し低侵襲であることと，手技が容易なため術者のストレスが少なく，SCS導入に関する医師サイドの過剰なためらいを排除できる．ペインクリニックを受診する慢性疼痛患者の多くは，薬物療法のみならず各種の保存療法に抵抗する難治性疼痛患者が多くを占めるが，神経ブロック療法に頼りすぎるあまり，SCSを最終手段と位置づける傾向がまだまだ強いのが現状であり，適切な時期にSCSを導入することで本当に満足度の高い治療として普及すればと考える．しかし，植え込み術を受ける患者への，手術手技料や高額なリードを2本使用することによる医療費の負担は無視できず，今後はSCSの効果予測の精度を上げ，確実性の高い患者には surgical trial を，確実性の低い患者には puncture trial をといった使い分けができるようになればと期待する．

森山　萬秀，柳本富士雄，村川　和重

III-2 経硬膜外腔からの電極の植え込み

I 準備器材

表ならびに図1〜4に示す器材を用いる。なお，シーツはCアーム透視装置による操作を繰り返して行う場合に，10枚以上を必要とすることがあるので余分に準備しておく。

II 術前準備

前日までに手術の流れを患者に説明（III-6参照）し，刺激部位の確認の重要性について理解しておいてもらう。

術前の絶食，鎮静薬などの投薬は行わず，通常の会話が可能な状態にしておくことが大切である。

手術室入室後，心電図などのモニターを装着後，静脈路を確保し，広域スペクトラムの抗生物質の投与を開始しておく。

III 下部胸椎・腰椎レベルでの電極の植え込みの実際[1,2]

体位は腹臥位[3]ないし側臥位で行うが，筆者らの施設では側臥位（刺激装置植え込み予定側が下になるようにする）で実施することが多い。これは，硬膜外ブロック施行で慣れた体位であるにほかならないが，変形が強く穿刺が困難である場合や，透視ではオリエンテーションがとりづらい場合に慣れた手の感触が大切となるためである。

患者の体位の決定後，Cアーム透視装置のアームと手術台の高さを調節し，穿刺予定部位より上部で正面と側面の画像が描出できるように調節しておく。また，穿刺予定椎間の位置を確認しておく。

十分な消毒の後，シーツで清潔範囲を確保し，最後に小シーツを上部に掛けておく。これによりCアーム操作の際に不潔となった場合，上部のシーツを取り替えればよい（図5）。

Cアームを上下に動かし，椎体側面が描出でき

表　電極の植え込みに使用する器材

❶透視可能な手術台
❷Cアーム透視装置
❸手術器材：スワンモートン替刃メスハンドルNo3，外科剪刀，メーヨー剪刀，シグマ社組織剪刀，外科ピンセット（無鈎），先細ピンセット（折曲式）有鈎，先細ピンセット（折曲式）無鈎，アドソンピンセット有鈎，アドソンピンセット無鈎，ベビーモスキート止血鉗子反無鈎，コッヘル・オクスナー止血鉗子直，メーヨー・ヘガール持針器160 mm，メーヨー・ヘガール持針器超硬チップ付き125 mm，電気メス，電気メス先切りネラトン3号，吸引管，短鋭鈎，二双鈍鈎，東大式鋭匙2，ヤンゼン開創器，薬杯，ステンレス角形バット，小ボール，ステンレスシャーレ，計量カップ，膿盆，5 mlガラス注射器，トーホクタオル鉗子，ガーゼ，シーツ（図1）
❹メドトロニック社製パイシスクォードリードセット（クォードリードモデル3487A，テスト刺激用スクリーニングケーブル，テスト刺激用経皮エクステンションコード，図2），特注の15G Touhy針（図3），テスト刺激用体外刺激装置（スクリーナモデル3625，図4）

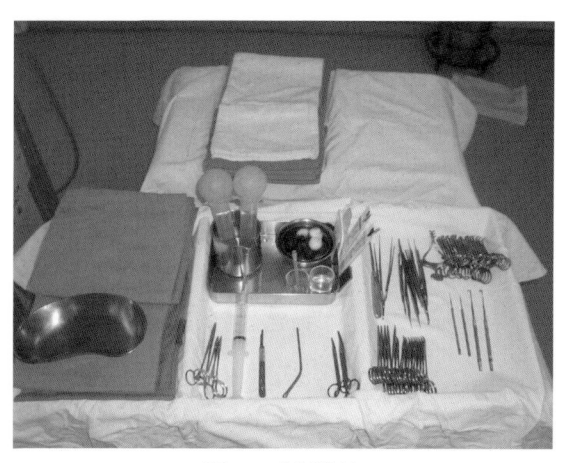

図1　手術器材

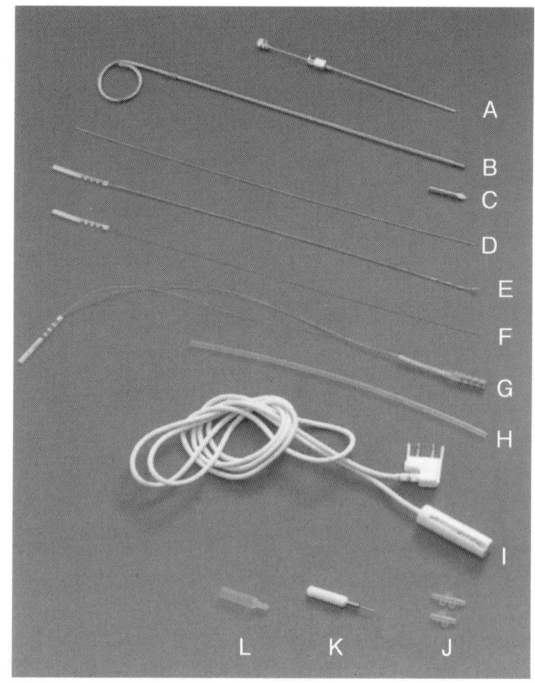

図2　パイシスクォードリードセット
A：穿刺針，B：パーキュパスⅡ・トンネリング・ツール，C：パーキュパスⅡ・トンネリング・チップ，D：ガイドワイヤー，E：パイシスクォードリード，F：ストレート・スタイレット，G：テスト刺激用経皮エクステンション，H：パッシング・チューブ，I：スクリーニング・ケーブル，J：アンカー，K：六角レンチ，L：ブーツ

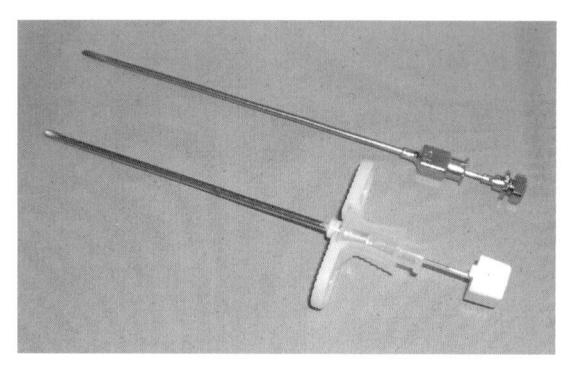

図3　キット内のTouhy針（上）と特注の八光社製Touhy針（下）

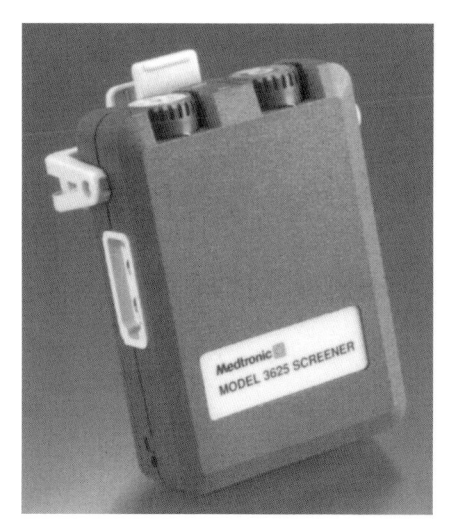

図4　体外刺激装置

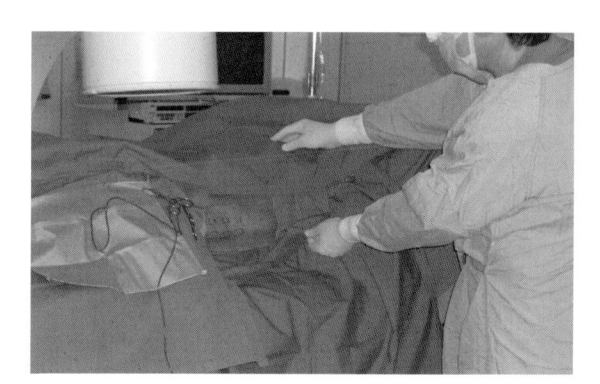

図5　シーツによる清潔範囲の確保

るように固定しておく。刺入予定部位の皮膚に0.5～1％リドカインないしメピバカインで局所麻酔後，専用の穿刺針で穿刺する。穿刺針は，筆者らが考案した針尖ベベル角度の浅い翼付15G Touhy針[4]（八光社製，キットには含まれていない，図3

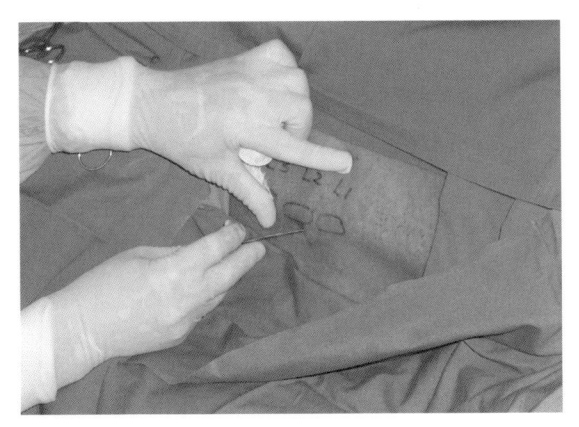

図6　Touhy針の挿入

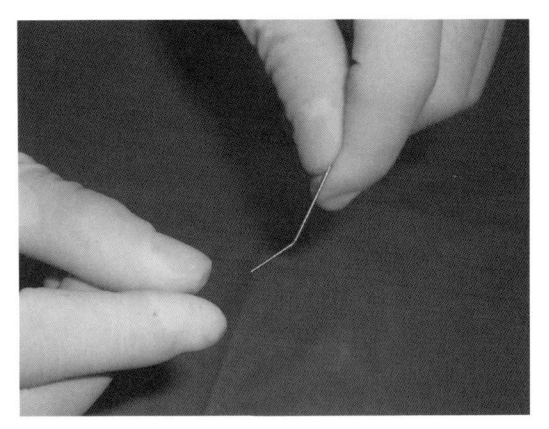

図7　ガイドワイヤー

下）が使用しやすい。電極（パイシスクォードリード）は疼痛部位に対応した脊髄分節より2～3分節頭側の硬膜外腔に挿入するが，よほど下部での疼痛でないかぎり，T10レベルでの刺激が最適であることが多い。このため穿刺部位はT12～L2付近となる。穿刺にあたっては，①Touhy針の挿入角度が鈍角となるために，硬膜外腔への電極挿入，操作がスムーズとなる，②棘突起部での電極屈曲による断線，破損を避けられるなどの理由から[5]，傍正中アプローチが推奨される。目標の棘突起間隙より1～1.5椎体下方，1～1.5横指外側より刺入する（図6）。空気もしくは蒸留水による抵抗消失法（この場合，試験刺激時の安定性を損なうため生理食塩液は使用しないようにする）によって硬膜外腔を確認するまでTouhy針を進める。針先が硬膜外腔に到達したら，Cアームを90°回転させて，正面像で針先端がほぼ正中にあることを確認する（この際，Cアームが接触して不潔とならないように背部の管球に小シーツを掛けると操作しやすい）。正中から離れている場合，刺入角度を調節する。

電極挿入の前に付属の金属ガイドワイヤーを挿入する（ガイドワイヤーの先端から1cmのところを10°ほど曲げておくと操作がしやすい，図7）。これは電極の硬膜外腔への挿入がスムーズか否かの確認，ならびに癒着剥離を目的として行うもの

で，脊髄外科手術後や，椎体，椎間板に退行変性を認める患者では特に必要となる。しかし，むやみに強く出し入れすると，硬膜外穿破を生じるので注意が必要である。

次に電極を挿入するが，Touhy針先端の角度を左右に回転させたり（電極先端が針より出ていない状態で回転させないと，電極を傷つける可能性がある），電極の根本を捻るようにして，なるべく正中を上行させるようにする（電極の先端の彎曲が問題となる場合には，付属のストレート・スタイレットに付け替える）。電極がスムーズに入らない場合は，躊躇せずに椎間を変更する。電極先端は，原則として硬膜外腔後面正中ないしはやや患側よりとするように留意する（特に，患側よりに留置した場合は，腹側の硬膜外腔に挿入されていることもあるので，必ず側面の透視で確認しておく）。

電極位置の決定後，テスト刺激用スクリーニングケーブルを接続し（図8），体外刺激装置（スクリーナモデル3625）を使用して，試験通電を行う（図9）。患者とコンタクトを取りながら徐々に電圧を上げ，目的とする部位に刺激が得られるように電極位置の微調節を行う。患者の応答がはっきりしない場合には，支配筋の単収縮を目安にする。また，帯状疱疹後神経痛や，脊髄損傷[6]などで脊髄になんらかの変性を生じている場合に

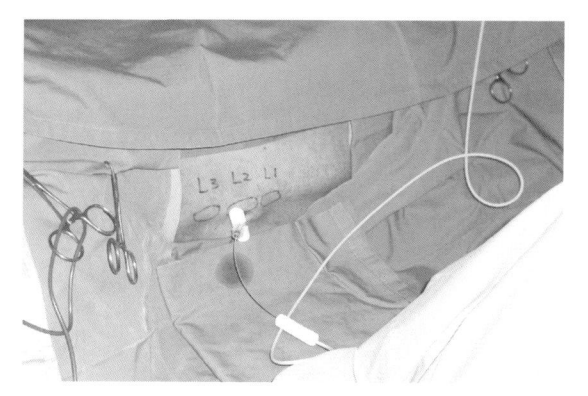

図8　テスト刺激用スクリーニングケーブルの接続

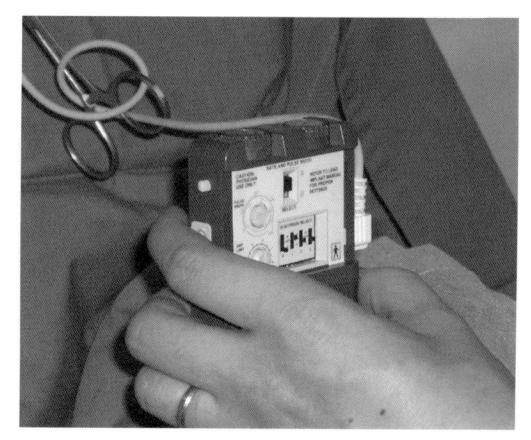

図9　体外刺激装置による試験通電

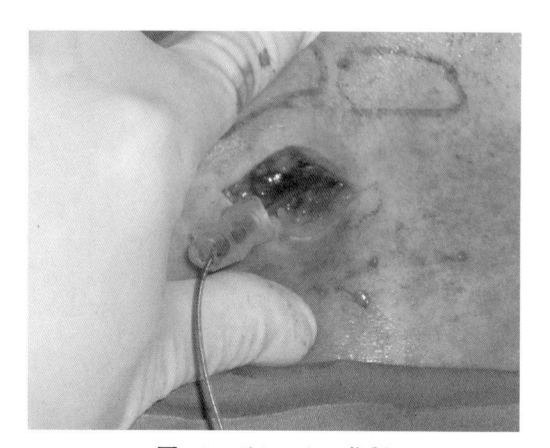

図10　ポケットの作製

は，刺激感覚が脱失していること（刺激感覚脱失現象）がある。この場合，単収縮も得られにくいことがあり，感覚が脱失している部位の近くに固定する。

脊髄後索の電気的伝導特性から，頭側を陰極，尾側を陽極とする。なお，電極は4極よりなるが，あとの操作や，体動などで若干抜けることがあるので，先端より2ないし3番目の電極により調整を行っておくことが望ましい。また，癒着が強く，電極の正中への挿入が困難な場合，もしくは広範囲に刺激部位が必要な場合などには，クォードリードを2本植え込んで dual-lead stimulation[7)8)] を行うことがある。さらに，電極を神経根に向かって逆行性に留置し，より限局性に強い刺激を与える逆行性刺激[9)]を行う場合もある。

2006年4月には dual-lead stimulation 用のメドトロニック社製 versitrel システム8極型刺激装置が発売された。シナジーニューロスティミュレータとの商品名で，リードを2本まで接続することが可能で，より広範囲への刺激が可能である。また，2種類の異なる電気刺激の設定が可能で，症状に応じた疼痛緩和が得られる。

電極位置を決定したら，電極の損傷防止のためにTouhy針を挿入したままで，Touhy針を中心に3〜5cmの小切開を加え，電極とエクステンション接合部が入るポケットを作製する（図10）。この際，Touhy針に電気メスが触れないように注意する。その後，慎重にスタイレットを電極から引き抜き，電極をやや押し込みながらTouhy針を抜去する。次に，電極にアンカーを通し，筋膜上に固定する。これらの一連の操作中に電極位置が動く可能性があるので，頻繁に透視で電極の位置を確認しながら行う。また，テスト刺激を繰り返し行い，刺激部位に変化がないかを確認する。特にアンカーを固定するときに電極位置が移動しやすいので，まず，アンカーと電極を1号絹糸で結んでおいてから筋膜に固定するほうがよい（図11・12）。

次に，経皮エクステンション用の出口ならびに皮下トンネルを，電極刺入口より約10cm左側

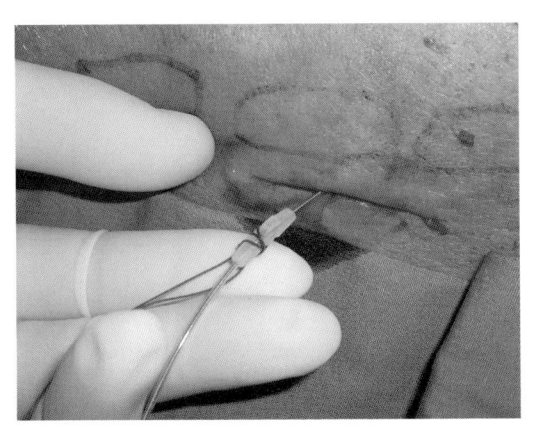

図11 アンカーの固定法

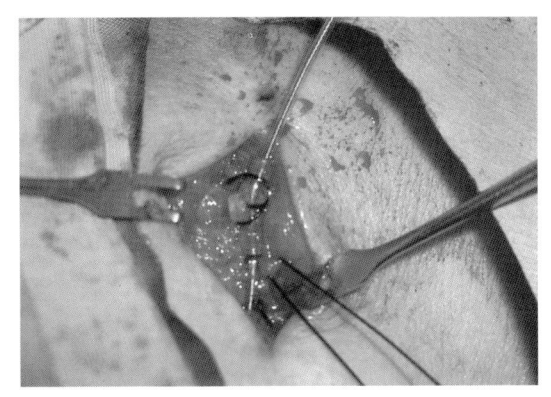

図12 アンカーの固定法

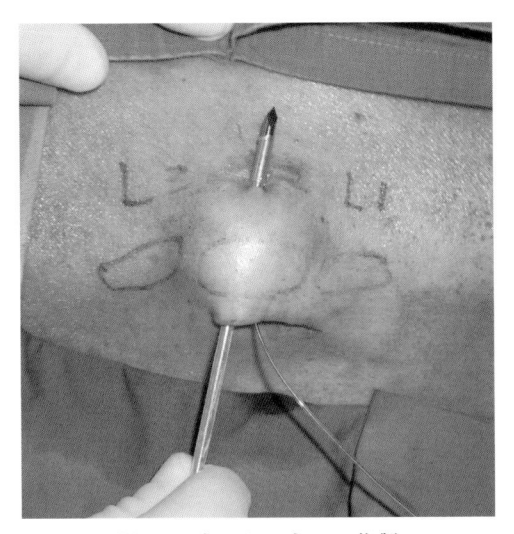

図13 皮下トンネルの作製

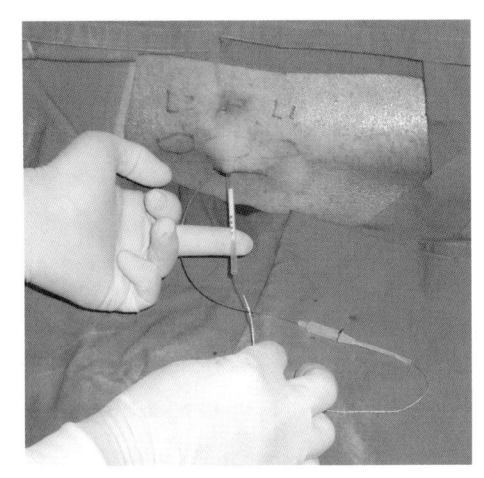

図14 テスト刺激用経皮エクステンションの通し方

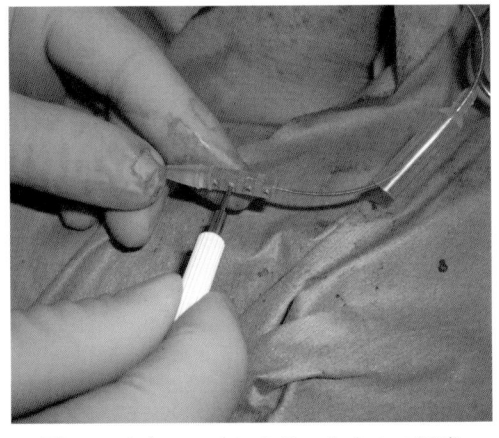

図15 六角レンチによるコネクタの固定

方に作製する（右利きの患者の場合，図13）。これは将来の完全植え込みの際のエクステンションと通路が同一とならないための配慮であり，左右に変更できない場合，上下に通路を変更する。付属のパーキュパスII・トンネリング・ツールおよびチップにパッシングチューブを通し，術野の筋膜，皮下脂肪組織間剥離腔より体外導出部に向けて差し込むが，抵抗なく差し込めるようにしないと電極の位置が移動する原因となる。皮下トンネルを通したパッシングチューブを使ってテスト刺激用経皮エクステンションを通す（図14）。保護のためのブーツを電極側に通し，電極末端部をテスト刺激用経皮エクステンションのコネクタに差し込み，4か所をネジで固定する（図15）。次に，

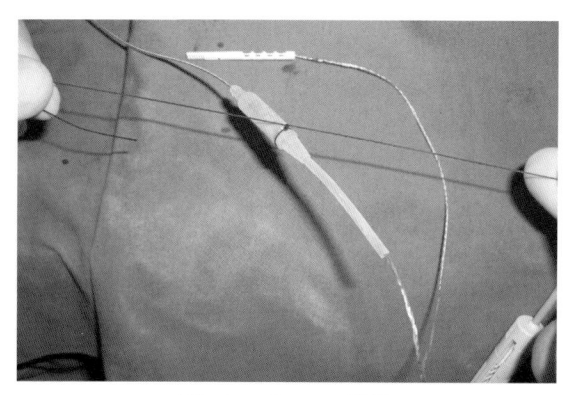

図16 ブーツの結紮

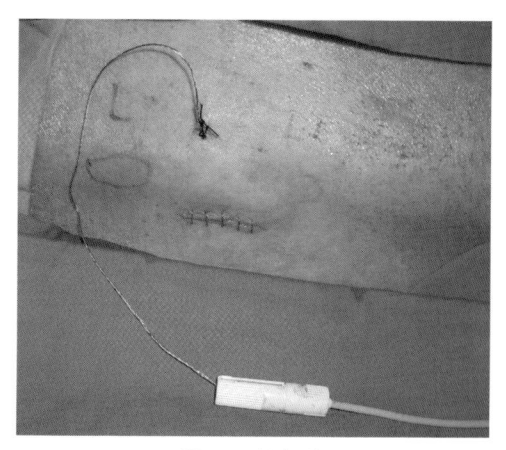

図17 閉創後

接続部をブーツで覆い，1号絹糸で結紮する（図16）．コードに余裕をもたせて皮下ポケットにすべてを収める．抗生物質入り生理食塩液で十分に洗浄後，創を閉じる（スキンステープラでもよい，図17）．

IV 上部胸椎・頸椎レベルでの電極の植え込みの実際

体位は側臥位（腰椎と同様）で行うが，上肢のカウザルギーなどで側臥位が困難な場合，坐位で行うこともある[10]．患者を椅子に座らせ，手術台に額部を乗せ，Cアームを横から入れるが，長時間になると患者の負担が大きい．その他，頸椎への挿入では，頸椎棘突起のラインが水平でないとオリエンテーションがつきにくいことから，枕の高さと，消毒前の透視の位置確認は入念にする．また，電極挿入後，頸椎では腰椎より可動角度が大きいことから，厳密に中央2局が中心になるように固定する．さらに，左右へのずれを考慮して，電極を正中ではなく正中をまたぐように若干斜めに留置し，術後，頸部の運動による刺激位置の移動に対処する．

【参考文献】

1) 森本悦司，森本昌宏，大中仁彦ほか．経皮的脊髄電気刺激療法（PISCES）の実際．東洋医学とペインクリニック 1992；22：44-51.
2) 森本昌宏，蔵 昌宏，古賀義久．経皮的埋め込み脊髄電気刺激療法（PISCES）．ペインクリニック 2002；23：1363-70.
3) 金 章夫．硬膜外脊髄刺激療法における手術手技の概略とポイント．ペインクリニック 2000；21：516-24.
4) 森本昌宏，森本悦司，盧 信夫ほか．PISCES用電極挿入のための翼付15G・Touhy針．ペインクリニック 1995；16：97-9.
5) 原 直樹，森本昌宏，森本悦司ほか．永久埋め込みを行ったPISCES電極が3回断線した症例．東洋医学とペインクリニック 1993；23：196-201.
6) 森本昌宏，森本悦司，森本眞美ほか．脊髄損傷後の疼痛に対する経皮的埋め込み脊髄刺激療法の臨床効果．ペインクリニック 1996；17：249-52.
7) Alo KM, Redko V, Charnov J. Four year follow-up of dual electrode spinal cord stimulation for chronic pain. Neuromodulation 2002；5：79-88.
8) Abejon D, Reig E, Pozo C, et al. Dual spinal cord stimulation for complex pain : preliminary study. Neuromodulation 2005；8：105-11.
9) Alo KM, Gohel R, Corey CL. Sacral nerve root stimulation for the treatment of urge incontinence and detrusor dysfunction utilizing a cephalocaudal intraspinal method of lead insetion : a case report. Neuromodulation 2001；4：53-8.
10) 森本悦司，白藤達雄，森本昌宏ほか．難治性カウザルギー患者に対する経皮的脊髄通電療法．東洋医学とペインクリニック 1991；21：161-6.

森本　悦司

III-3 椎弓切除(limited laminotomy)による電極の植え込み

I 手術適応と使用器具 (表)

　椎弓切除による電極植え込みの適応となるものとしては，電極挿入・留置部での手術既往などの経皮的カテーテルタイプ電極（PICES）挿入困難症例や，カテーテルタイプ電極留置後の体動などによる電極の頻繁な移動症例，あるいは疼痛領域が両側に比較的広範囲に広がる症例，そのほかカテーテルタイプ電極では効果不十分な症例などが挙げられる[1)2)]。また，これらの適応症例においても術前に電極留置位置での脊柱管狭窄症の有無や程度をMRIなどを用いて検討し，留置電極による脊髄圧迫などのリスクを考慮して最終的な手術の適応を決定する。

表

使用機器：術中透視装置，椎弓切除用手術器具
使用電極キット：レジュームIIリードキット（Model 3587A，Medtronic 社）
キット内部品：パーキュパスIIトネリングツール，パーキュパスIIトネリングチップ，硬膜外腔パッシングエレバトール，リードブランク，パッシングチューブ，テスト刺激用経皮エクステンション，レジュームIIリード，スクリーニングケーブル，アンカー（ツイストロックアンカー，シリコンアンカー），六角レンチ，ブーツ

II 電極などの取り扱い基本事項，麻酔，体位

　術中基本注意事項としては，電極の折り曲げ，屈曲を避ける。電極末端に余りが生じたら，直径2 cm以上の緩いループを作って対応する。電極を扱うときには，指先か先端にラバーをかぶせたバイオネット摂子を用いる。電極を直接に結紮しない。エクステンションケーブルと電極の接続後に，できるだけ電極に牽引力が働かないよう電極と固定部位とに余裕を持たせる。硬膜外腔への電極挿入では，電極そのもので硬膜外腔の剥離は行わず，キット内の剥離子（硬膜外腔パッシングエレバトール）を用いる。手術操作中にシステムを構成する要素（製品）に，なんらかのダメージが加わったら，それを新たなものと交換する。

　麻酔は，原則的に局所麻酔（20万倍エピネフリン使用1%リドカインと同量の0.5%ブピバカイン混合液使用）を用いて行うが，これは術中テスト刺激による刺激誘発領域の確認が行えることによって術後成績が向上することによる。しかし局所麻酔単独による手術は，時に患者・術者ともにもに相当の緊張を強いるため，ストレスフリーの手術とはいい難い面もある。そこで麻酔科医師の協力の下に局所麻酔にプロポフォールを用いた経静脈麻酔を併用し，術中テスト刺激時前にプロポフォールを中止して覚醒下でのテスト刺激を行う方法を用いることも行われる。また，上肢疼痛に用いられる頸椎硬膜外腔での電極留置については，術中の予期しない体動が頸髄損傷などの重篤な合併症を生じる可能性があるため，全身麻酔下での手術が妥当と考えられる。また，そのほか局所麻酔下での手術に困難が予想されるケースでは，電極留置か所のいかんにかかわらず全身麻酔で行わざるをえないが，これらにおいては術中の

電極テスト刺激による刺激誘発領域の検討ができない。したがって，これらの場合には，術後，電気刺激での刺激覚誘発領域が疼痛部位に一致しない場合があり，電極の再留置あるいは覚醒局所麻酔下での再電極留置を考慮する必要が生じることがある。術前の患者説明時には，このことに十分配慮を行ったインフォームドコンセントを与えておかなければならない。しかし近年，腰部電極留置手術操作については，脊髄くも膜下麻酔を用いた覚醒下手術で，術中除痛と術中テスト刺激の双方が可能との報告もあり，今後，広く考慮されてよい方法とも考えられる[3]。

体位は腹臥位あるいは側臥位が用いられるが，筆者は原則として腹臥位を用いている。これは，側臥位に比べて腹臥位は術操作を行う術者のみならず，助手にとってもより協力しやすい自然な体位であるとともに，術野に現れる脊椎の解剖学的正中線をより分かりやすく理解できる体位と考えるためである。下肢疼痛については胸腰椎部，上肢疼痛については頸椎部での操作となる。硬膜外腔電極挿入部での脊椎前・後彎が軽度軽減され，かつ呼吸・循環に負担を与えず，また術者に対し水平な体位とすることが肝要である。全身麻酔下での手術に際しては，左右の胸腹外側部と手術台上面の間に直径約8 cmの長いクッション枕（bolster）を用いると便利で，これらの左右のbolsterの間隙に手のひらを挿入し腹部が無理なく減圧されていることを確認する。また，このときbolsterの下端が十分に上前腸骨棘を越えていることも確認する。下肢疼痛に対しては胸腰椎移行部を手術台正中線上におき，手術台をほぼ水平にする。頸椎部電極留置を目的とする場合には，馬蹄形頭部クッションを用いて（眼球を圧迫することがないよう注意を払いながら）顔面部を固定し，頸部を中間位〜やや前屈位で固定したのち頭側20°程度に挙上し術野を水平とする。次に，術中の正面・側面方向へ術中透視が可能なように，透視装置を手術台，術室のレイアウトに応じて配置し必要に備える。また，皮切開始30分前からの感染予防を目的とする静脈内抗生物質の投与を行う。

本稿では，下肢疼痛に対する胸腰椎部での硬膜外電極の留置と，そのテスト刺激用経皮エクステンションの体外導出までの手術手技を示し，刺激装置の植え込みについては次章に譲る。

III 手術手技

1 電極留置操作

❶両肩甲骨下縁から臀部，前方手術台縁から後方手術台縁までを術野として消毒したのち，ドレーピングを行う。透視装置を用いて術野にある棘突起とそのレベルを確認したのち，無菌マーカーで患者背面正中にT8・9〜T12・L1について棘突起間部をマークする（図1-a）。通常の両下肢疼痛では，電極挿入を行うための椎弓切除部位はT10〜11であるが，同部位を無理なく視野に入れるためには，上下に1椎弓レベルの皮切拡大が必要となる。

❷切開部へ注射器により局所麻酔薬を浸潤させたのち，T8・9〜T12・L1棘突起にわたる正中切開を行う。メス，電気凝固装置を用いて，T10・11の棘突起を中心に棘上靭帯を二分しながら，棘突起先端部側面（すなわち骨膜移行部）まで丁寧に剝離反転し，その部より骨膜剝離子（Cobb elevatorなど）で両棘突起からその椎弓移行部を骨膜下に剝離展開する。またT10・11棘突起間靭帯は，棘突起先端部側面の剝離反転部から円刃刀で上下方向に左右から抉り取るように切除する。T10・11左右椎弓の全長を露出する必要はなく，電極幅を考慮しても左右全長約15 mm程度でよい。患者が痛みを訴える場合には，

(a)

(b)　　　　　　　　　　(c)

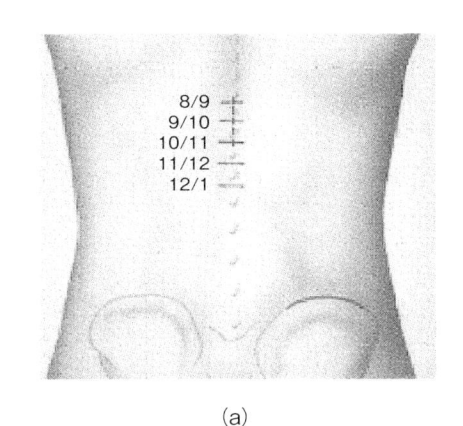

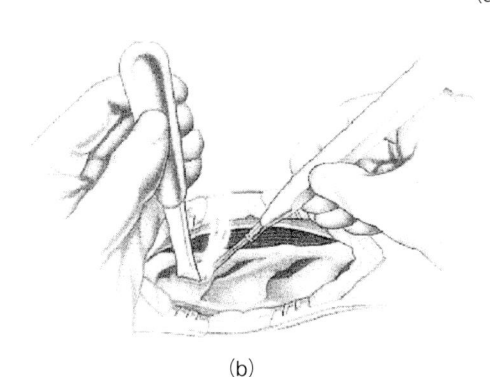

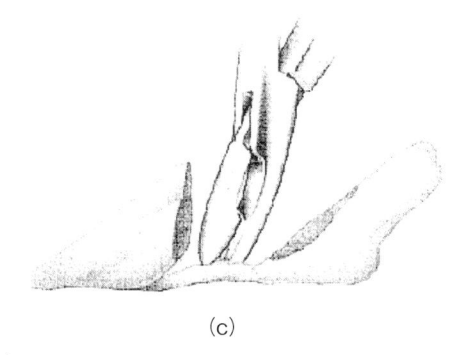

図1

適宜，浸潤麻酔を追加する。これらの操作によりT10・11棘突起間腔正中部を直視下に確認したら，ロンジュール（骨鉗子）を用いてT10棘突起の尾側部とT11棘突起の吻側部を部分切除し，併せて棘間靱帯，そしてその下方の椎弓間にある黄色靱帯正中部を注意深く"つまむ"ように切除する（図1-b・c）。通常この時点で，椎弓間性中部に黄色靱帯で覆われたスペースが見られるが，頸椎部での操作では棘突起・椎弓の重なりなどから，このスペースがきわめて小さいことがある。この場合には，キュレットなどで椎弓から黄色靱帯を剥離して椎弓下スペースを確保しながら，ケリソン鉗子などを用いて上下の椎弓を切除し，椎弓間スペースの拡大を行う必要がある。

❸下方に見える黄色靱帯の切除により薄くなった正中部を確認したのち，この部で神経フックなどを用いて硬膜外腔開通（開口）部を探る。ひとたびこれを確認したら，ここを足がかりにして，下方にある硬膜外腔脂肪組織に注意を払いながら，ケリソン鉗子で黄色靱帯の切除を上下・左右に行い，これを電極挿入可能な大きさで広げる（図2-a）。出血があれば電気凝固摂子で止血を行う。これらの操作により，黄色靱帯下方に柔らかな硬膜外腔脂肪組織が現れてくる。バイポーラ電気凝固摂子で，これらの脂肪組織をつまむようにしながら焼灼凝固して正中部から上下左右に移動させていくと，その下方に灰色がかった白い光沢を持つ硬膜が露出され，露出部を拡大することによって電極挿入部となる硬膜外腔が直下に確認できる（図2-b左）。

❹次にキット内からリードブランク（リードと同形のダミー）を取り出し，この挿入部から注意深く，硬膜下にある脊髄を損傷しないように，できるだけ浅い角度でこれを上方の硬膜外腔に挿入

(a)

(b)

(c)

(d)

図2

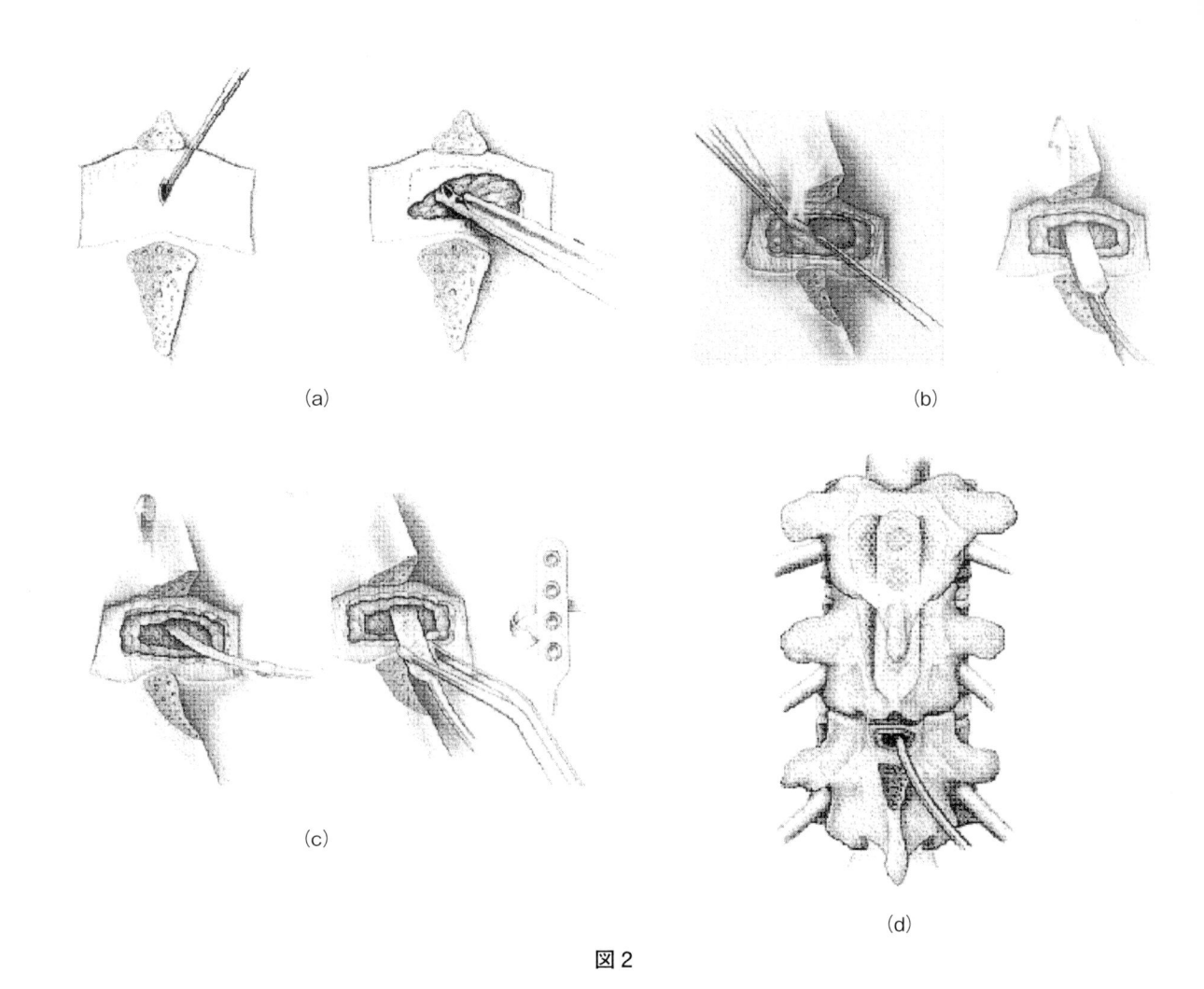

し，リードブランクの全長が無理なく挿入されるかどうかを確認する（図2-b右）。挿入に際して，なんらかの抵抗，閉塞感があるようなら，キット付属の硬膜外腔パッシングエレバトールを用いて硬膜外腔にリード挿入スペースを確保する（図2-c左）。硬膜外腔パッシングエレバトールを使用するにあたっては，その彎曲部を指先で把持し，硬膜下にある脊髄に損傷を与えないように細心の注意を払いながら，その先端を硬膜外腔に挿入し，その彎曲に沿ってゆっくりとこれを進めるが，強制的な挿入を行ってはならない。この操作により，硬膜外腔の通過性が得られることになる。次に，ラバー被覆したバイオネット摂子を用いてレジュームIIリードを把持し，電極の刺激面が硬膜側にあることを確認したのち，これをゆっくりと硬膜外腔内頭側方向に進め，最終的に電極の刺激面全長が硬膜外腔内に挿入されることを確認する（図2-c右）。通常，下肢の疼痛患者に対しては，電極上端をT9椎体上縁レベルに留置するとともに，疼痛がより強い側にわずかに（1～2mm程度）片寄せた正中部への留置を目標とする（図2-d）。

❺電極留置ののち術中テスト刺激を行う。術中刺激の目的は，刺激によって誘発されるしびれ感が，患者の持つ疼痛領域をカバーするか，あるいは一致するかを確認するところにある。この"刺激によって誘発されるしびれ感が疼痛領域と一致かカバー"することが，本法の術後の有効性を向上させる重要な要素であることを認識しておく必

要がある。レジュームⅡリード（電極）は，先端より"0""1""2""3"番と名付けられている4つの刺激電極部位があり，それらのいずれかの刺激電極部位の組み合わせによる至適効果発現を目指すが，少なくとも一極を"陽極"，一極を"陰極"として用いる必要がある。キット付属のスクリーニングケーブルを取り出し，この円筒形ツイストコネクタ部のピン挿入溝にレジュームⅡリード遠位端のピンコネクタ（スタイレットハンドル）を差し込み，ピンコネクタが確実にフィットしていることを確認したのち，ツイストコネクタを時計方向に回転してこれを閉鎖固定する。

❻スクリーニングケーブル遠位端のプラグを術野外のスクリーナ操作を担当するアシスタントに渡し，スクリーナの電源がオフとなっていることを確認したのち，プラグをスクリーナに接続する。種々のパラメータ（刺激電極，極性，刺激頻度，刺激強度など）でテスト刺激を行うが，最終目標は，刺激により誘発される（通常しびれのような）感覚領域が患者の持つ疼痛領域をカバーしえるか否かを確認することである。したがって，その不一致などを生じるときには，その原因の検討を行い，電極の解剖学的位置の微調節が必要となることもある。また，テスト刺激中に患者への不愉快な刺激を生じないよう，スクリーニングケーブルの脱着時にはスクリーナ電源をオフとすることや，電極極性の変更時には刺激強度を一度"ゼロ"とするなどの注意も必要となる。テスト刺激が終了し，電極位置が決定されたら，ツイストコネクタのロックを解除し，ピンコネクタ溝から慎重に電極ピンコネクタを引き出し，誤って電極を硬膜外腔から引き抜かないように注意しながら，ピンコネクタを兼ねている電極スタイレットハンドルも電極から抜き取る。このあと，術後テスト期間を置くためのテスト刺激用経皮エクステンションへの接続と体外導出に移るが，まず電極の固定が必要となる。

❼電極の固定（アンカーリング），つまり電極を固定用具（アンカー）に固定したのち，このアンカーを体内支持組織にしっかり固定（アンカーリング）することによって，術後の電極の移動を防ぐ仕組みになる。したがって，適切な電極のアンカーリングが，術後の電極移動を最小限にすることが理解できる。このことから通常は，電極周囲組織でもっとも固定性が容易で安定性にも優れた，棘上靭帯への電極固定が推奨される。この固定には，キット内付属のアンカーを用いるが，アンカーには3種（ツイストロックアンカー，2翼シリコンアンカー，3翼シリコンアンカー）がある。解剖学的問題などにより，使用が難しいケース以外では，ツイストロックアンカーを用いることが推奨され，これにより電極導線体部への負担が少なく，かつ確実な固定が可能となる。ツイストロックアンカーは，頭部を停止位置（垂直位）まで時計方向に回転させたのち，それを引き出すことによって開放され，電極挿入後，頭部を本体部に押し当てながら，さらに時計方向に回転（水平位置）することによってロックされるよう設計されている。ツイストロックアンカーを蒸留水に浸して滑りを良くしたのち，操作法に従って開放された開口部から電極導線体部自由端を差し込み，滑らすように術創部に誘導する（図3-a）。アンカーを開放状態にしたまま，これを電極の硬膜外腔挿入部の尾側棘突起（通常T11）上の棘上靭帯に慎重に移動させる。これを手術助手に持針器などで棘上靭帯上にしっかり保持させながら，2-0絹糸（吸収糸，ナイロン糸，モノフィラメント糸は不可）を用いて，靭帯，アンカー結紮孔，アンカー縁を結んで確実に固定（4か所）し，電極導線部近位側にモーションストレスがかからない程度の余裕があることを確認したのち，アンカー頭部を体部に押し込みながら90度時計方向に回転させてツイストロックを行う（図3-b）。アンカーが固定されたら，一度引き抜いたピンコ

(a)　　　　　　　　　　　　　　　　　(b)

(c)　　　　　　　　　　　　　　　　　(d)

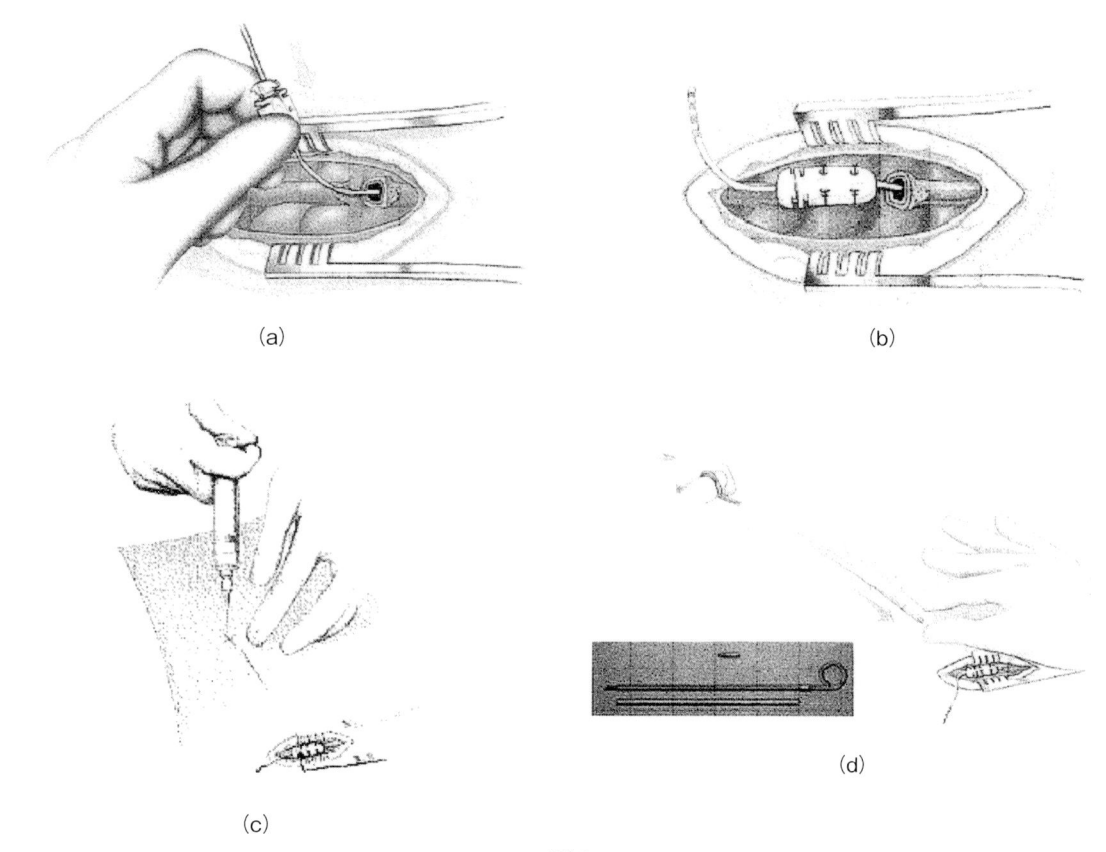

図3

ネクタを兼ねているスタイレットハンドルを電極自由端に再度装着して，スクリーナを用いたテスト刺激を行い，電極の移動がないことを確認（微調節が必要な場合には，ツイストロックアンカーを開放して微調節し，再度ツイストロックする）したのち，もう一度スタイレットハンドルを抜き取っておく。また，電極接続部に付着した体液は拭き取っておく。

2　テスト刺激用経皮エクステンション（経皮エクステンション）の体外導出操作

❶まず経皮エクステンションの導出部位を決定するが，正中切開部にある電極導線体部（この時点では自由端）が，正中部でコイルを巻く形としないためと，電極・エクステンション接合部コネクタのボリュームによる患者背部の疼痛を生じないようにするために，少なくとも正中切開部より10cm以上外側とし，導出予定部とその部までのトネリング（tunneling）ルートに皮下浸潤麻酔を行う（図3-c）。

❷キット内付属のパーキュパスIIトネリングツール，パーキュパスIIトネリングチップ，パッシングチューブ，テスト刺激用経皮エクステンション，六角レンチ，ブーツを必要に応じて使用できるようにしておく。トネリングツールのシャフトに沿ってパッシングチューブを通したのち，トネリングチップを装着する。導出部の皮膚に，スピッツメスで小さな刺創様の切開を加えたのち，その部よりトネリングツールを刺入し，トネリングルートに沿って皮下を正中切開部まで進め，その先端部をパッシングチューブが確認できるまで切開創内に露出する（図3-d）。この時点

(a)

(b)

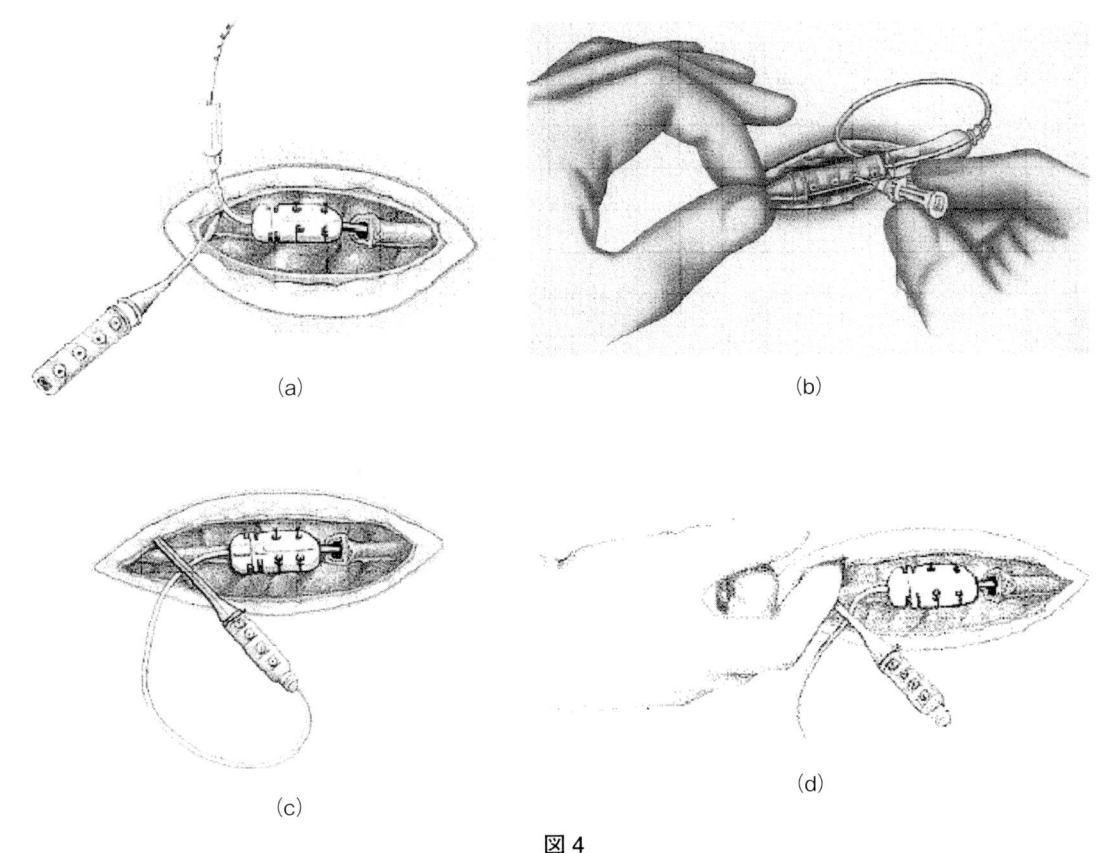

(c)

(d)

図4

で正中切開部のトネリングツールのシャフトに沿って，のちに電極・エクステンションコネクタ部を埋没収納させるための皮下ポケットも作製する。次にトネリングツールからトネリングチップを外したのち，その先端の螺子溝を利用して4-0ナイロン糸を結紮し，その端側を経皮エクステンションのプラスチックピン部に結び，トネリングツールをパッシングチューブより引き抜きながら，経皮エクステンションを導出部創部パッシングチューブ内から引き出し，次に皮下に残ったパッシングチューブを経皮エクステンションのプラスチックピン部をチューブ内に滑らすようにしながら導出部より慎重に引き抜く。

❸次に，正中切開部で電極と経皮エクステンションの接続を行う。まず，キット内ブーツを蒸留水で滑りやすくしたのち，これに電極自由端を挿入する。さらに，これを電極近位に滑り入れ，電極自由端にある4つの金属帯が目視できるまで電極近位側に移動させる（図4-a）。次に，電極自由端に付着した体液などを拭き取り，これを前述操作（2-❷）で同一術野に用意された経皮エクステンションコネクタに差し込む。コネクタにある計4か所の固定用スクリューの直下に電極自由端にあったそれぞれの金属帯が正しく位置していることを確認したのち，キット付属六角レンチですべてのスクリューを締めすぎることのないように慎重に締め，4か所で直下の電極を固定する（スクリューの締めすぎは電極の破損を生じる。操作中にスクリューが電極に接することによりスクリューを締める指先に抵抗が出るが，そこからさらに90度締める程度が適切とされる。図4-b）。一度電極を軽く引いて，コネクタとの接続が確実

であることも確認する。

❹電極近位側にあるブーツをコネクタ部に根元まで押入れ，2-0絹糸でブーツ末梢端を結紮して移動・体液侵入を防ぐ（図4-c）。

❺予めトネリングツールのシャフトに沿って作製していた皮下ポケットを鈍的に拡大する。体外導出部にある経皮エクステンション遠位端を慎重に牽引しながら，正中部切開創にある電極・エクステンションコネクタを作製した皮下ポケット遠位方向に埋入していくが，最終的に棘上靱帯に固定した電極アンカー部と電極・エクステンションコネクタ部の間に可能なかぎり余裕があるようにコネクタ位置を調整することが，術後のこの部への不必要な力学的ストレスを避けることにつながる（図4-d）。もし，この時点で余分な電極導線部が生じるようなら，これを直径2cm以上のコイル状にして，コネクタ下方に留置する。次にシステム全体の不具合の有無を調べるため，経皮エクステンション遠位端にあるピンコネクタをスクリーニングケーブルに接続し，スクリーナを用いて先に述べた方法でテスト刺激を行う。

❻正中切開部にある電極，コネクタ，アンカーを破損させないように注意を払いながら，傍脊柱筋，棘上靱帯，皮下組織，皮膚をできるだけ死腔を残さないように順層に縫合閉創する。通常，皮下ドレナージは不要である。また，経皮エクステンションの体外導出部は，2-0絹糸で固定し，思わぬ引き抜き外力に対応できるようにし，余分な

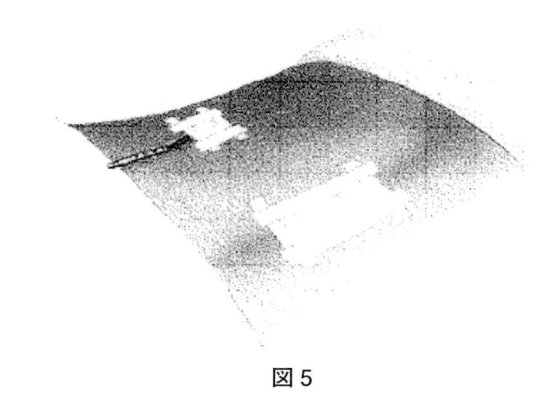

図5

エクステンション部は緩くコイル状にしてガーゼで保護したのちテープで皮膚に固定する（図5）。患者の帰室に際しては，電極留置部位の正面単純X線写真を撮り，基準X線写真とする。

【参考文献】

1) North RB, Kidd DH, Olin JC, et al. Spinal cord stimulation electrode design: prospective, randomized, controlled trial comparing percutaneous and laminectomy electrodes—part I: technical outcomes. Neurosurgery 2002 ; 51 : 381-9. discussion 9-10.
2) Villavicencio AT, Leveque JC, Rubin L, et al. Laminectomy versus percutaneous electrode placement for spinal cord stimulation. Neurosurgery 2000 ; 46 : 399-405. discussion 6.
3) Lind G, Meyerson BA, Winter J, et al. Implantation of laminotomy electrodes for spinal cord stimulation in spinal anesthesia with intraoperative dorsal column activation. Neurosurgery 2003 ; 53 : 1150-3. discussion 3-4.

金　章夫

III-4 刺激装置の植え込み

I 準備器材

電極植え込みに使用する器材に加えて，表，図1～3に示す器材を用意する。なお，刺激装置接続後は電気メスを使用することはできない。

表 刺激装置の植え込みに使用する器材

① 手術器材：バイポーラピンセット
② メドトロニック社製アイトレル3システム（エクステンションコードモデル7482，植え込み型パルス発生器モデル7425，図1），エヌビジョン8840（図2），アイトレルEZ患者用プログラマ7434A（図3）

II 術前準備

1～2週間の経過観察で，患者自身がスクリーナを操作して刺激を行い，刺激装置（植え込み型パルス発生器モデル7425）の永久植え込みの可否を決定する。

手術までに刺激装置の植え込みの位置について患者と相談し，マーキングしておく。通常，頸椎，上部胸椎部では前胸部（鎖骨下窩），下部胸椎，腰椎部では季肋部ないしは下腹部とする（図4）。左右は，利き腕側のほうが操作しやすいことを考

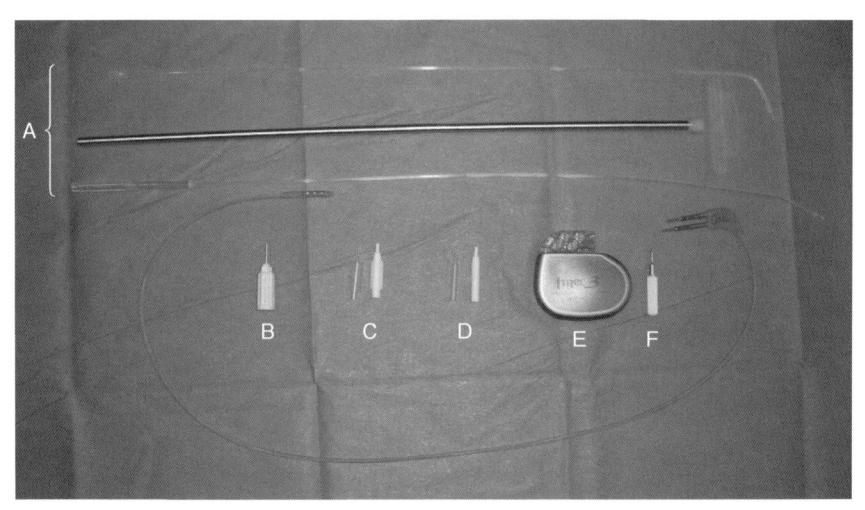

図1 アイトレル3システム
A：トンネリングツール（オブチュレータ，キャリアー，エクステンションパッサー）
B：トルクレンチ
C：ブーツ（ウイング型）
D：ブーツ（筒型）
E：アイトレル3植え込み型パルス発生器モデル7425（IPG）
F：六角レンチ
G：エクステンションコードモデル7482（ロープロファイルタイプ）

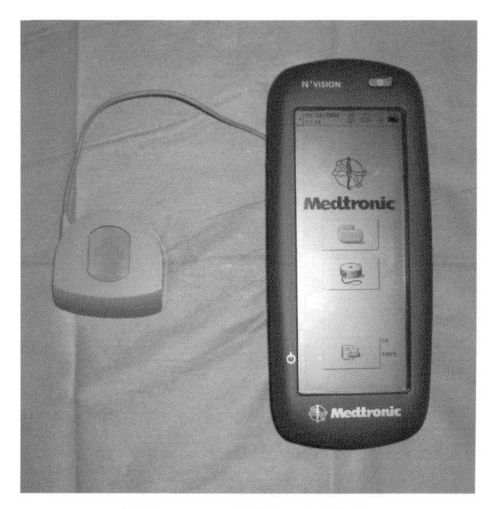

図2　エヌビジョン 8840

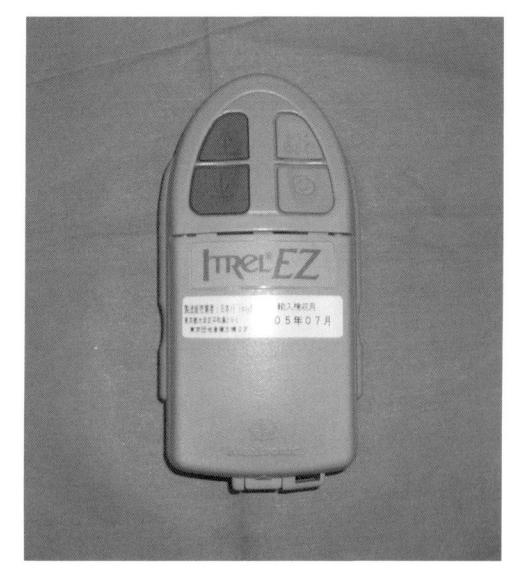

図3　アイトレル EZ 患者用プログラマ 7434A

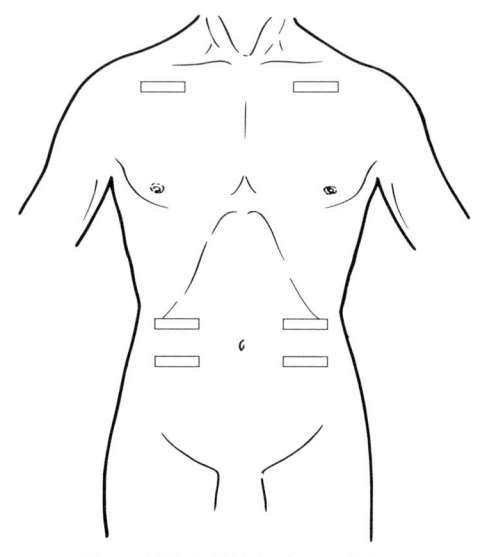

図4　刺激装置植え込み予定部位

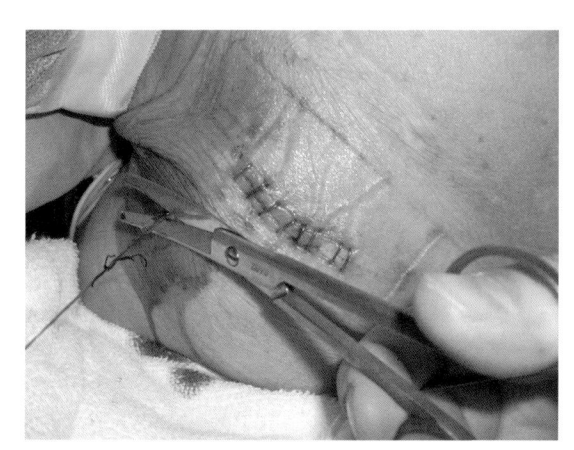

図5　エクステンションコードの切断

慮する。

　術前に鎮静薬などの投薬は必要としないが，電極を植え込む場合とは異なり，術中に静脈麻酔薬を使用する場合があるので絶食としておく。

　手術室入室後，心電図などのモニターを装着後，静脈路を確保し，広域スペクトラムの抗生物質の投与を開始する。

III　刺激装置の植え込みの実際

　体位は，刺激装置の植え込み予定部位を上とする側臥位とする。まず，非清潔の助手がエクステンションコードを切断する。ポビドンヨードで消毒後，コードを1cm以上引き出して，根元で切断し，不潔部位が体内に入らないようにする（図5）。

　十分な皮膚消毒，局所麻酔を行ったのちに背部

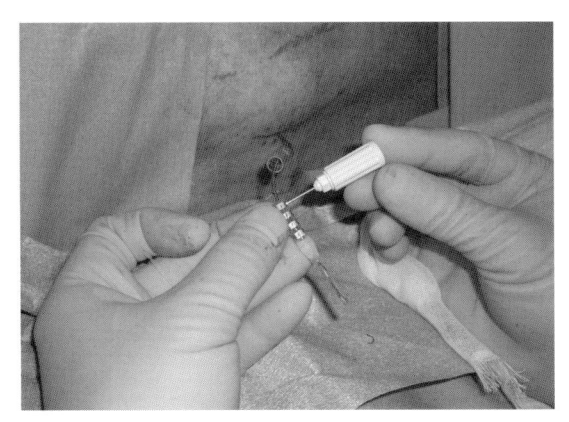

図6　ネジの解除

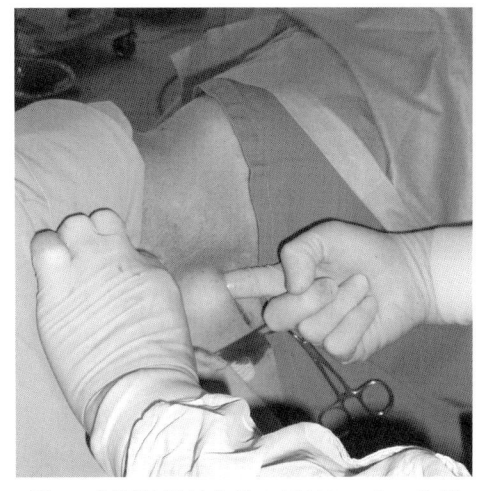

図7　刺激装置植え込み用ポケットの作製

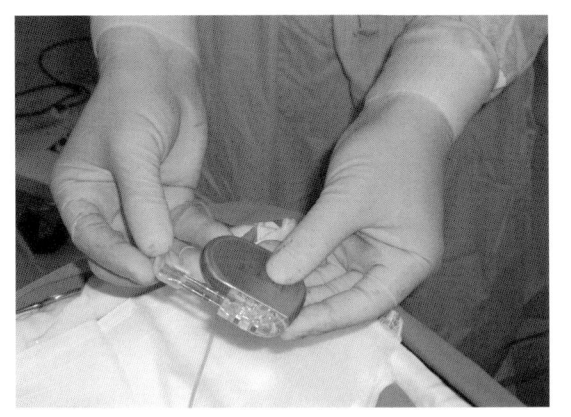

図8　刺激装置とエクステンションパッサーの固定

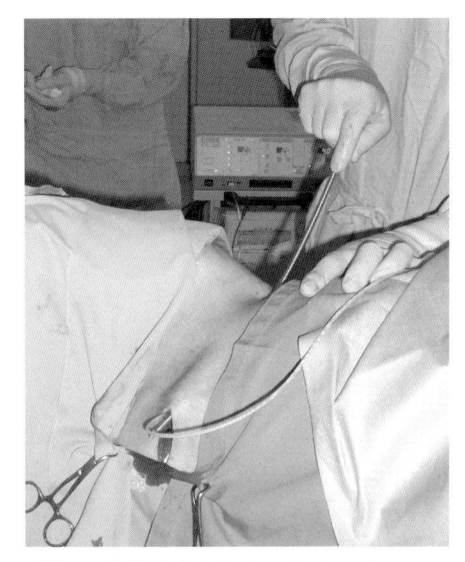

図9　中継地点よりトンネリングツールの挿入

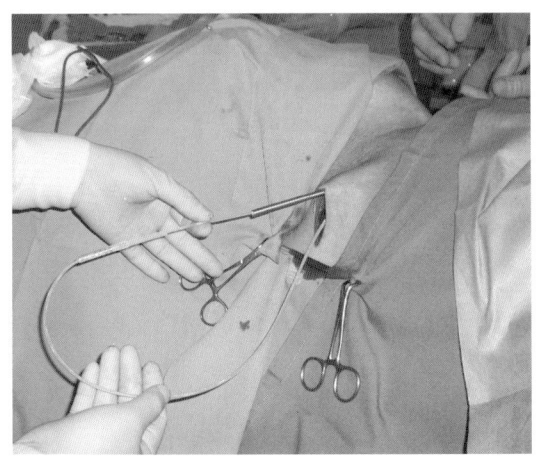

図10　エクステンションパッサー内へのエクステンションコードの挿入

を再開創し，エクステンションコードと電極の接合部を露出する。この際，電極側を引っ張らないように注意する。シリコンブーツを外したのち，六角レンチでねじを解除し，電極を外す（図6）。

　術前にマーキングした位置に約5cmの皮膚切開を加え，刺激装置植え込み用皮下ポケットを皮下脂肪組織内に作製する。大きさが小さすぎたり，深さが浅すぎたりしないようにする（図7）。ここでは，縫合不全や術後創部治癒不良，さらに過日，脆弱部が潰瘍を起こしたりする可能性がある

41　III　手術手技の実際

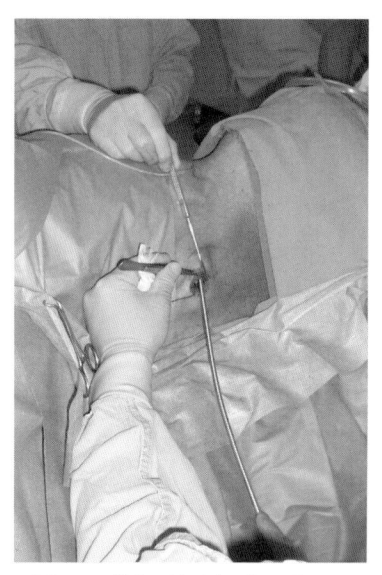

図11 背部電極挿入部よりトンネリングツールの挿入

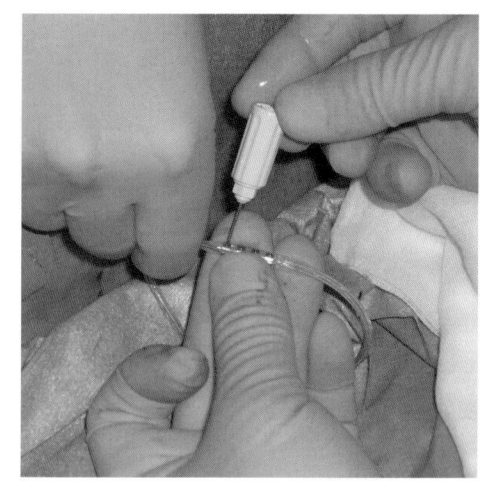

図12 トルクレンチによる電極とエクステンションコードの固定

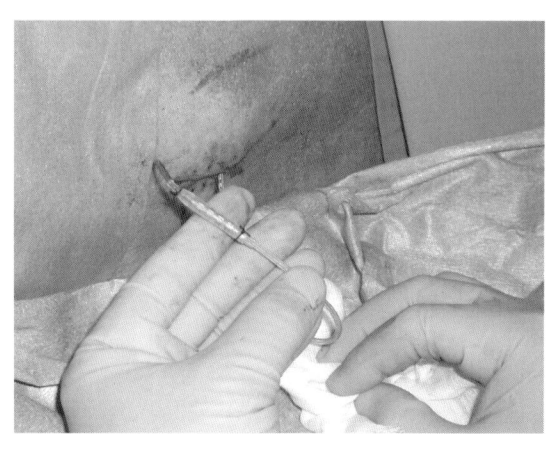

図13 シリコンブーツの結紮

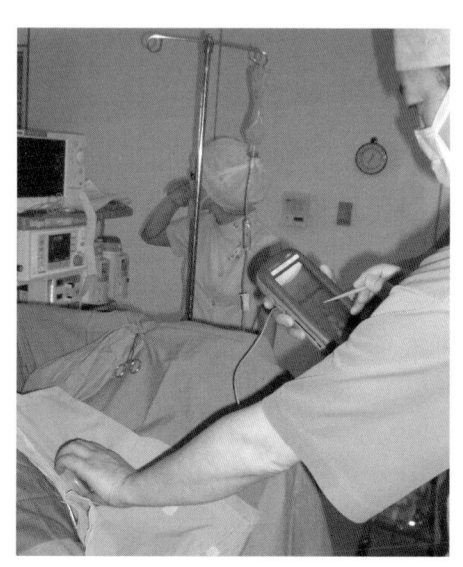

図14 プログラマを用いてのパラメータの設定

ので、特に一部が突出しないように注意する。

次いで、電極と刺激装置を植え込み用エクステンションコード（エクステンションコードモデル7495）で接続する。まず、刺激装置とエクステンションコードを固定する（図8）。1～2か所の中継地点に1cmほどの切開を入れて皮下組織まで剝離しておく。キット内のトンネリングツール（エクステンションパッサー）を弧状に少し曲げて、中継地点より皮下ポケット方向に挿入穿刺する（図9）。内筒を外し、エクステンションコードを通す（図10）。さらに、同様のことを背部電極挿入部より中継地点に向け行う（図11）。この際、電極が引っ張られ、ずれないように注意する。この操作を行うにあたっては、局所麻酔のみでは不十分な場合にはチアミラールなどの短時間作用性の静脈麻酔薬を用いてもよい。次に、電極にシリコンブーツを通し、エクステンションコードに接続し、大きいほうの六角レンチ（トルクレンチ）で"カチッ"と鳴るまで回して固定する（過度に

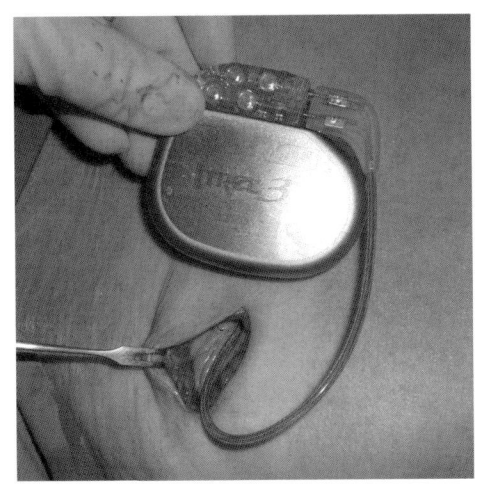

図15 刺激装置の植え込み

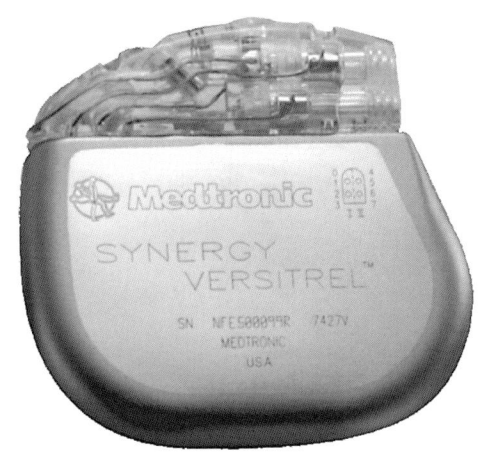

図16 シナジーニューロスティミュレータ

回りすぎないようになっている。図12）。この際，電極に血液などが付着した場合には必ず拭いておく。さらにシリコンブーツをかぶせ，その両端を1号絹糸で結紮する（図13）。この時点でCアーム透視装置により電極が移動していないかを確認し，助手がプログラマ（エヌビジョン8840）を用いて，各パラメータの設定を行って刺激部位に変化がないことを確認しておく（図14）。刺激装置側のコードを注意深く引っ張りコードのたわみをなくすようにするが，電極，エクステンションコード接合部が過度に引っ張られないようにする。余った刺激装置側のエクステンションコードは刺激装置の裏側（Medtronic社のロゴマークが表側）に輪状に束ね，皮下ポケット内に滑り込ませる（図15）。dual-lead stimulationないしは電池用量の点からシナジーニューロスティミュレータ（図16）を植え込む場合には，大きさもひと回り大きく厚さも1.5倍近くであることを考慮してポケットを作製する。抗生物質入り生理食塩液で十分に洗浄後，創を閉じる。

森本　悦司

III-5 刺激装置の抜去

　患者が本システムを必要としなくなった場合や，なんらかのトラブルで抜去を余儀なくされる場合の方法につき述べる。

　体位は刺激装置を植え込んでいる側を上位とする側臥位で行う。消毒後，背側も腹側も前回の傷に沿って切開する。これらの部位をデブリドマンすることで創が1か所ですむ。まず，腹側の刺激装置を探り当てる。被膜で覆われ袋状になっていることが多く，被膜の切開により取り出すことは容易である。背側は，先にブーツに包まれた電極，エクステンションコード接合部を探し出し露出させる。次に，電極をたどってアンカーを探す。このあたりは癒着がひどいことが多いが，アンカーを探して一緒に抜き去るほうがよい（図1）。その後，エクステンションコードを切断し（図2），刺激装置側と電極側を引っ張れば抜去することができる（図3）。洗浄後，皮下組織縫合の層をしっかり合わせて，創を閉じる。

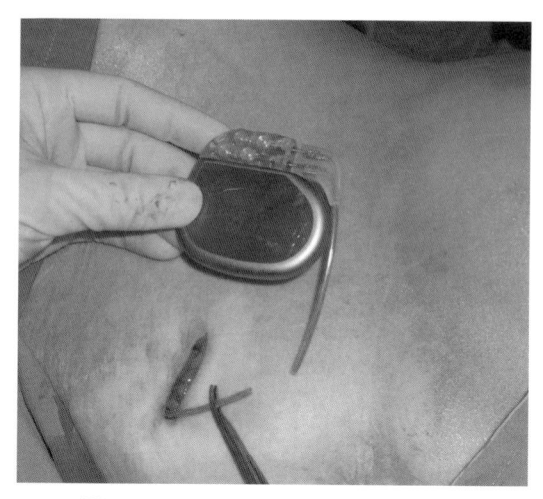

図2　エクステンションコードの切断

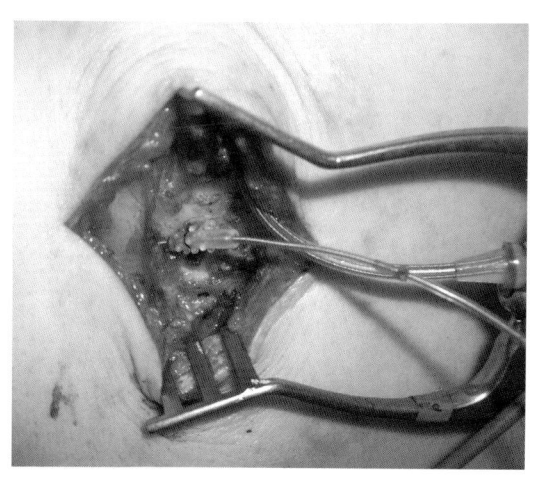

図1　電極の抜去

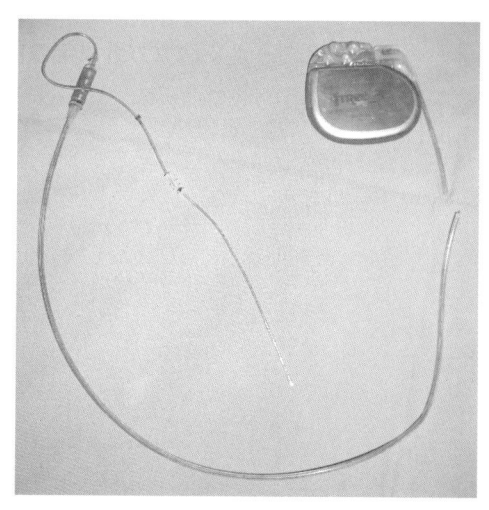

図3　刺激装置と電極の抜去

森本　悦司

III-6 患者への説明と同意書の取得

I インフォームドコンセント

インフォームドコンセントが声高々に叫ばれるようになって久しい。インフォームドコンセントは"説明と同意"と簡単に訳されているが，そこには多くの意味を含んでいる。一般的にインフォームドコンセントは，医療従事者側からの十分な説明と患者側の理解，選択，同意の2つに大きく分けられる。

医療従事者側からの説明では，患者の理解や納得が得られるよう，検査，診断，治療などについて懇切丁寧に説明する必要がある。その際に患者からの疑問や主張を多く引き出し，その患者の考え方，思想を踏まえたうえで治療方針決定の参考とする。医療従事者側からの十分な説明が行われれば，患者はおのずと検査，診断，治療などを理解し，自らそれらを選択し，同意を得ることが可能となる。この際，文書を用いることが多いが，医療従事者は文書をひとつの手段として使用すべきであり，目的ではないことを理解しておかなければならない[1〜3]。

II 当科での説明と同意書

当科では，治療法として脊髄電気刺激療法を選択した時点に口頭による簡単な説明を行い，まずパンフレットを手渡している。さらに，この治療法を希望する患者や適応と考えられる患者には，図に示した説明・同意書を使用して詳しく説明を行い，手術の施行を決定している。

当科で使用している説明・同意書は，最低限必要と思われる事項のみを記載している。患者に説明を行うにあたり，必要と思われることを随時書き込み，その患者にとって最良の説明書とする。

目的は，疼痛の緩和や血流改善などであることをまず説明する。脊髄電気刺激療法を受ける患者は，それに対して過大な効果を期待している場合が多く，期待しうる改善の程度につき十分に説明しておく。当科では痛みが50％軽減した場合，有効と考えており，投与されている薬物の減量，日常生活動作の改善を得ることが可能となる。一方，この治療法のみで疼痛が完全に消失することは少なく，引き続いて他の治療法を併用する必要性のあることを理解してもらう。

なお，手術前には血液検査，X線撮影，MRIなどの検査が必要となる。この時点で，これらの検査が行われていない場合には，検査の必要性を説明し，予約を行う。

手術は通常2回に分けて行う。1回目の手術は硬膜外腔に電極（リード）を挿入し，2回目の手術で刺激器（ジェネレータ）の植え込みを行うことを伝える。

1回目の手術は硬膜外ブロックと同様の手技を用い，X線透視下に硬膜外腔に電極を挿入・留置する。局所麻酔下で行い，電極の位置決定のため医師の質問に答える必要があることを理解してもらう。また，電極表面は柔らかくできているが体内に留置することで，不快感を伴う場合があること，手術中はずっと同一体位をとり続けなければ

脊髄電気刺激装置植え込み術 説明・同意書

本説明・同意書に沿って、担当医から脊髄電気刺激装置植え込み術の詳細と注意点についてご説明致します。十分に理解された上で、装置の植え込みを希望される場合には、下記に署名・捺印をお願い致します。

- ●本治療の目的は疼痛の緩和、血流改善などです。

- ●手術方法：手術は2回に分けて行います。

  ①1回目の手術：硬膜外腔に電極（リード）を挿入・留置します（トライアルの場合も同様です）。

  1週間程度、テスト刺激を行い、十分な効果が得られれば2回目の手術を行います。

  1回目の手術後、十分な効果が得らない場合や感染などが発生した場合には、2回目の

  手術は行いません。その場合は電極を抜去します。

  ②2回目の手術：刺激器（ジェネレータ）を植え込みます。

  トライアルの場合には電極を一度抜去し、再度、新たな電極を挿入します。

  同時に刺激器の植え込みも行います。

- ●麻酔方法：1回目の手術は局所麻酔で行います。

  2回目の手術は局所麻酔、場合により全身麻酔を併用することもあります。

- ●合併症としては、出血、感染、各種のショック、局所麻酔薬中毒などが考えられます。

- ●手術後は、通常1週間から10日で抜糸、その後退院となります。

- ●退院後、基本的には通常の生活ができますが、MRIやある種の治療などを受けることができない場合があります。

- ●再手術：下記のような場合には、再度の植え込み術、または抜去術が必要となります。

  ・電極の位置がずれて、刺激位置が移動した場合。

  ・電極の断線、刺激器の故障や電池の消耗。

  ・出血や感染を生じた場合。

平成　　年　　月　　日

主治医　　　　　　　　　　　（印）

以上、十分な説明を受けその内容を理解しましたので脊髄電気刺激装置の植え込みを希望します。

平成　　年　　月　　日

患者氏名　　　　　　　　　　（印）

（代理人：　　　　　　　　　）（印）

図　説明・同意書

ならないこと，さらには電極の位置決定に時間がかかれば，手術時間が長くなることなどを伝えておかなければならない．

1回目の手術後，1週間程度のテスト刺激を行う．この期間で脊髄電気刺激による効果が患者の期待に添うかどうかを判断する．刺激の強さや刺激の頻度を変えて，よりよい条件を探すこととなる．また，体位や動作によって刺激部位や刺激感が異なる場合があるため，これらのことを患者によく理解してもらい，正確に医師に伝えてもらうようにする．この時期には，硬膜外腔内で電極の位置が移動するために体を捻ったり，極端な姿勢をとることを避けるようにしなければならない．

1週間のテスト刺激で期待された効果が得られれば2回目の手術を行うが，感染を起こしたり，多量の出血を起こしたり，期待された効果が得られない場合には2回目の手術は行わない．特に感染や出血を起こした場合，それらに対する治療が必要となることを伝えておく．

2回目の手術は刺激器の植え込みであるが，刺激器は腹部（電極位置が頸部の場合には前胸部）に植え込むが，患者用プログラマを操作しやすいように，利き手側とするために，利き手の確認をしておく．なお，トライアルの場合は1回目の手術で挿入した電極を一度抜去し，再度，電極を挿入する．その後の手順は通常の2回目の手術と同様であるが，手術時間が若干長くなることを説明しておく．

麻酔は基本的には局所麻酔で行うが，背部から腹部にリードを通す際には局所麻酔だけでは除痛が不十分なことがあり，一時的に全身麻酔を併用する可能性があることを伝えておく．

手術の合併症についても説明しておかなければならない．手術後も感染,出血の危険があること，特に2回目の手術では比較的多くの局所麻酔薬を必要とするために，局所麻酔薬中毒が発生する危険性があること，また基礎疾患をもっている患者では，その疾患に関与する合併症，そのほかの予期せぬ合併症を来す可能性があることなどである．

手術後は通常1週間から10日で抜糸し，退院となるが，患者は手術が終われば早く退院して通常の生活に戻りたいと訴える．手術創の具合が芳しくなく，抜糸が遅れることに不満を訴える患者もいる．手術創の具合を診ながら，それ以上の入院期間を要することもあることを理解してもらっておく．また，手術後，手術創の痛みはそれほど強くないが，坐剤などの鎮痛薬を使えることを伝えておくと患者は安心する．手術後から退院までの間に患者用プログラマの使い方を練習してもらうことも伝えておかなければならない．

退院後は基本的に通常の生活ができるが，MRIやジアテルミー治療などが制限されることを伝える．また，空港や小売店に設置してある盗難防止のための磁力を用いた装置で誤作動を起こす可能性があるため，患者登録カードを常に携帯し，これらを回避するために提示することを指示しておく．退院後，創部の痛みがなくなっても，刺激器の違和感が残る場合があることも説明しておく．

退院後，電極の位置がずれ，刺激位置が移動した場合や刺激の消失（電極の断線，刺激器の故障，電池の消耗などによる），出血や感染の徴候があった場合にはただちに医師に連絡し，再度の植え込み術，または抜去術（緊急手術を含む）が必要となることを説明する[4)5)]．

以上のような説明を行ったのち，患者が十分に納得し同意した場合，脊髄電気刺激装置植え込み術の適応としている．何度も説明を求めてきたり，治療が開始されてからも説明を求める患者もいるが，そのつど丁寧に説明するよう努めている．なお，可能であれば患者の家族も同伴で説明を行うことが望ましい．

【参考文献】

1) 長岡成夫. 診療情報開示への動き. 新潟大学教育人間科学部紀要 2004；7：29-49.
2) 厚生省健康政策局総務課監修. 柳田邦夫編. 元気の出るインフォームド・コンセント. 東京：中央法規；1996.
3) 稲田英一. 術前評価とインフォームドコンセント. 麻酔 1996；45増刊：S137-8.
4) 森本昌宏, 河田圭司, 森本悦司ほか. 慢性疼痛に対する経皮的埋め込み脊髄電気刺激療法（PISCES）. 適応基準の試案. 慢性疼痛 1998；17：39-44.
5) 森本昌宏, 蔵　昌宏, 古賀義久. 経皮的埋め込み脊髄電気刺激療法（PISCES）. ペインクリニック 2002；23：1363-70.

打田　智久

IV

脊髄電気刺激療法における刺激感覚脱失現象（escape 現象）

IV 脊髄電気刺激療法における刺激感覚脱失現象(escape 現象)

— はじめに —

　脊髄電気刺激療法(spinal cord stimulation：SCS)は，末梢神経損傷後疼痛，複合性局所疼痛症候群(complex regional pain syndrome：CRPS)，虚血性疼痛などに行われているが，患者が感じる電気刺激の範囲が疼痛部位をカバーしていることが重要である。しかし，神経損傷による知覚脱失部位には，刺激感覚を感じないことが多い。結果として，知覚麻痺の範囲の広い症例では，SCSの効果が期待し難いことが経験的に知られている。特に，脊髄損傷後の疼痛症例に対しては，完全麻痺での効果は少なく一般的には適応とならないのに対し，不全麻痺症例ではある程度の効果が期待でき適応となりうるとされている[1]。知覚麻痺は，末梢神経損傷，脊髄損傷，脳障害のいずれによっても起こりうるが，末梢神経障害の場合のように，脊髄刺激の刺激部位である脊髄より遠位に障害があっても，やはり感覚脱失の範囲が大きいと感覚脱失部位には電気刺激の感覚を感じないことが多いことを経験する。神経系を情報伝達を行う単なる電線の束と考えれば，障害部位より中枢側で刺激することによって知覚脱失部位にも刺激を誘発できるはずであるが，実際には神経系には可塑性があり，そうはならない。筆者らは，この現象をescape現象と呼び，実際の臨床においてプロスペクティブに調査した[2]。その一部を紹介し，この現象について推察される機序について解説する。

I escape 現象の検討

　筆者らが行った方法について解説する。腹臥位にしてX線透視下に経皮的に硬膜外腔に電極(Medtronic 社製 Quad 3487A)を挿入した。電極をX線像上の正中を長さの許すかぎり上方へ挿入した。電気刺激は電極の先端を(−)，2番目の電極を(+)にし，80 Hzで刺激した。刺激感覚の得られた閾値の1.5倍の強さの刺激を与えた。1.5倍の刺激で痛みがでる場合には，不快感のない最大の電流を流した。電極は1椎体につき3か所，等間隔で刺激した。電極を徐々に引き抜き，刺激感覚の生じた部分を人体模式図を用いて図示させた(図1)。

　筆者らが行った8症例について，神経損傷の有無やその部位，知覚脱失の範囲，escape現象の有無などを示す(表)。escape現象は8症例中5症例で認められ，残り3症例には見られなかった。escape現象の見られた全症例に神経損傷があり，知覚検査で明確な知覚脱失部位が認められた。反対にescape現象の見られなかった3症例中1症例には神経損傷がなく，残り2症例には神経損傷があり，知覚低下の部位はあるが損傷の程度は軽く，知覚脱失部位はなかった。8症例中7症例が神経損傷後疼痛であるが，神経損傷の部位は1症例が脊髄，3症例が馬尾，1症例が神経根，2症例が末梢神経レベルであった。神経損傷の部位とescape現象の発生との関連はなかった。

1椎体につき3か所で刺激を行う

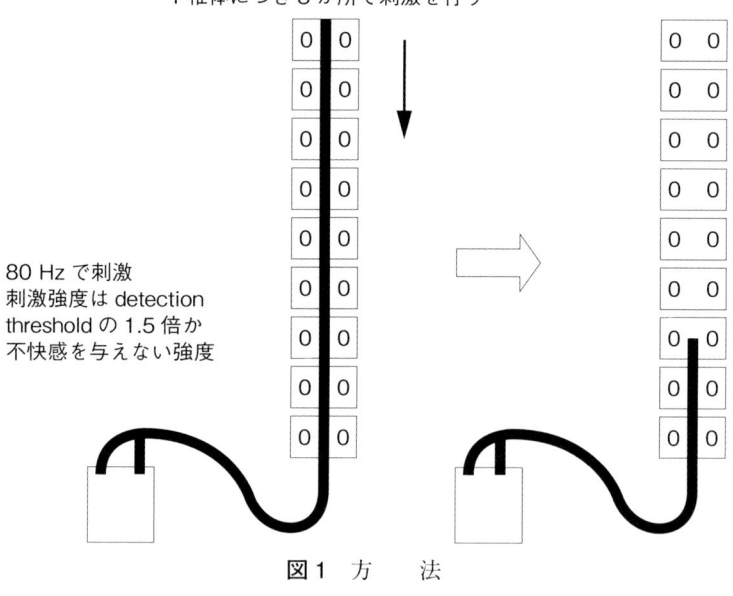

80 Hzで刺激
刺激強度は detection threshold の1.5倍か不快感を与えない強度

図1 方　　法

表 症例の内訳

症例	性別	年齢	原因	神経障害部位	知覚脱失部位	知覚低下	escape 現象
1	M	61	外傷	馬尾	右下肢	＋	＋
2	M	60	外傷	脊髄	T6以下	＋	＋
3	M	56	踵骨骨折	右後脛骨神経	右足底	＋	＋
4	M	58	椎弓切除術	なし	−	−	−
5	M	61	椎弓切除術	右L5神経根	−	＋	−
6	M	51	踵骨骨折	右後脛骨神経	右足底	＋	＋
7	M	76	造影剤による癒着性くも膜炎	馬尾	−	＋	−
8	M	59	外傷	馬尾	S2以下	＋	＋

II 症　　例

代表的な3症例を提示する。

1 症例1

61歳の男性。高所より落下し，L4以下の馬尾神経損傷後に両下肢および会陰部に難治性の疼痛を訴えている。受傷2年後に当院を受診し，SCSの適応と判断した。まず，L2・3より刺入し，電極先端をT8椎体上縁まで上げた。体外式の刺激装置により80 Hz，3 Vで刺激感を生じた。4.5 Vの刺激を与え，患者が刺激感を得る部位を図示させた。電極を透視下に1/3椎体分引き抜き同様に刺激し，また図示させた。このような操作を繰り返し，L2椎体上縁まで合計14か所で刺激し図示させた。T9椎体上縁で刺激したときに得られた図を示す（図2）。この図に代表されるように，知覚脱失部位であるL4以下の皮膚分節，すなわち下肢の外側と会陰部には電極をどこにおいても刺激感覚を得ることはできなかった。結局，T12椎体中央に電極先端を置き疼痛の緩和を得るために，永久植え込みを行ったが，患者は"本当に刺激がきてほしいところには刺激はこない"と述べた。

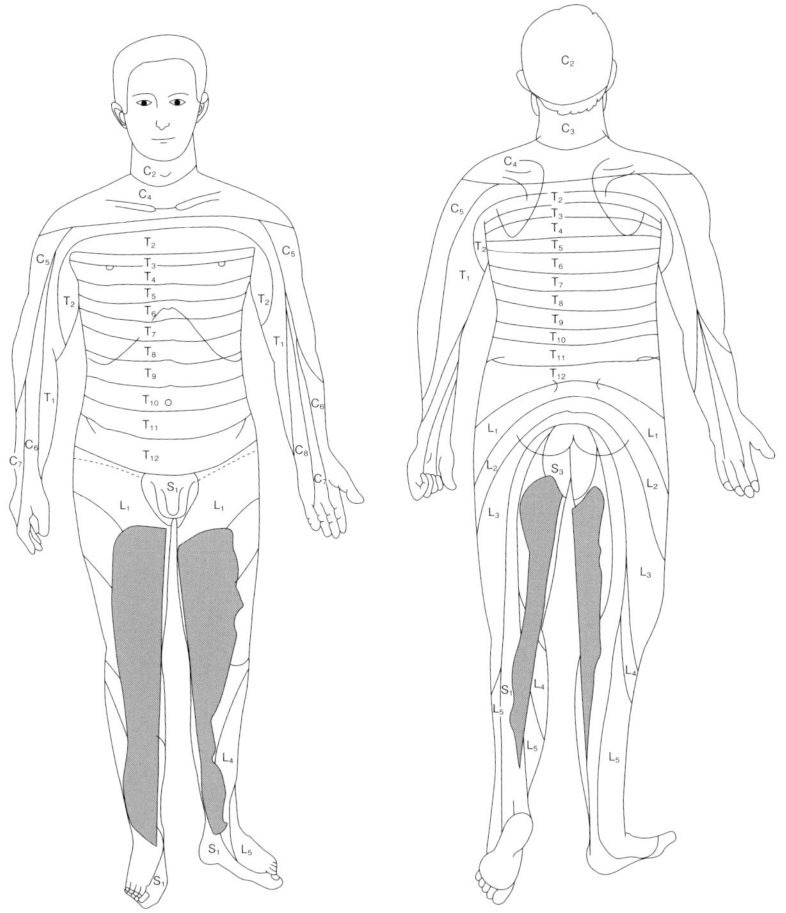

図2 症例1：外傷性の馬尾障害によるL4以下の運動感覚麻痺
■部位は刺激電極をT9椎体レベルに位置させた場合に刺激感覚の生ずる部位。L4以下の部位には刺激感覚が得られない。

2 症例2

　51歳の男性。足底を強打し右踵骨骨折後CRPSとなった。受傷早期より強い疼痛，浮腫，皮膚温低下，発汗過多などCRPSに特徴的な症状を示し，早期より硬膜外ブロックや腰部交感神経節ブロック，理学療法，薬物療法などを積極的に行ったにもかかわらず，痛みのために足を地面につけることが不可能であった。発症3カ月後にSCSを施行した。骨折による後脛骨神経損傷のため，足底部に知覚脱失部位が認められた。右足全体から下肢にかけての自発痛に加えて，アロディニアもみられた。L2・3より刺入し，電極先端をT9椎体中央に位置させた。体外式の刺激装置により80Hz, 2Vで刺激感を生じた。3Vの刺激を与え，患者が刺激感を得る部位を図示させた。電極を透視下に1/3椎体分引き抜いたのち同様に刺激し，また図示させた。このような操作を繰り返し，L1椎体下縁まで合計14か所で刺激し，図示させた。T11椎体上縁で刺激したときに得られた図を示す（図3）。この図に示すように，知覚脱失部位である足底には電極をどこにおいても刺激感覚を誘発することはできなかった。結局，T12椎体中央に電極先端を置き，ある程度の疼痛緩和を得て永久植え込みを行ったが，刺激により疼痛は緩

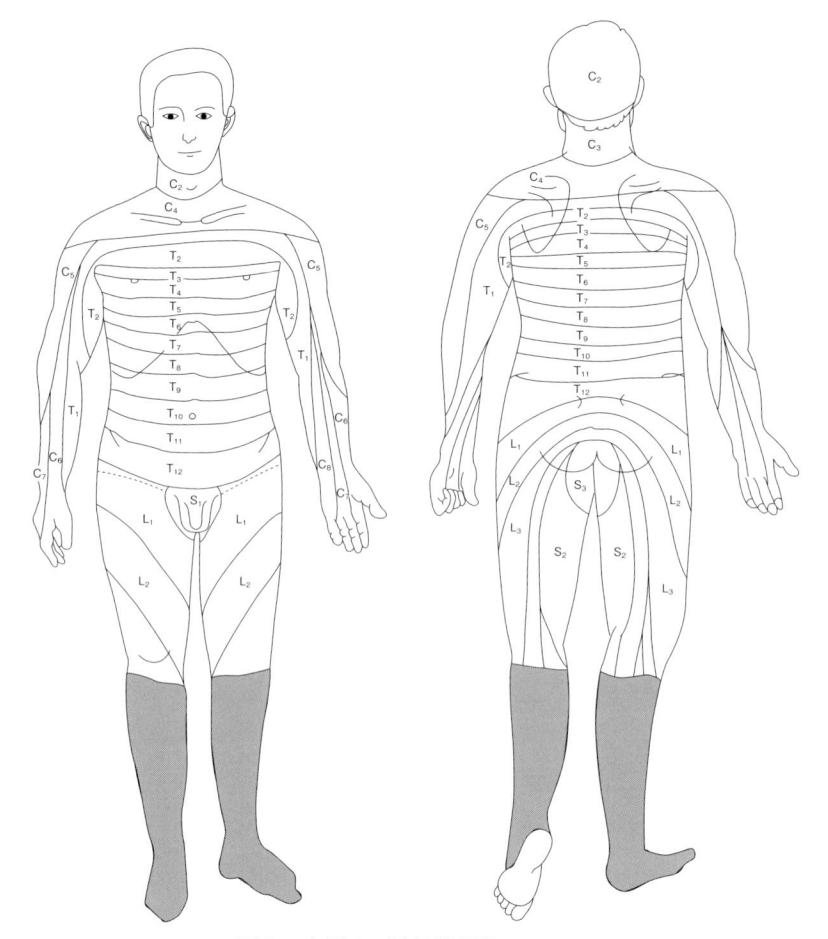

図3 症例2：踵骨骨折後のCRPS
▬は電極をT11に位置させたときに得られた刺激感覚の部位。感覚脱失のある足底部位には刺激感覚が得られない。

和されるものの患者は"本当に刺激がきてほしいところには刺激はこない"と述べた。

3 症例3

58歳の男性。1996年ごろより腰下肢痛が出現し，腰椎椎間板ヘルニアの診断のもとに椎弓切除術を受けた。3カ月ほどは痛みがない状態であったが，以後，再び腰痛出現，種々の神経ブロックに抵抗するためSCSを施行した。L2・3より刺入し，電極先端をT9椎体上縁まで上げた。体外式の刺激装置により80 Hz，2.2 Vで刺激感を生じた。3.3 Vの刺激を与え，患者が刺激感を得る部位を図示させた。電極を透視下に1/3椎体分引き抜き同様に刺激し，また図示させた。このような操作を繰り返し，L1椎体上縁まで合計13か所で刺激し，図示させた。T9椎体上縁で刺激したときに得られた図を示す（図4）。この図に示すように，患者はSCSによる刺激を疼痛部位を含めて広範囲に感じ，満足できる疼痛緩和を得た。結局，T11椎体中央に電極先端を置き，永久植え込みを行った。

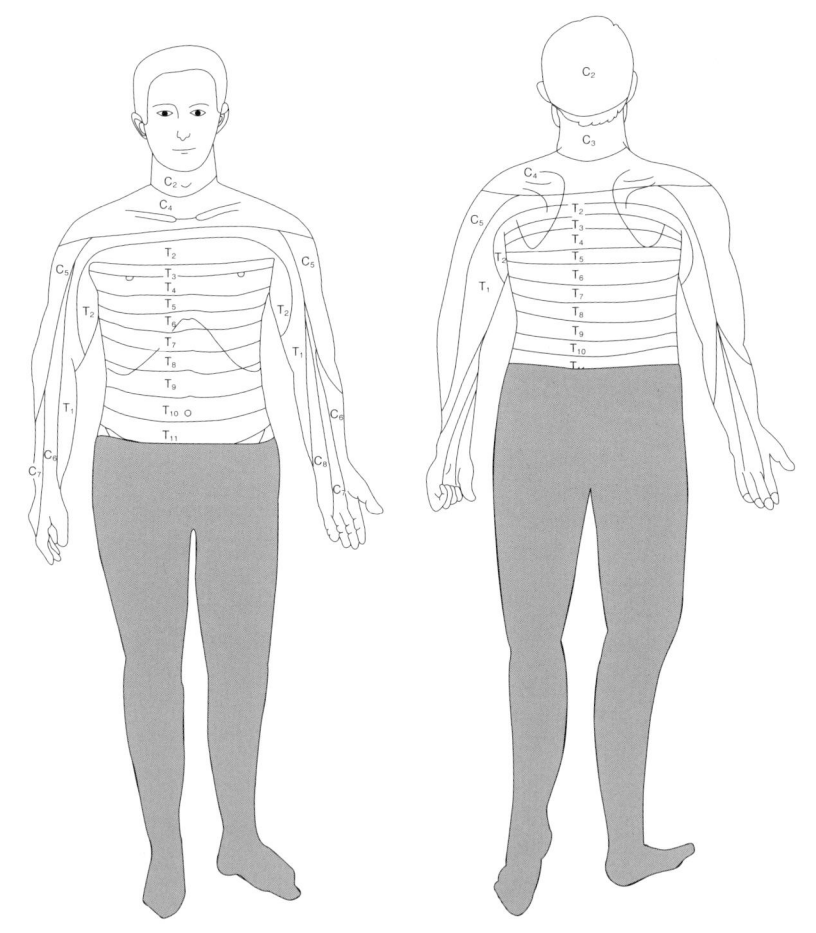

図 4 症例 3：椎弓切除後腰下肢痛
▨は T9 椎体レベルに刺激電極を置き刺激を行ったときに刺激感の得られた部位。刺激感の得られない場所はなく，刺激感覚は疼痛範囲をカバーしている。

III 考 察

　神経損傷が明らかで知覚脱失のある5症例でescape現象が見られた。逆に神経損傷が明らかでない症例，および神経損傷は明らかであっても損傷の程度が軽く知覚脱失領域のない3症例ではescape現象は見られなかった。よって，escape現象と知覚脱失領域の有無とは完全に一致していた。一方，神経損傷の場所とescape現象とは特に関連がないと思われた。馬尾障害など後根神経節より近位の神経損傷では，脊髄後索も障害されescape現象が起こると考えられるが，神経損傷の程度が軽度で知覚低下はあるが知覚脱失のない症例（症例5・7）ではescape現象は起こらなかった。脊髄損傷後の症例（症例2）や，末梢神経損傷でも馬尾神経損傷（症例1・8）では，一次ニューロンと二次ニューロンとの連絡が断たれ，一次ニューロンそのものが障害されることにより脊髄後索にも障害が及んでいると考えられるので，escape現象は当然の結果といえる。しかし，後根神経節よりも末梢側の神経損傷（症例3・6）では，一般に後根神経節は生き残り，後索も存続すると考えられているので，escape現象は説明できない。

IV　脊髄電気刺激療法における刺激感覚脱失現象（escape現象）

脳機能画像を用いた研究で，四肢切断後に大脳皮質感覚野において再構築（reorganization）が起こることが示されている[3]。神経損傷後の再構築は，大脳皮質のみならず，脊髄や視床など中枢神経系のさまざまな部位で起きていると考えられている[4,5]。知覚脱失領域ができる神経損傷では中枢神経に再構築が起こり，知覚脱失部位に相当する領域が大脳皮質感覚野になくなってしまうので，escape現象が起こるものと考えられる。

　SCSにおいては，痛みの部位と刺激の部位を一致させることが重要とされているが，知覚脱失を伴う症例では電極をどこに置いても満足な刺激が得られないことが多い。中枢神経系の再構築の大きな症例では，一般にSCSの効果が悪いのかもしれない。

　結論として，SCSの際に見られるescape現象は，神経損傷の部位ではなしに，知覚脱失の有無と関連していた。その機序として，末梢神経損傷後疼痛の場合には中枢神経系の再構築が関与しているのではないかと考えられる。

　SCSの適応を考える場合，あるいは適応と判断しその効果について患者に説明する場合，知覚脱失の範囲を考慮に入れることが重要であり，筆者らが行った臨床研究はその根拠となると考えられる。

【参考文献】

1) Linderoth B, Simpson BA, Meyerson BA. Spinal cord and brain stimulation. In : McMahon SB, Koltzenburg M, editors. Textbook of pain. 5th ed. Philadelphia : Elsevier ; 2006. p.563-82.
2) 柴田政彦，清水唯男，神保明依ほか．脊髄硬膜外通電法における刺激感覚脱失現象の検討．PAIN RESEARCH 2000 ; 15 : 107.
3) Flor H, Elbert T, Knecht S, et al. Phantom-limb pain as a perceptual correlate of cortical reorganization following arm amputation. Nature 1995 ; 375 : 482-4.
4) Devor M, Wall PD, Plasticity in the spinal cord sensory map following peripheral nerve injury in rats. J Neurosci 1981 ; 1 : 679-84.
5) Florence SL, Hackett TA, Strata F. Thalamic and cortical contributions to neural plasticity after limb amputation. J Neurophysiol 2000 ; 83 : 3154-9.
4) Meyerson BA, Linderoth B. Spinal cord stimulation. In : Loeser JD, editor. Bonica's management of pain. 3rd ed. Philadelphia ; Lippincott Williams & Wilkins ; 2001. p.1857-76.
5) Miki K, Iwata K, Tsuboi Y, et al. Dorsal column-thalamic pathway is involved in thalamic hyperexcitability following peripheral nerve injury : a lesion study in rats with experimental mononeuropathy. Pain 2000 ; 85 : 263-71.

柴田　政彦

V

永久植え込み後の合併症

V 永久植え込み後の合併症

― はじめに ―

　筆者らの施設では，慢性難治性疼痛に対する治療法のひとつとして脊髄電気刺激療法（spinal cord stimulation：SCS）を積極的に取り入れ，その有効性や問題点について検討してきた。その結果，ジェネレータの永久植え込み後に生じた合併症も数多く経験し，その問題についての検討を重ねてきた。ここでは，SCSの永久植え込みを行った症例での経験をもとに，永久植え込み後に起こりうる合併症につき詳述する。

I 筆者らの施設で経験した合併症

　慢性難治性疼痛を訴えた147症例に対して，SCSによる疼痛コントロールを試みた。その結果，111症例（75.5％）にジェネレータの永久植え込みを施行した。そのうち永久植え込み後に，なんらかの不具合やトラブルが生じたのは38症例（34.5％）であった。

　永久植え込み後に生じる問題は，電極やジェネレータの再度の入れ替えを余儀なくされるもの，植え込みの継続を断念せざるをえない不都合に大きく分けられる。入れ替えを行ったのは21症例，抜去を行ったのは17症例であった。症例別ではfailed back surgery syndromeが15症例と多く，そのうち10症例で再度の入れ替えを必要とし，5症例が抜去を余儀なくされた（図1）。

　その原因の内訳は，電極の断線や接続不良7症例，ジェネレータを留置した部位の感染6症例，皮下導線やジェネレータ留置部位の違和感や痛み6症例，ジェネレータのバッテリーの消耗5症例，永久植え込み後の効果は良好であったものの数カ月後に効果が減弱したり電極位置の変化で効果が不良となったもの8症例であった。そのほか，症状が改善し通電の必要のなくなった4症例，手術や検査などでやむなく抜去を行った2症例があった（図2）。

　これらのうちで，感染により抜去を行った1症例を紹介する。症例は81歳，女性。頸髄の不全

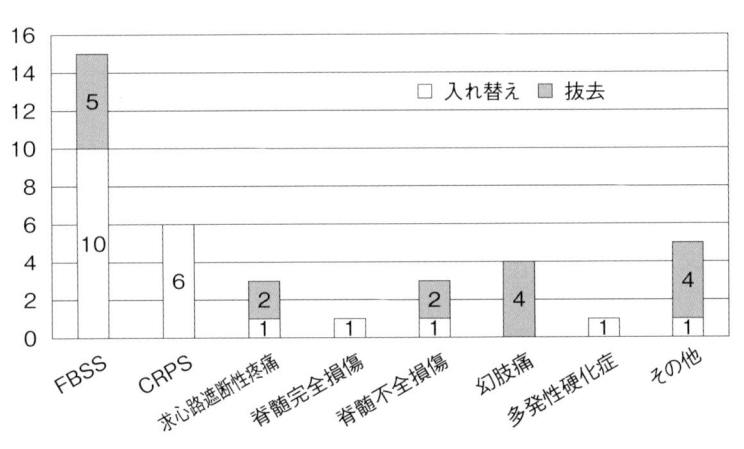

図1　永久植え込み後に処置を必要とした症例

図2 処置理由の内訳

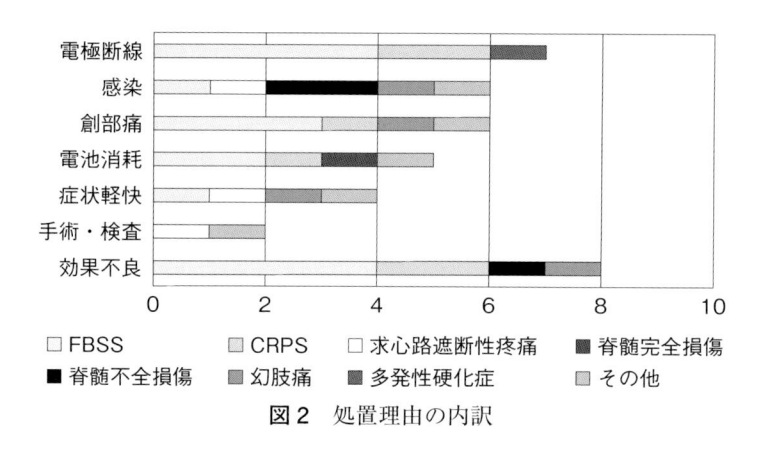

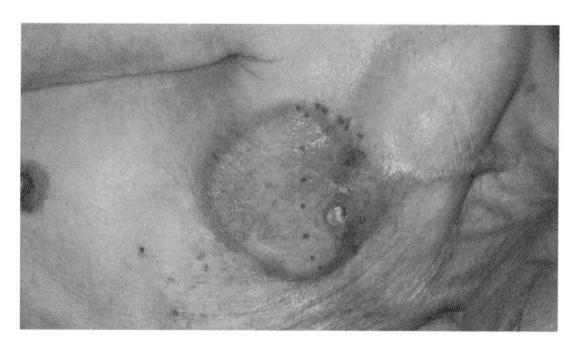

図3 ジェネレータの露出
皮下組織が薄いためにジェネレータが露出した。

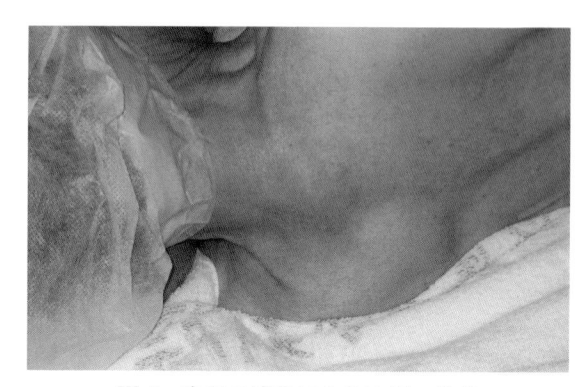

図4 皮下の感染による皮膚の発赤
ジェネレータ植え込み部からの感染の波及と考えられた。

損傷後に生じた両上肢の運動障害，しびれと電撃痛，腫脹に対してSCSの永久植え込みを行った。約6カ月後，皮下に植え込んだジェネレータが露出した（図3）。また，頸部には，電極固定部分の発赤，腫脹を認めた（図4）。両上肢の挙上が可能となり腫脹が軽減していたが，やむなく電極とジェネレータを抜去した。ジェネレータの抜去を行ったところ，皮下ポケット内に膿瘍が充満していた（図5）。頸部の皮下組織には，感染を生じてはいなかったが，今後の感染の波及を考慮し，すべてを取り除くこととした。

II 他施設での合併症

SCSの合併症ならびに問題点としては，筆者らが経験したものに加えて，以下に挙げるような

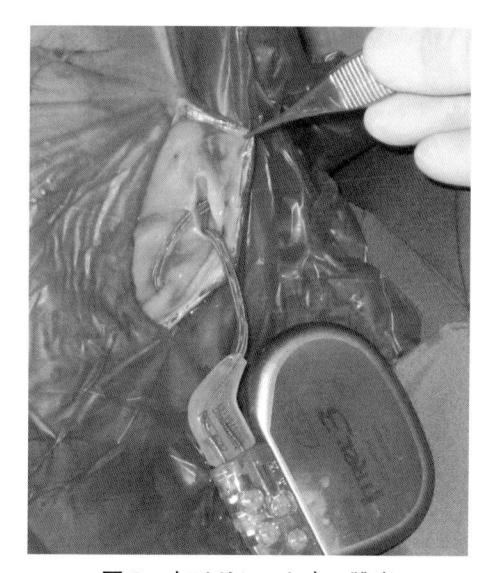

図5 皮下ポケット内の膿瘍
ジェネレータを取り出した様子である。皮下ポケットの中が膿瘍で満たされている。

ものが一般的に考えられている。

1 手術手技自体による合併症

創部の感染および痛み，髄液の漏出，対麻痺などについての報告がある[1,2]。頸部に電極を挿入した場合，皮下導線は鎖骨上を経由させることがほとんどであるが，その部位で痛みを生じることが多い。

2 長期使用による問題点

体動に伴う電極の位置変化[3]，効果の個体差，その効果の漸減現象[4,5]などが報告されている。特に漸減現象に関しては，初期に良好な効果が得られていても，3年以上の経過中に50～70％の症例で効果の減弱，疼痛の再燃がみられるとする報告[1]がある。この耐性の出現についての詳細は不明であるが，神経伝達物質の枯渇が関与すると推察される。しかし，その一方で，時間の経過とともに疼痛緩解に要する刺激時間，刺激強度を徐々に減少させうるとする意見[6〜9]もある。そのほか，頸部から電極を挿入した場合に，導線によると思われる強い後頸部痛を訴える場合がある。

さらには，ジェネレータや電極に対する金属アレルギーの報告[10]もあり，アレルギーの有無についての配慮も必要である。

III 対　処　法

創部の感染や痛みに対しては，植え込み時の清潔操作および留置場所や経路の決定を慎重に行う必要性がある。また，感染がジェネレータを植え込んだ周囲であっても皮下導線部への波及を疑うべきである。これらの場合には，ジェネレータを取り除くことはいうまでもないが，背部の刺激電極と導線の接続部を露出し肉眼的に確認したうえで，感染が波及していなければ接続部よりも遠位（ジェネレータ側）を切断し，感染がなくなった段階でジェネレータを再留置すれば，刺激電極を再挿入する手間が省ける。また，再び同じ椎間から電極を挿入することは，硬膜外腔の癒着による問題が予測されることからも避けるべきである。さらに若年女性で恒久的なジェネレータの植え込みを行う場合には，コスメティックな面も考慮しなければならない。

留置期間であるが，筆者らの経験では，ジェネレータの電池寿命は平均4～5年程度であり，最短で1年以内の場合もあった。通電時間や刺激強度に左右されると考えるが，より長期間留置するためには，適切な使用頻度や強度を指導する必要があると思われる。最近，従来からのジェネレータ（メドトロニック社製アイトレル3）よりも容量が大幅に増量されたジェネレータ（メドトロニック社製シナジー）が開発された[11]。本来，2本の電極を挿入して行うことを目的に開発されたものではあるが，この使用により電池の寿命は従来より延長できる。

電極の断線に関して，筆者らは短期間に断線を繰り返した症例を経験している[12]。断線部位はいずれの場合にも棘突起直上であり，金属疲労によるものと考えている。このことからも電極の挿入には正中法よりも傍正中法を用いるほうがよい。さらに，電極挿入に難渋した場合，挿入時に電極が屈折したり，骨棘などの骨格変形症例で電極や導線が屈曲する可能性もある。断線が疑われる場合では，まずX線撮影を行うが，完全な断線以外には確認は難しい。また，この断線に対する対策としては，1992年2月，電極の強度を増すために内部コイルを8本から4本とし，おのおののコイルを太くしたうえで，その被膜をシリコンからポリウレタン55Dに変更するとの工夫がなされているが，その後も断線は発生している。

― おわりに ―

　手術手技に起因する合併症，長期使用での問題点，金属アレルギーなどのトラブルに対して，今後もさらに検討を重ねていくことで，より長期間にかつ有効にSCSを使用するための配慮が必要である．

【参考文献】

1) Nashoid BS. Dorsal column stimulation for control of pain ; A three year follow-up. Surg Neuorl 1975 ; 4 : 146-8.

2) Shealy CN. Dorsal column stimulation ; Optimization of application. Surg Neurol 1975 ; 4 : 142-5.

3) 松本美智子．硬膜外通電による除痛法．医学のあゆみ 1975 ; 95 : 646-7.

4) Shealy CN, Mortimer JT, Hagfor NR. Dorsal column electroanalgesia. J Neurosurg 1970 ; 32 : 560-4.

5) Long DM, Erickson DE. Stimulation of the posterior column of the spinal cord for relief of intractable pain. Surg Neurol 1975 ; 4 : 134-42.

6) Sweet WH, Wepsic JG. Stimulation of the posterior column of the spinal cord for pain control ; Indications, technique and results. Clin Neurosurg 1974 ; 21 : 278-310.

7) Winkelmuller W, Dietz H, Stolke D. The clinical value of dorsal column stimulation（DCS）. Adv Neurosurg 1975 ; 3 : 225-8.

8) Burton CV. Dorsal column stimulation ; Optimization of application. Surg Neurol 1977 ; 4 : 171-9.

9) Sweet WH. Stimlation of the posterior column of the spinal cord for the suppheression of chronic pain. Adv Neurosurg 1979 ; 7 : 219-33.

10) 水野省司，山下智充，廣瀬宗孝ほか．硬膜外脊髄刺激電極による金属アレルギーに対して保存的治療を試みた症例．日臨麻会誌 2000 ; 20 : S316.

11) 森本昌宏．脊髄電気刺激器．麻酔 2006 ; 55 : 1087-93.

12) 原　直樹，森本昌宏，森本悦司ほか．ペインクリニック疾患とその治療 XI ―永久埋め込みを行った PISCES 電極が3回断線した症例―．東洋医学とペインクリニック 1993 ; 23 : 196-201.

前川　紀雅

VI

刺激効果の判定方法

VI 刺激効果の判定方法

― はじめに ―

　本稿では，慢性痛に対する脊髄電気刺激療法（spinal cord stimulation：SCS）の効果判定法について述べる。初めに各種効果判定法について，次いで実際の効果判定法について述べる。

I 各種効果判定法

1 痛みに関する効果判定法

1）スケールを用いた鎮痛効果判定法

a．視覚的評価尺度（visual analogue scale：VAS）

　VASは，長さ100 mmの直線を引き，左端を"痛みなし（no pain at all）"，右端を"想像できるもっとも強い痛み（the worst pain imaginable）"として，患者自身に痛みの強さ（pain score：PS）を線上で指し示してもらう方法である[1]（図1）。PSは0～10/10または0～100/100と表記する。著者らは次項に示すnumerical rating scaleの要素を取り入れて直線上を10等分にし，さらに"軽い""中等度""強い"と言葉を入れて，患者が理解しやすいように工夫して使用している[2]（図2）。VASは再現性があること，施行が簡便であることから，痛みの強さを測るのに広く用いられており，SCSの効果判定にも有用である。ただ，"想像できるもっとも強い痛み"の意味を十分理解させることが困難で，7～11％の患者には使用できないとの報告[1]もある。

b．numerical rating scale（NRS）

　痛みの程度を0から10までの11段階に分けて，患者に表現してもらう方法である[1]。VASと同様，0は"痛みなし（no pain at all）"を表し，10は"想像できるもっとも強い痛み（the worst pain imaginable）"と表現する。紙に書いた0から10までの数字の中から適当なもの選んでもらうか（図3），口頭で数字を答えてもらってもよい。

c．フェイススケール

　痛みの強さを顔の表情の違いで評価するもの

図1　視覚的評価尺度

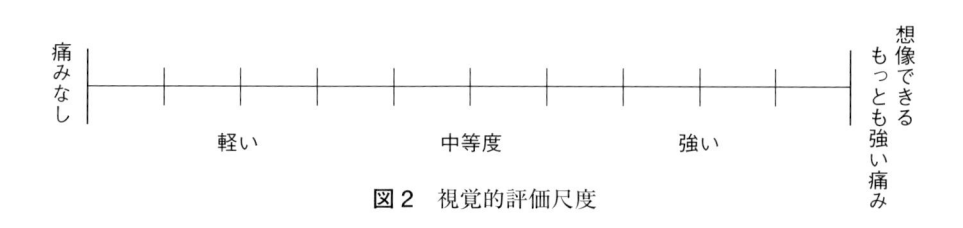

図2　視覚的評価尺度

痛みなし ＝ 0　1　2　3　4　5　6　7　8　9　10 ＝ 想像できるもっとも強い痛み

図3　numerical rating scale

0　　　　1　　　　2　　　　3　　　　4　　　　5

図4　フェイススケール

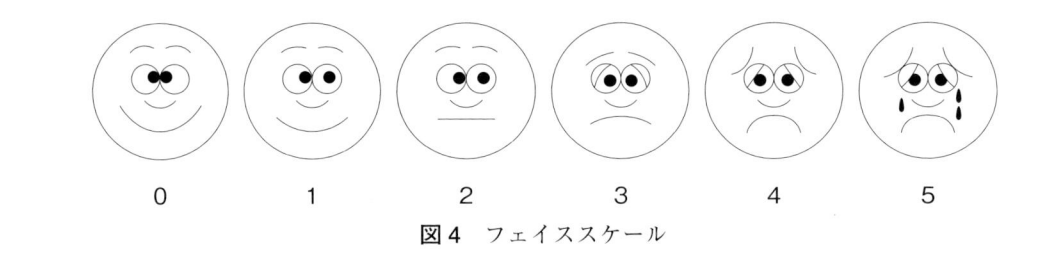

除痛なし　　　　　　　　　　　　　　　　　　　　　　　　完全に除痛された
0%　　　　　　　　　　　　　　　　　　　　　　　　　　　100%

図5　pain relief scale

で，0から5まで6段階の模式図で示し，患者に現在の状態を指し示してもらう[3]（図4）。本来，小児における痛みを評価する方法として考案されたもので，VASやNRSを理解できない患者にも，このスケールが有用である。

d．pain relief scale（PRS）

PRSは，VASと同様に100 mmの直線を用い，左端を"痛みの軽減なし（no relief）"，右端を"完全な除痛（complete relief）"とする。現在の痛みの強さが以前と比べて，どの程度軽減しているかを質問し，患者に指し示してもらう方法である[1]（図5）。PRSは患者の理解が得られやすく治療効果も判定しやすいが，VASと違って痛みの強さの絶対値が分からない。このため，ほかの患者との比較や群間での効果の比較は困難である。また，より痛みが増悪した場合は，このスケールで表現することができないなどの問題点がある。

e．口頭式評価スケール（verbal rating scale：VRS）

痛みの強さを言葉で表現する方法である。いくつかの方法が用いられている。例えば，軽い，中等度，強いの3段階に分ける方法や，Melzackらが示したように，軽い（mild），不快（discomforting），辛い（distressing），非常に強い（horri-ble），耐え難い（excruciating）の5段階に分ける方法がある[1]。

2）質問表を用いた鎮痛効果判定法

a．マクギル疼痛質問表（MacGill pain questionnaire：MPQ）

MPQは，痛みに関する言葉が20群に分類されており，患者自身が各群から適当な言葉を選ぶ[1,4]。各群には同じ性質の言葉が数個ずつ割り振られていて，それらは程度の軽いものから順に並べられている。1～10群は痛みの性質に関する言葉，11～15群は感情にかかわる言葉，16群は痛みの評価的表現を示す言葉がまとめられており，17～20群は1～16群には含まれないが痛みの表現によく用いられる言葉が記載されている。各群に含まれる言葉は程度の軽いものから順に通し番号が付けられていて，その合計で痛みをスコア化することが可能である[5]。MPQは，1975年にMelzackらマクギル大学のグループによって作成され，痛みの強さばかりでなく，その性質や感情面など多方面にわたる痛みの要素が評価できる利点がある。日本語訳[4]（表1）もあるが，痛みを言葉で表現する困難さが伴う。SCSでもMPQを用いて効果判定した報告[6,7]が散見される

表1 マクギル疼痛質問表

1群	2群	3群	4群
ちらちらする	びくっとする	ちくりとする	鋭い
ぶるぶる震えるような	ぴかっとする	千枚通しで押し込まれるような	切り裂かれるような
ずきずきする	ビーンと走るような	ドリルでもみ込まれるような	引き裂かれるような
ずきんずきんする		刃物で突き刺されるような	
どきんどきんする		槍で突きぬかれるような	
がんがんする			

5群	6群	7群	8群
つねられたような	ぐいっと引っ張られるような	暑い	ひりひりする
圧迫されるような	引っ張られるような	灼けるような	むずがゆい
かじり続けられるような	ねじ切れるような	やけどしたような	ずきっとする
ひきつるような		こげるような	蜂に刺されたような
押しつぶされるような			

9群	10群	11群	12群
じわっとした	さわられると痛い	うんざりした	吐き気のする
はれたような	つっぱった	げんなりした	息苦しい
傷ついたような	いらいらする		
うずくような	割れるような		
重苦しい			

13群	14群	15群	16群
こわいような	いためつけられるような	ひどく惨めな	いらいらする
すさまじい	苛酷な	わけのわからない	やっかいな
ぞっとするような	残酷な		情けない
	残忍な		激しい
	死ぬほどつらい		耐えられないような

17群	18群	19群	20群
ひろがっていく（幅）	きゅうくつな	ひんやりした	しつっこい
ひろがっていく（線）	しびれたような	冷たい	むかつくような
貫くような	引きよせられるような	凍るような	苦しみもだえるような
突き通すような	しぼられるような		ひどく恐ろしい
	引きちぎられるような		拷問にかけられているような

が，いずれもVASによるPSと合わせて評価している。

3）内服薬の量や種類の変化を指標とした判定法

内服薬の量や種類の変化を指標とする方法もある。とりわけ麻薬の増減によって効果判定を行っているものが多い[8]。しかし，本邦では良性疾患に対する麻薬の使用が一般的ではないので，この判定法を用いることは困難である。非ステロイド性抗炎症薬，抗うつ薬，抗痙攣薬の変化も参考になるが，この評価法は第一義的なものではなく，あくまでVASによる評価の補足的指標と考えるべきである。また著者らの経験では，内服薬をそれまでどおり継続しつつSCSを行っているケースがほとんどで，内服薬の変化は効果判定の指標となり難い。

2 痛みに関連した行動に基づく効果判定法

1）患者の訴えに基づく評価法

a．pain disability index（PDI）

PDIは，家庭での役割，趣味やレジャー，仕事など7つのカテゴリーそれぞれについて，痛みに

(1) 家族/家庭での責任
　このカテゴリーは，家族または家庭に関係した活動に関するものである。すなわち，日課や家回りの義務的作業（例えば，清掃など），家族のために行う行為（例えば，子供を学校に送るなど）を含む。

| 0 | 1 | 2 | 3 | 4 | 5 | 6 | 7 | 8 | 9 | 10 |

障害なし　　　　　　　　　　　　　　　　　　　　　　　　　　　完全に障害されている

(2) レクリエーション
　このカテゴリーは，趣味やスポーツ，その他余暇に行う活動を含む。

| 0 | 1 | 2 | 3 | 4 | 5 | 6 | 7 | 8 | 9 | 10 |

障害なし　　　　　　　　　　　　　　　　　　　　　　　　　　　完全に障害されている

(3) 社会的活動
　このカテゴリーは，家族よりもむしろ友人や顔なじみの者とともに参加する活動に関するものである。例えば，パーティーやコンサート，飲食会への参加，その他社会的活動への参加を含む。

| 0 | 1 | 2 | 3 | 4 | 5 | 6 | 7 | 8 | 9 | 10 |

障害なし　　　　　　　　　　　　　　　　　　　　　　　　　　　完全に障害されている

(4) 職業
　このカテゴリーは，仕事に関するものである。仕事には無給の仕事，例えば家事やボランティアの仕事も含む。

| 0 | 1 | 2 | 3 | 4 | 5 | 6 | 7 | 8 | 9 | 10 |

障害なし　　　　　　　　　　　　　　　　　　　　　　　　　　　完全に障害されている

(5) 性生活
　このカテゴリーは，性行為の頻度やクオリティに関するものである。

| 0 | 1 | 2 | 3 | 4 | 5 | 6 | 7 | 8 | 9 | 10 |

障害なし　　　　　　　　　　　　　　　　　　　　　　　　　　　完全に障害されている

(6) セルフケア
　このカテゴリーは，身の回りのことや日々の生活に関するものである。例えば，入浴や車の運転，着替えなど。

| 0 | 1 | 2 | 3 | 4 | 5 | 6 | 7 | 8 | 9 | 10 |

障害なし　　　　　　　　　　　　　　　　　　　　　　　　　　　完全に障害されている

(7) ライフサポート
　このカテゴリーは，食事，睡眠，呼吸状態等，基本的な生活状態に関するものである。

| 0 | 1 | 2 | 3 | 4 | 5 | 6 | 7 | 8 | 9 | 10 |

障害なし　　　　　　　　　　　　　　　　　　　　　　　　　　　完全に障害されている

図6　pain disability index

よりどの程度行動が制限されているのかを0から10の11段階で患者に表現してもらう方法である（図6）。それぞれの数値を合計してスコア化することができる[9]。施行が比較的簡便で，日常生活の質の変化を評価するには優れていると思われる。PDIを用いて効果判定を行った報告[10]もある。

b．sickness impact profile（SIP）
　SIPは，患者の健康状態全般（身体的，精神的）に関する指標である。睡眠，食事，仕事，入浴などの身体的ケアの必要性，感情的行動やコミュニケーションに至るまで12のカテゴリーについて136の質問があり，それらに患者自身が答えることでスコア化を行う方法である[11]。痛みの評価に特化したものではないが，腰下肢痛においては痛みの程度とよく相関することが示されている[12]。SCSの効果判定にSIPを用いた報告[6,13]もあるが，

日本語訳はない。

c. activity of daily living（ADL），quality of life（QOL）の変化を指標にした判定法

SCSは時間や場所を選ばず行えることが利点であり，在宅における疼痛の自己管理が可能となる。したがって，患者のADLやQOLが改善されることがもっとも重要であると考えられる。

ADLを評価するための指標としては，WHOが作成したperformance statusが広く用いられている（表2）[14]。この方法は簡便であり有用な方法であるが，5段階評価であり詳細なADLの評価ができない欠点がある。また，QOL測定において国際的に汎用されている尺度のひとつにSF-36がある。SF-36は，身体機能や精神状態，全体的健康感などについての36の質問項目からなり，患者のQOLを幅広く評価できる。しかし，これまでperformance statusやSF-36でSCSの効果を判定した報告はなく，今後研究が必要であろう。なお，SF-36は日本語版も作成されており，オンラインで入手可能だが，NPO健康医療評価研究機構が管理しており，使用許可またはコマーシャルライセンスの取得が必要である[15]。

d. 総括的な効果判定法

これらのほか，患者本人の満足度で効果を判定する方法がある。Ohnmeissら[16]は，"この治療法を同様の患者に勧めるか"という質問に答えてもらう方法で，患者の満足度の指標としている。また，痛みの軽減や生活制限の改善などを含めた患者自身の総括的な治療効果判定法として，Kemlerら[7]は表3に示した質問表を用いている。これらの方法は，おおよその効果を把握するのには優れた方法である。

2）運動機能の改善を指標とした判定法

特定の運動機能，つまり四肢の筋力や関節の可動域について評価する方法である。運動機能による評価は，特に腰下肢痛の患者に大切である。た

表2　WHOのperformance status

グレード0：制限なく日常すべての活動ができる。
グレード1：激しい身体的活動は制限されるが，歩行は可能で軽い仕事はできる。
グレード2：歩行が可能で身の回りのことはすべてできるが，仕事はできない；目覚めている時間の50％以上は起居している。
グレード3：身の回りのことはある程度できる；目覚めている時間の50％以上はベッド上または椅子に座って休んでいる。
グレード4：全く何もできない；どんな身の回りのこともできない；終日，ベッド上または椅子に座って過ごしている。

表3　Kemlerの総括的認識評価法

1：最悪になった（worst ever）
2：より悪くなった（much worse）
3：悪くなった（worse）
4：よくも悪くもなっていない（not improved not worse）
5：改善された（improved）
6：より改善された（much improved）
7：もっともよい状態になった（best ever）

以上の質問表のうち1つを患者に選択させる。

だ，SCSにより運動機能が改善したとする報告[13)10)]や改善はなかったとする報告[7]があり，評価は一定しない。著者らの経験では，痛みが軽減しても著明な運動機能の改善を認めないケースも多く，これのみでSCSの効果を評価するのは難しいと考える。

II　効果判定の実際

1　リードトライアル時の効果判定

SCSでは，1～2週間のリードトライアルでimplantable pulse generator（IPG）の植え込みを行うかどうかを決定する。このため，まずリードトライアルの期間に効果判定を行うことにな

る。このときの効果判定は，VASによるPSが適している。SCS開始前と施行後のPS変化で効果を判定する。1日のPSの平均値の変化，また刺激中，刺激休止中のPSを合わせて評価するとよい。刺激休止中に効果がどのくらい持続するかも重要な判断材料となる。

自発痛に対する効果を評価するばかりでなく，誘発される痛みに対する効果を評価することも重要である。より適切な効果判定を行うためには，その患者の行動をもっとも制限している姿勢や運動についての評価をすべきであろう。Ohmeissら[13]は，下肢痛の患者において立位，坐位，歩行時や前屈みになったときのPSが脊髄電気刺激でそれぞれどのように変化するかを示している。また，SCSは主として神経因性疼痛に対して行われるが，神経因性疼痛に特徴的な症状にアロディニアがある。したがって，アロディニアに対する効果判定も重要であると思われる。刺激中または刺激休止中に，その患者にアロディニアを誘発するための適刺激を加え，PSの変化を観察する。Harkeら[10]は，アロディニアに対しても著明な効果があったと報告しているが，Kimら[17]は自発痛に対する効果よりもアロディニアに対する鎮痛効果は低いとしている。

SCSでは，VASによるPSが50％以上軽減する症例を有効とする報告[8]が一般的である。しかし，SCSは他の治療で十分な効果が得られなかった患者に適応とされる場合が多い。そういった状況を考慮してIPG植え込みを行うかどうかの判断は最終的に患者自身が行うべきで，筆者らは痛みの軽減が少ない場合でも患者が希望すればIPG植え込みを行っている。また，痛みの軽減が得られても，びりびりしたparesthesiaを不快に感じればIPG植え込みに至らないケースもある。

なお，治療効果に及ぼす心因性要素を評価する目的で，多くの報告においてMinnesota multiphasic personality inventory（MMPI）を用いている。しかし，MMPIは質問項目が多く，日常臨床に使用するのは難しい。有効率などの報告を行う場合は必要と思われるが，実際はそれほど厳密に心因性要素の評価を行う必要はないと考える。

2 IPG植え込み後の効果判定

短期的に有効とされても，徐々に効果が減弱する場合や，痛みがしだいに軽快してくる場合もあり，最終的には長期的経過の中で効果を評価しなければならない。IPG植え込み後の痛みに対する長期的効果の判定は，VASによるPSの変化で行われるのが一般的である[6)7)10)13)17]。リードトライアル時，患者は入院中という特別な環境に置かれているため，日常生活での痛みに関連した行動を評価するPDIやSIP，SF-36で評価するのは難しい。しかし，長期間の経過観察には，これらが有効な指標になると思われる。

文献的には，電極植え込みから6カ月以上経過した時点での効果を長期的判定の基準としている[2]。長いものでは植え込みを行ってから5年後の効果を評価している報告もあるが，一般的には1年をめどにしている報告が多い。しかし，実際は痛みの改善によりSCSから離脱できる症例は少なく，より長期間にわたるフォローが必要である。

【参考文献】

1) Chapman CR, Syrjala KL. Measurement of pain. In : Bonica JJ, editor. The management of pain. 2nd ed. Philadelphia・London : LEA & FEBIGAR ; 1990. p.580-94.
2) 長櫓 巧．痛みの評価法．宮崎東洋編．ペインクリニック―痛みの理解と治療―．東京：克誠堂出版；1997. p.35-9.
3) Whaley L. Nursing care of infants and children. 3rd ed. St. Louis : Mosby ; 1987. p.1070.
4) 土井克史，齋藤洋司．症状の評価法．弓削孟文編．ニューロパシックペインの今．東京：文光堂；2002. p.17-21.

5) Melzack R, Katz J, Jeans ME. The role of compensation in chronic pain : Analysis using a new method of scoring the McGill pain questionnaire. Pain 1985 ; 23 : 101-12.

6) Burchiel KJ, Anderson VC, Shatin D, et al. Prognostic factors of spinal cord stimulation for chronic back and leg pain. Neurosurgery 1995 ; 36 : 1101-11.

7) Kemler MA, Henrica CW, Kleef MV, et al. The effect of spinal cord stimulation in patients with chronic reflex sympathetic dystrophy : Two years' follow-up of the randomized controlled trial. Ann Neurol 2004 ; 55 : 13-8.

8) Cameron T. Safety and efficacy of spinal cord stimulatiion for the treatment of chronic pain : a 20-year literature review. J Neurosurg 2004 ; 100 : 254-67.

9) Tait RC, Chibnall JT, Krause S. The pain disability index : psychometric properties. Pain 1990 ; 40 : 171-82.

10) Harke H, Gretenkort P, Rahman S, et al. Spinal cord stimulation in sympathetically maintained complex regional pain syndrome type 1 with severe disability. A prospective clinical study. Eur J Pain 2005 ; 9 : 363-73.

11) Bergner M, Bobbitt RA, Gilson BS. The sickness impact profile : Development and final revision of a health status measure. Medical Care 1981 ; XIX : 787-805.

12) Follick MJ, Smith TW, Ahern DK. The sickness impact profile : A global measure of disability in chronic low back pain. Pain 1985 ; 21 : 67-76.

13) Ohnmeiss DD, Rashbaum RF, Bogdanffy GM. Prospective outcome evaluation of spinal cord stimulation in patients with intractable leg pain. Supine 1996 ; 21 : 1344-51.

14) World Health Organization (WHO). WHO handbook for reporting results of cancer treatment. No.48. Geneva : Offset Publ ; 1979. p.7.

15) http://www.sf-36.jp/use.htm

16) Ohnmeiss DD, Rashbaum RF. Patient satisfaction with spinal cord stimulation for predominant complaints of chronic, intractable low back pain. The Spine Journal 2001 ; 1 : 358-63.

17) Kim SH, Tasker RR, Oh MY. Spinal cord stimulation for nonspecific limb pain versus neuropathic pain and spontaneous versus evoked pain. Neurosurgery 2001 ; 48 : 10.

安部　俊吾，長櫓　巧

VII

脊髄電気刺激装置の操作方法 (シナジー EZ 患者用プログラマと エヌビジョン 8840)

VII 脊髄電気刺激装置の操作方法（シナジーEZ患者用プログラマとエヌビジョン8840）

― はじめに ―

　脊髄電気刺激療法（spinal cord stimulation：SCS）は，種々の慢性疼痛に対して広く用いられており，この刺激装置にはアイトレル3（7425），2本の電極を植え込むことで dual-lead stimulation が可能となるシナジーニューロスティミュレータ（7427）などがある（ともにメドトロニック社製，第Ⅱ章参照）。本稿では，これら刺激装置を体外からプログラムするシナジーEZ患者用プログラマ（7435）と医師用エヌビジョン（8840）について述べる。

I　シナジー EZ 患者用プログラマ

　本装置を用いて，患者自らが電気刺激の条件を調整することができる。体外から刺激装置の植え込み部分に当てて使用する。以下に本装置の機能と操作法について述べる。

1　プログラマの機能

　患者用プログラマから体内の刺激装置に信号が送信され，刺激装置からはプログラマに信号を返信する。

1）操作ボタン（図1）

❶　電源オンボタン/電源オフボタン
　刺激装置の電源を入切する。
❷　プログラム1ボタン/プログラム2ボタン
　刺激装置は，2か所の疼痛領域にそれぞれ異なった設定の電気刺激を行うことが可能である。プログラム1ボタン，プログラム2ボタンそれぞれに上ボタン，下ボタンがあり，刺激条件（出力，周波数，パルス幅）を調節する。

2）電池カバー内の設定スイッチ（図2）

　電池カバーを取り外すと，電池，設定スイッチと操作音スイッチがある。電池は9Vアルカリ電

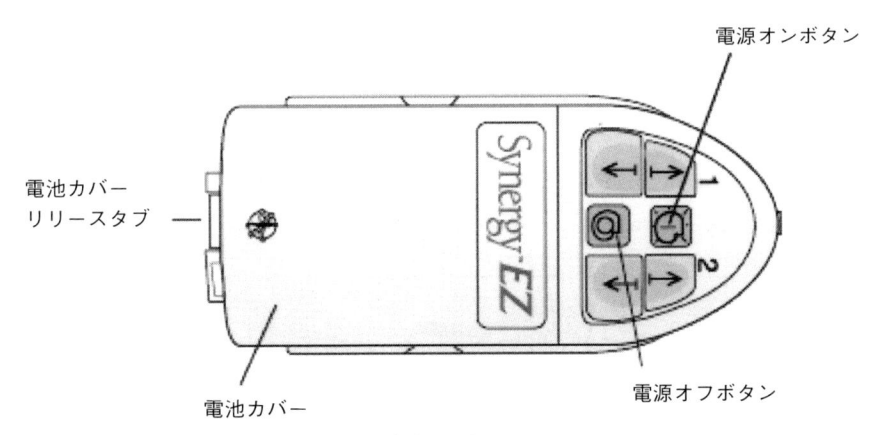

図1　患者用プログラマ

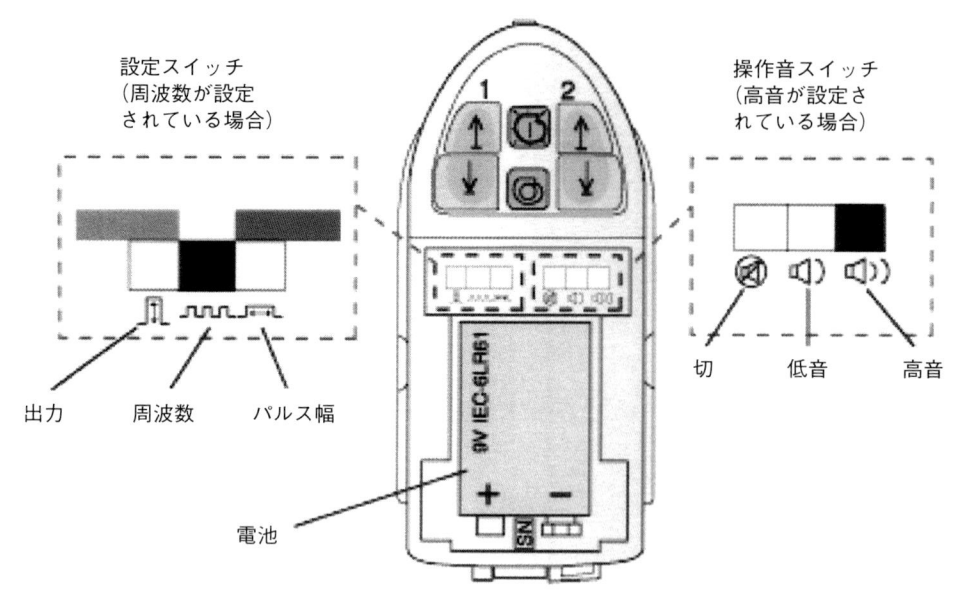

図2　電池カバー内の設定スイッチ

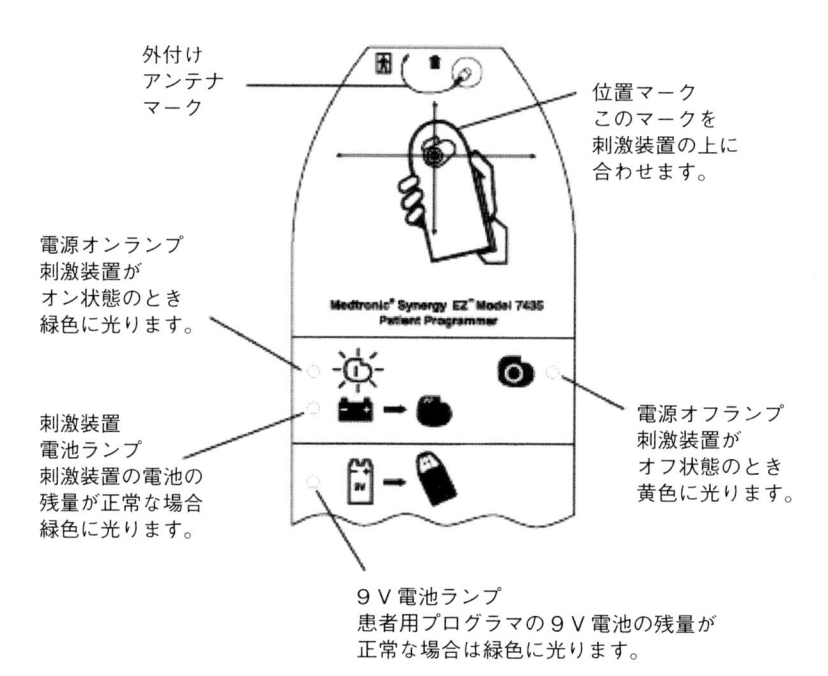

図3　裏面のマークおよびステータスランプ

池を1つ使用する。使用頻度により異なるが，電池寿命は約3カ月である。

　設定スイッチにより出力（アンプリチュード），周波数（レート），パルス幅の調節が可能となる。出力は刺激強度，周波数は刺激頻度，パルス幅は刺激の長さを意味する。

　操作音スイッチは操作音の音量調節に使用する。

3）位置マークとステータスランプ（図3）

　プログラマの裏面にある位置マークを刺激装置の上に合せて使用する。ステータスランプによっ

表　9V電池ランプ

状況	意味
いずれかのボタンを押したあと，9V電池ランプ(緑)が8秒間光る。	プログラマの電池状態は正常です。
いずれかのボタンを押したあと，9V電池ランプ（緑）が点滅する。	プログラマの9V電池残量はわずかです。プログラマの9V電池を新しい9V電池と交換してください。
いずれかのボタンを押したあと，9V電池ランプ（緑）が全く光らない。	プログラマの9V電池は消耗しました。プログラマの電池を新しい9V電池と交換してください。

て，刺激装置の電源のオン/オフの状態，刺激装置の電池状態，プログラマの電池状態が分かる。

2　プログラマの操作方法

1）患者用プログラマの電池残量の確認

操作ボタンのいずれかを押すと，9V電池ランプが緑色に点灯する。点灯状態により電池の残量が分かる（**表**）。

2）電池交換時のオートセルフテスト

新しい9V電池を電池ケースに挿入すると，プログラマはオートセルフテストを開始する。オートセルフテストはステータスランプが1回点滅したのち，ピッという音が1回鳴れば完了したことになる。電池の交換後にプログラマが機能しない場合，電池を取り外し，少なくとも3秒間待ってから再度挿入する。

3）患者用プログラマの位置合わせ

プログラマを刺激装置の植え込み部分の上に当てる。このときプログラマ裏面の位置マークを使用すれば位置決定が容易となる。

4）刺激装置の電源の入切の方法

❶　刺激装置が植え込まれた位置の上にプログラマを当てる。
❷　電源を入れるときは，プログラマを当てたまま1秒間電源オンボタンを押す。ピッという音が鳴ってから，プログラマ裏面の刺激装置の電源オンランプが緑色に点灯していることを確認する。
❸　電源を切るときは，プログラマを当てたまま1秒間電源オフボタンを押す。ピッという音が鳴ってから，プログラマ裏面の刺激装置の電源オフランプが黄色に点灯していることを確認する。

5）刺激装置の電源入切のポイント

設定の調節をしたい場合には，刺激装置の電源を入れる。また，以下のような場合には電源を切っておく。刺激が必要ないとき，刺激装置の動作に影響を及ぼすおそれがある医療行為を行うとき，盗難防止装置またはセキュリティ装置を通過するときなどである。

6）設定の変更方法

❶　電池カバー内の設定スイッチで，出力，周波数，パルス幅を選ぶ。
❷　刺激装置の植え込み部分の上にプログラマを当てる。
❸　電源オンボタンを押す。
❹　上ボタンまたは下ボタンで設定を変更する。

7）出力，周波数，パルス幅の調節

❶　出力の調節
　●周波数またはパルス幅を調節する前には出力を下げておく。
　●刺激装置の電源を切ったあとには出力を下げる。

- ●刺激感が強すぎるときは出力を下げる。
- ●刺激感を十分に感じないときは出力を上げる。
❷ 周波数の調節
- ●周期的な刺激が不快である場合，周波数を調節する。
❸ パルス幅の調節
- ●刺激感が疼痛領域全体で感じられない場合，パルス幅を上げる。
- ●刺激感が疼痛領域より広い範囲で感じる場合，パルス幅を下げる。

8）設定調節のポイント

❶ 刺激装置の電池寿命を延ばすためには，疼痛が緩和できる範囲内で刺激装置の設定をなるべく低く設定する。

❷ 設定スイッチで出力，周波数，パルス幅を選択し，上ボタンと下ボタンで刺激の設定を調節する。

❸ プログラム1とプログラム2の周波数は常に同じで，どちらのプログラムボタンでも周波数の調整は可能である。

❹ 出力とパルス幅はプログラム1とプログラム2で違った調整が可能である。

❺ 出力，周波数，パルス幅を大きくする場合には，プログラマの電源が入っていなければ不可能だが，小さくする場合には電源が入っていなくても可能となる。

❻ 設定変更時には毎回プログラマがピッと鳴る。

❼ 突発的な刺激を避けるために，パルス幅および周波数を調節する前と刺激装置の電源を切ったあとには必ず出力を最小に設定しておく。

II　エヌビジョン（8840）（図4）

エヌビジョン（8840）は刺激装置のプログラムを行う際に使用する携帯型の医師用プログラマである。このプログラマで無線通信を行い，刺激装置のパラメータの表示や設定を行う。以下に本機器の特徴，各種機能および操作方法について述べ

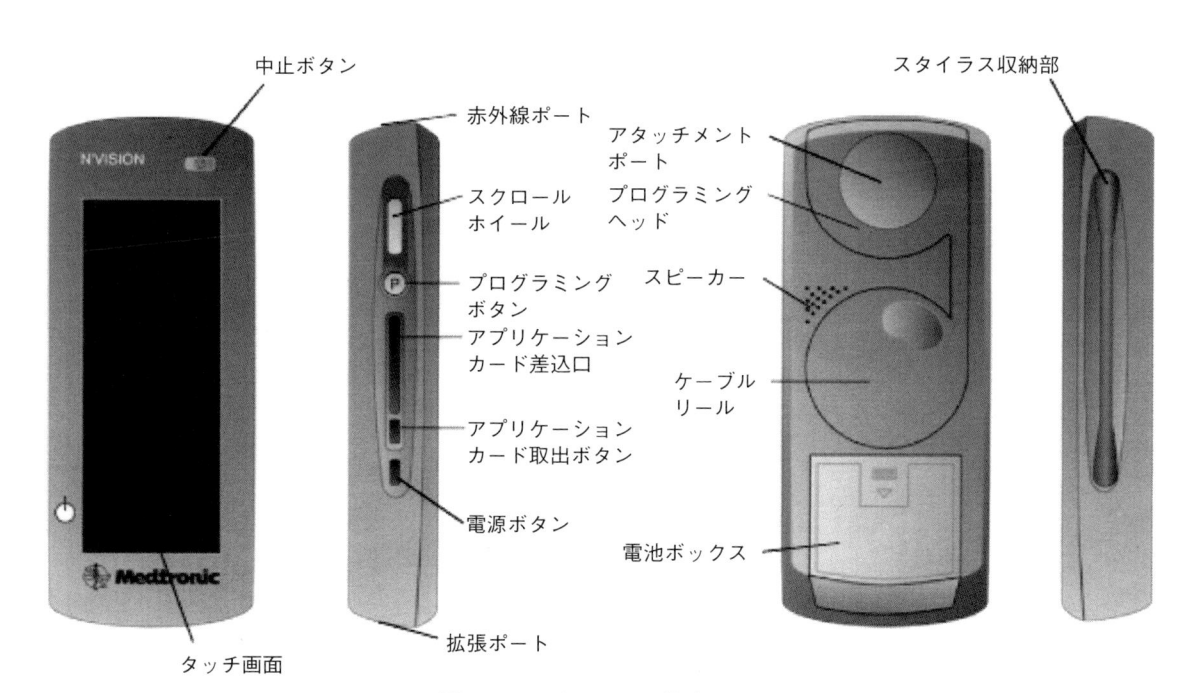

図4　エヌビジョンの構成部品

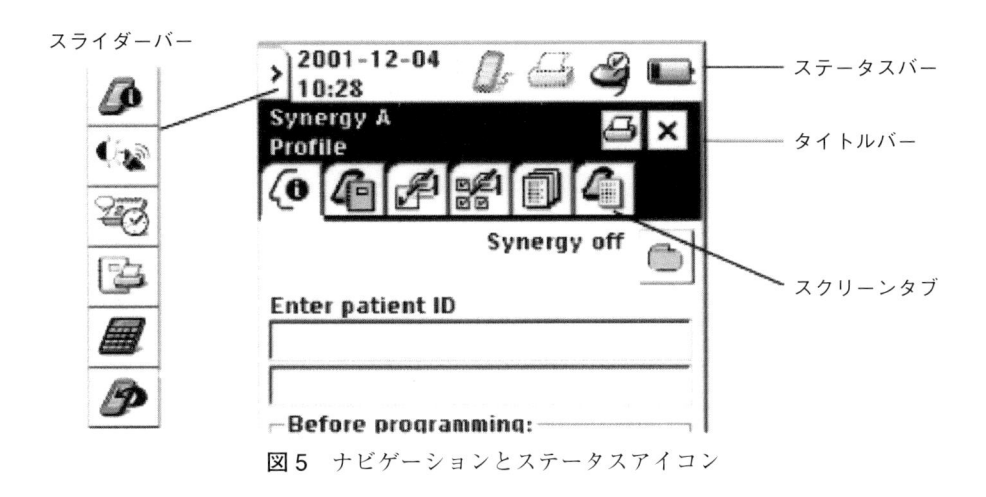

図5　ナビゲーションとステータスアイコン

1 画面構成

　タッチ画面でアプリケーションの操作，ステータスの読み取り，データの入力ができる．操作や入力を行う場合，スタイラスペンを用いる．次のようなアイコンで構成される（図5）．

1）ステータスバー

　周辺機器，プログラミングヘッド，デモモード，プログラマ電池残量のアイコンからなる．

2）スライダーバー

　プログラマ情報，オペレーティングシステム，タッチ画面設定，プリンター，計算機のアイコンからなる．

3）タイトルバー

　アプリケーション名とアクティブなプログラマ画面名が表示される．

4）スクリーンタブ

　刺激装置のプログラミング機能にアクセスすることができる．

2 プログラミングヘッド

　プログラマと刺激装置との通信を可能にする．プログラミングヘッドには延長ケーブル（長さ1m）がついており，プログラマに取り付けたままでも取り出しても使用することができる．

　刺激装置またはその他の起動状態の植え込み型医療機器（ペースメーカ，除細動器など）を使用している患者に近づく場合，エヌビジョン（8840）から Intrathecal Baclofen（ITB）用のマグネット（別売）を取り外す（図6）．

3 デモモード

　刺激装置のテレメトリーをしなくても，すべてのプログラム機能を確認することができる．デモモードを使用して，プログラミングセッション前にプログラマインターフェースの使い方を学習する．

《デモモードアクセス方法》（図7）
① プログラマの電源を入れる．
② トップ画面で刺激装置のアイコンをクリックすると，Neurostimulation 画面が表示される．
③ デモモードボタン To work in demo mode をクリックする．

④ Select a Therapy で Pain を選ぶ。
⑤ Select an INS のボックスの中から刺激装置のモデル名を選択する。
⑥ チェックマークをクリックする。

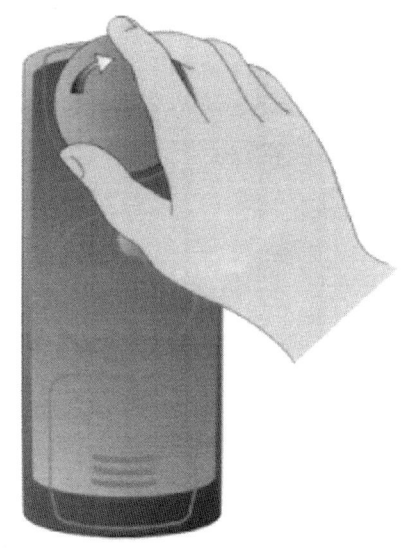

図6 プログラミングヘッドからマグネットを取り外す

4 刺激装置のプログラミング

　植え込み刺激装置でプログラミングされる情報，設定，モードを確認し，変更する。プログラミングセッション中，テレメトリーによって設定とモードが刺激装置に送信され，刺激装置はこれを読み取る。送信や読み取りが行われるデータには，以下のものが含まれる。

1）パラメータ

❶ 電極極性は陽極（＋），陰極（－），オフに設定する。
❷ PW（μs）：パルス幅はパルスの時間（μs）で，患者は刺激の幅や範囲としてパルス幅を感じる。
❸ Rate（Hz）：パルスの周波数（Hz）で，患者は刺激の滑らかさとして周波数を感じる。
❹ Amp（V）：出力（アンプリチュード）はパ

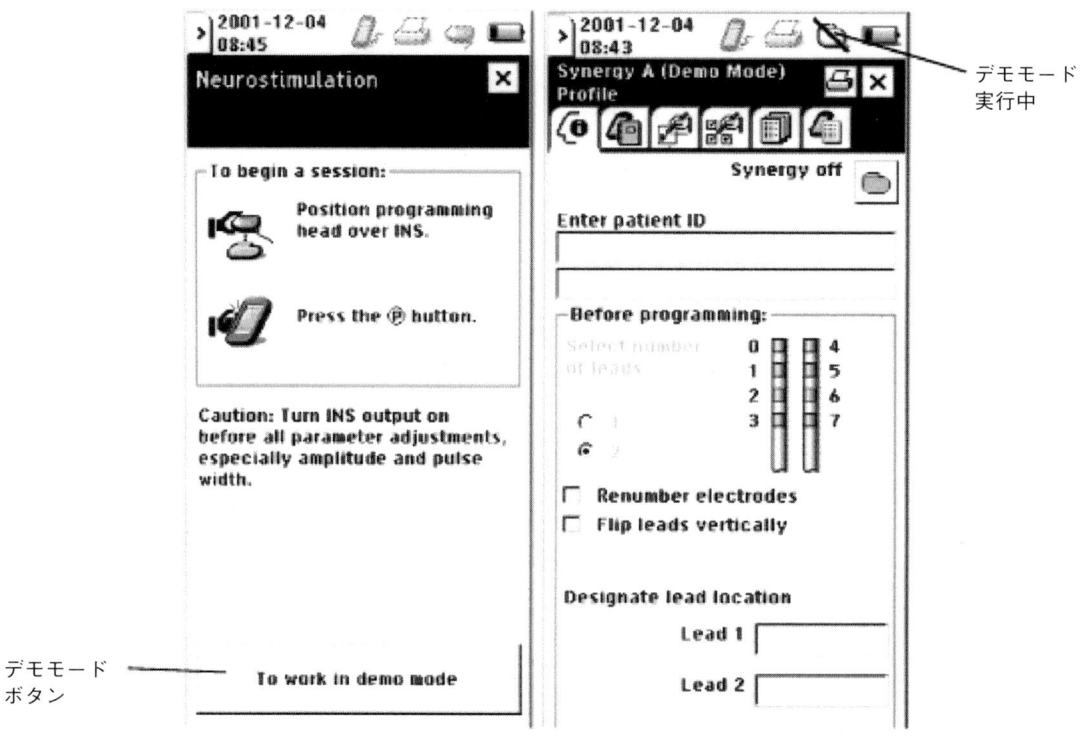

図7 Neurostimulation 画面と Profile 画面

ルスの強度（V）で，患者は刺激の強さとして出力を感じる。

2）モードとオプション機能

❶ Continuous：連続モードでは刺激装置がオンになっている間に中断することなくプログラムが実行される。連続モードが初期設定である。

❷ Cycling：サイクリングモードでは刺激装置が設定した間隔でオンとオフが交互に切り替わる。

❸ Soft Start/Stop：ソフトスタート/ストップは刺激装置をオンにしたとき，出力が徐々に上がり，刺激装置をオフにしたとき，出力が徐々に下がるようにする機能である。

❹ Day Cycling：デイサイクルは24時間で設定した時間に刺激装置をオン・オフにすることができる機能である（シナジーニューロスティミュレータのみ）。

5 プログラミングプロセス

1）プログラミングセッションの準備

アプリケーションを開始する前に，用途に応じたアプリケーションカードを挿入する。プログラマの電源を入れるとトップ画面が表示される（図8）。一番上のアイコンを選択し，Neurostimulation 画面（図8）を表示する。刺激装置のテレメ

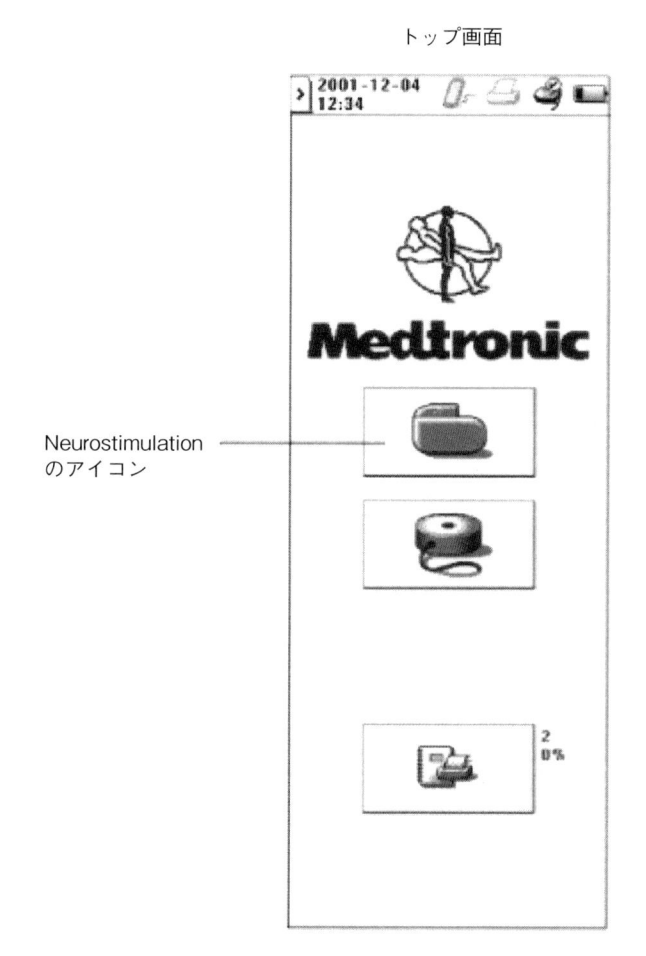

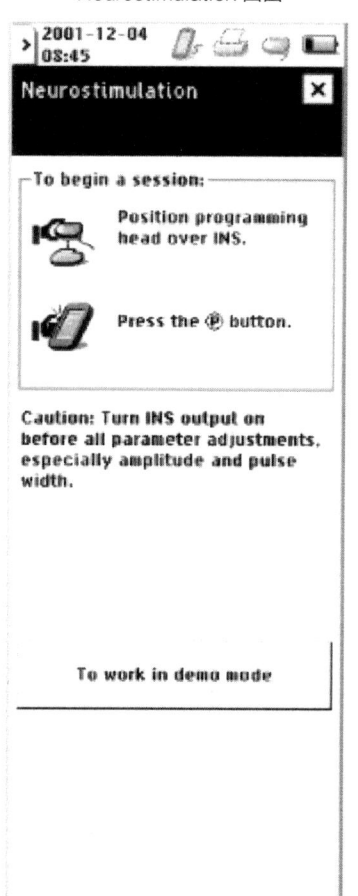

図8　トップ画面および Neurostimulation 画面

トリーを行うと，プログラマは刺激装置のモデルを特定し，現在の刺激装置パラメータを読み取る。

2) テレメトリー

プログラマは刺激装置のモデルを特定し，現在の刺激装置パラメータを読み取る。

《刺激装置のテレメトリー方法》

① Neurostimulation画面(図8)にアクセスする。
② プログラミングヘッドを刺激装置の上に置き，プログラミングアイコンを押すか，本体左側面のプログラミングボタンを押す。
③ プログラミングヘッド裏側のステータスランプが緑色に点滅すればテレメトリー成功，黄色に点滅すれば失敗を意味する。

3) 患者情報の入力

スクリーンタブ左端のアイコンを選択し，プロファイル画面（図9）にアクセスすると，患者情報入力ボックスが2つ表示されるので，情報を入力する。

患者情報は，刺激装置ではなくアプリケーションカードに保存される。患者情報を表示するには，患者情報が入力されたアプリケーションカードをプログラマに挿入する。

4) リード情報の入力

リードは，刺激装置から疼痛領域に電気刺激を送る。

《リード情報の入力方法》

① プロファイル画面（図9）にアクセスする。

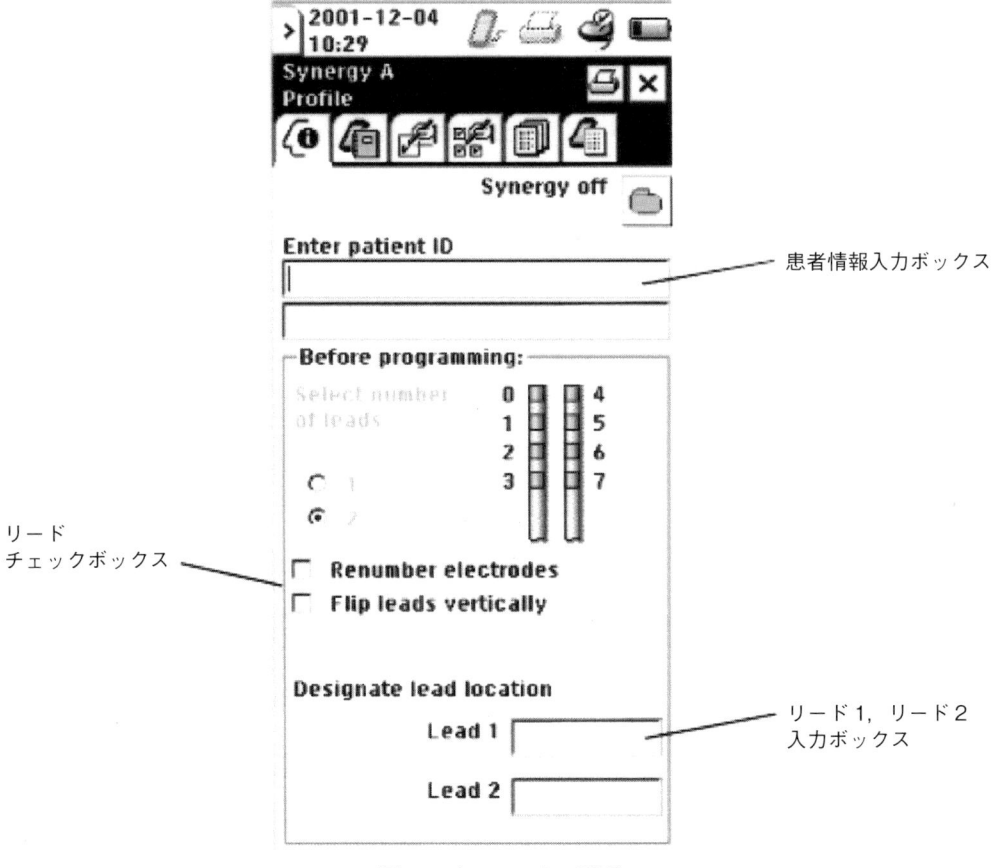

図9　プロファイル画面

② Select number of leads で1か2のリードを選択する。

③ 刺激装置へのリード接続が図に示すものと異なる場合は，必要に応じて電極番号を振り直すために，Renumber electrodes にチェックを入れる。

④ リードの向きが図に示すものと異なる場合は，必要に応じて Flip leads vertically にチェックを入れる。

⑤ 使用しているリード位置が画面に表示されていない場合は，使用するすべての電極を表示させる。

5）刺激装置の入切

刺激装置ボタンが表示されるいずれかの画面で右上の刺激装置ボタンを選択し，オンまたはオフにする。刺激装置の電源を入れると，刺激装置から患者に刺激が送り出される。刺激装置の電源を入れる前に，出力を低下させて 0.0 V にする。出力を低下させることにより，刺激が急激に変化することを防ぐ。

6）設定値の表示と変更

設定値の表示と変更はプログラミング画面（スクリーンタブの左から3番目のアイコンをクリックする）で行う。各刺激プログラムの電極極性，パルス幅，周波数，出力単位，出力のプログラムを行う。

《電極極性の表示と変更》

電極極性は，陰極（−）と陽極（＋）で構成される。

双極では極性の組み合せとして，少なくともプラス電極が1つ，マイナス電極が1つ必要であり，単極では刺激装置のケースを唯一のプラス電極とし，リードの電極はマイナスと OFF の組み合せとする。

① Programming プログラミング画面にアクセスする。

② 刺激の設定数に応じて，設定1や設定2を選択する（図10）。

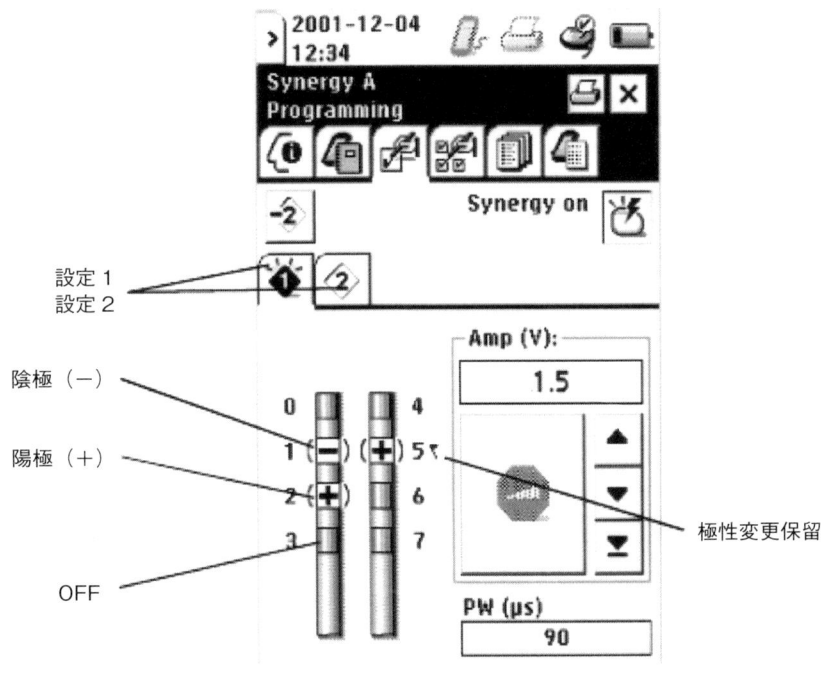

図10 プログラミング画面

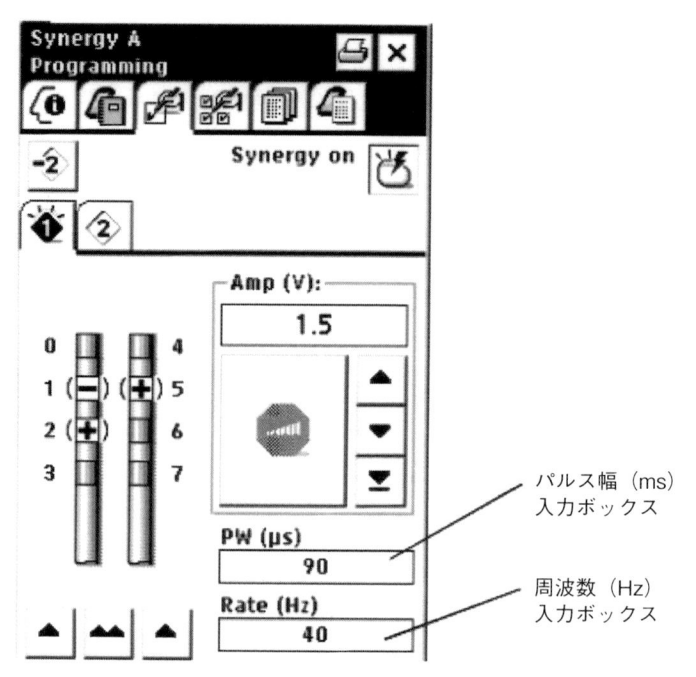

図11 パルス幅・周波数のプログラミング

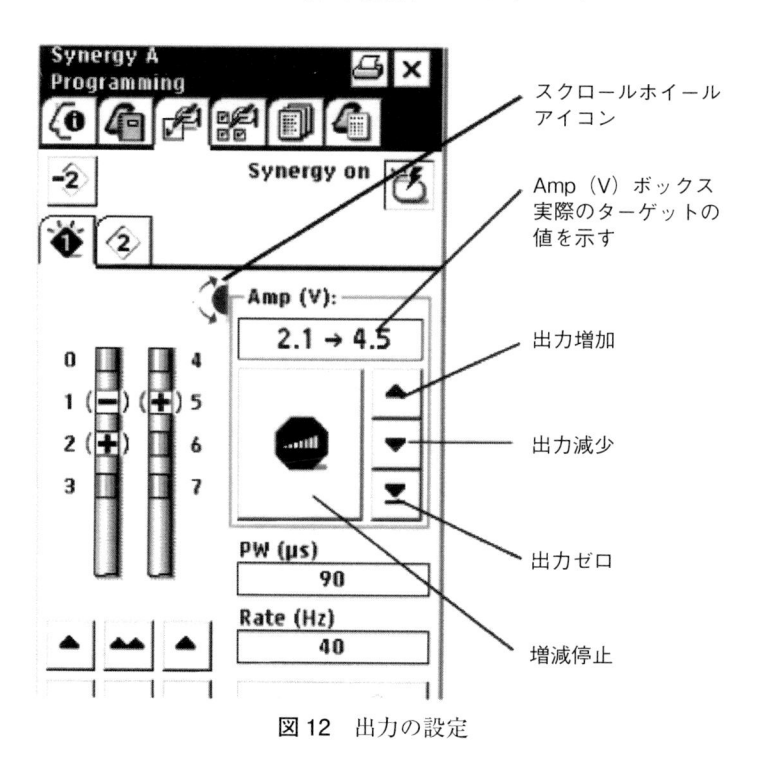

図12 出力の設定

③ プログラムするリードの電極で−，＋または OFF を選択する。
④ プログラミングヘッドを刺激装置の上に置き，プログラミングボタンを押すか，Program ⓟをクリックする。

《パルス幅と周波数の表示と変更》

PW（μs）はパルスの持続時間のことで，刺激の幅や範囲として感じる。Rate（Hz）はパルス

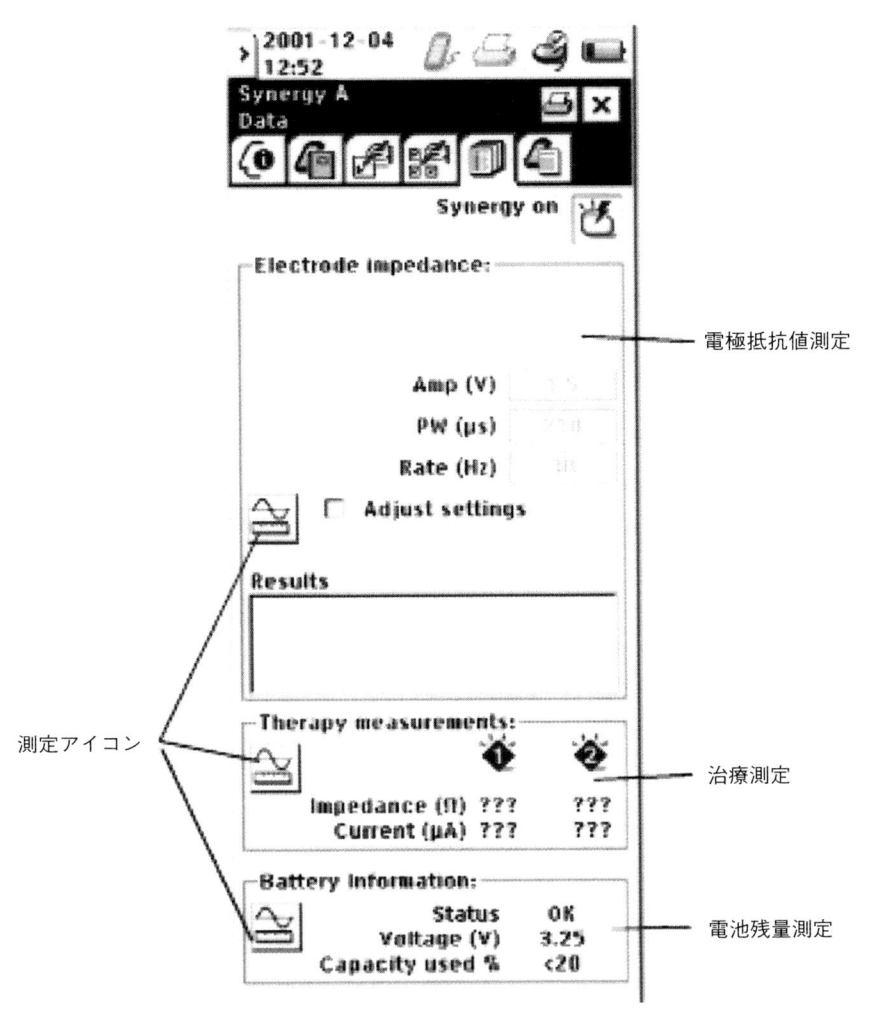

図13 データ画面

の周波数のことで,刺激の滑らかさとして感じる。
① Programming プログラミング画面にアクセスする。
② PW（μs）かRate（Hz）を選択する（図11）。
③ 値のリストからターゲット値を選択する。入力ボックスに実際の設定→ターゲット設定というように表示される。
④ プログラミングヘッドを刺激装置の上に置き,プログラミングボタンを押すか,Program ⓟをクリックする。

《出力の表示と変更》（図12）
出力（アンプリチュード）とは,パルス（V）の強度のことで,刺激の強度として感じる。

① Programming プログラミング画面にアクセスする。
② プログラムヘッドを刺激装置の植え込み部に置き,以下に示す3つの方法で出力設定を行う。
●増加ステップ
　出力増加▲か出力減少▼を押す。
●Amp（V）ボックス
　Amp（V）ボックスをクリックし,ターゲット値を選択する。
●スクロールホイール
　Amp（V）ボックスの左側にあるスクロールホイールを回して,調節する。

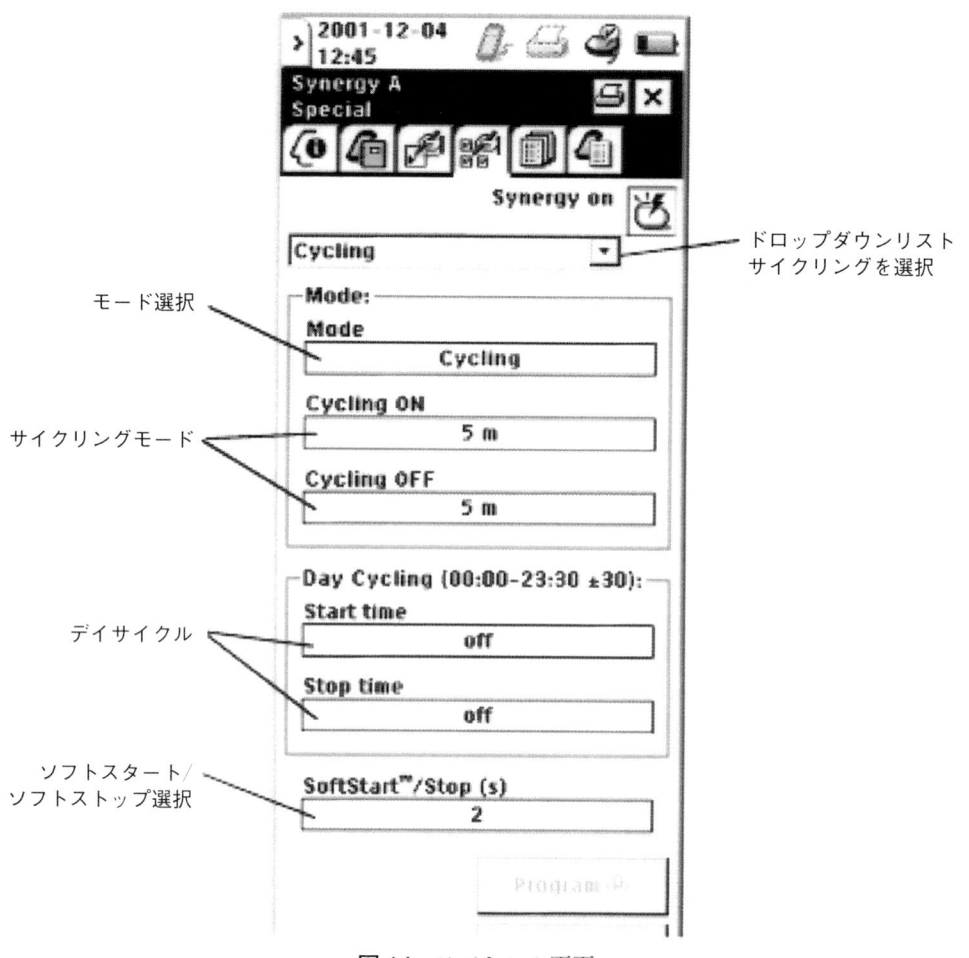

図14 スペシャル画面

7) システムパフォーマンスの表示（図13）

測定機能は，植え込まれた刺激装置の問題を調べるのに役立つ．

医師用プログラマで得られる測定値と診断データは，臨床観察を行う際の指標となる．なお内外の要因により，刺激装置の測定値が影響を受ける可能性がある．また，リードの位置を変更すると，刺激電流や負荷抵抗値の測定に影響を及ぼすことがある．

治療測定では，現行のプログラム設定における抵抗値と刺激電流が示される．これにより植え込んだ刺激装置の状況に関する情報（リード破損，短絡，開回路など）を得ることができる．

8) 設定の最適化（図14）

装置を使いやすく，患者の生活を快適にし，刺激装置の電池寿命を延長する機能である．

❶ Continuous：連続モードでは，刺激装置の電源が入っているかぎり設定された刺激が実行される．初期設定は連続モードになっている．

❷ Cycling：サイクリングモードでは，設定した時間（0.1秒〜24時間）ごとに刺激装置のオンとオフが交互に繰り返される．

❸ Soft Start／Stop：ソフトスタート／ストップ機能は刺激装置のオン，オフ時の出力の上昇，低下を徐々に行う機能である．

❹ Day Cycling：デイサイクル機能は24時間

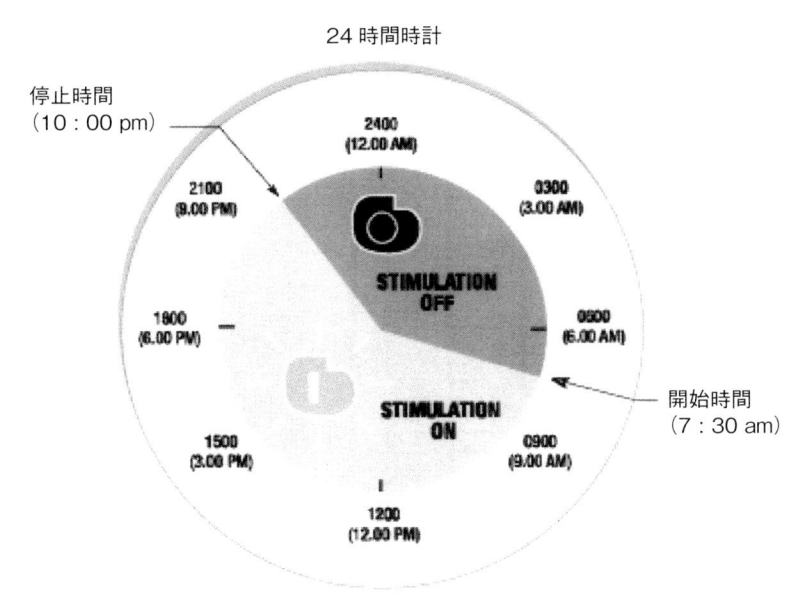

図15 デイサイクル

ベースで刺激装置を自動的にオン・オフにする（例えば，午後10時00分にオフにして，午前7時30分にオンにする）機能である（図15）。このデイサイクルの使用により，刺激装置の電池寿命を延長することができる。

9）患者制限

各刺激設定の出力，パルス幅，周波数の上限と下限をプログラムすることができる。患者は患者用プログラマを使用して，この範囲内で刺激を調節することが可能となる。これには2種類の制限方法がある。

❶ カスタム制限

設定値の変更にかかわらず患者使用範囲の上限と下限を指定する方法である。

❷ トラッキング制限

設定値の変更に応じて患者使用範囲の上限も変更される制限方法であり，設定値の変更があれば自動的に下限は変更される。

― おわりに ―

時間経過とともに，電気刺激の感じ方や疼痛の緩和具合に変化が生じることがあるが，刺激装置の設定を調整することで改善することが多い。医師，患者ともに本プログラマの性能を十分理解し，活用することで，優れた疼痛管理が可能となる。

※本稿で使用した図表のcopyrightはMedtronic, Inc.が所有する。

白井　達

VIII

脊髄電気刺激療法施行中の注意点

VIII 脊髄電気刺激療法施行中の注意点

― はじめに ―

脊髄電気刺激療法（spinal cord stimulation：SCS）施行にあたっては、注意すべき点がいくつかある。患者への生活指導により防ぐことができるものや、他の治療や検査などを受ける際に留意すべき点、さらに遅発性に起こってくる不具合などさまざまである[1]。これらのなかには、SCSのシステム構成品や植え込み型パルス発生器（ジェネレータ）の予期できない故障、例えば断線やショート、絶縁被覆の破損などもあることを常に念頭に置くべきである[2]。

したがって、SCS植え込み後の患者に対しては、長期間にわたっての定期的なフォローアップを行う必要がある。本稿では、SCS施行中の患者への指導、他の治療や検査を受ける際の留意点、遅発性に見られる異常などにつき詳述する。

I 日常生活での患者指導

SCSの通電を施行中の患者に対しては、日常生活において以下のような点に注意するように指導を行う。

1 通電中の他の機器などの操作

通電中には電動工具の使用や自動車の運転など、通電条件に影響を与えると思われる機器の操作を差し控えることを説明しておく。

2 姿勢の変化

通電中の姿勢の変化または急激な動作は、刺激による知覚レベルを増減させることがある。特に高レベルでの刺激時には、"ショックを受けるような"または"ぎょっとするような"不快感を受けることがあることを説明し、これらを避けるように指導する。

II 他の治療および検査を受ける際に留意すべき点

1 電気メス

電気メスの使用により、ジェネレータの再設定が起こったり、出力を一時的に抑制することがある[3]。また、電気メスからの電流がジェネレータを損傷することもあり注意を要する。

2 ジアテルミー

SCSの植え込み後の患者に対して、短波ジアテルミー、マイクロ波ジアテルミーあるいは超音波ジアテルミー（これらすべてをジアテルミーと称する）は用いない。ジアテルミーからのエネルギーが植え込まれたSCSシステムを通じて伝わり、電極植え込み部位の組織を損傷したり、装置を破損する危険性がある。筆者も、SCS植え込み後、他院でマイクロ波ジアテルミーを受けた際

に激しい電撃痛を生じ，その後も痛みが残存したとする患者の治療に難渋した経験がある。

3 高出力超音波

結石破砕装置のような高出力超音波の使用は勧められない。患者への危険はないが，SCSの構成装置に損傷を与える可能性がある。

4 心臓ペースメーカ

心臓ペースメーカとの併用においては，SCSによる電気的パルスがペースメーカの自発心収縮の感知（センシング）機能に影響を与えることが問題となる。通常，センシング機能を備えたデマンド型心臓ペースメーカは，常に自発心拍を感知しており，一定時間以上自発心拍がない場合にパルス信号が心臓へと送られるシステムとなっている。したがって，SCSによる電気的パルスが自発心拍と誤認されたり，心拍のマスクによってペーシング回路が作動しないおそれがある。

SCSによるペースメーカの誤動作の報告は，現在のところはないが，ペースメーカとの併用は原則禁忌となっている。その併用にあたっては利点とリスクを検討し，十分なインフォームドコンセントを行うことが必要である[4]。

そのほか，電磁波がペースメーカに誤作動を生じる可能性が報告されているものに，前述の電気メスに加えて，携帯電話[5]，後述する盗難防止装置[6]などがある。

5 除細動器

ジェネレータまたはリード付近で除細動器を放電させると，ジェネレータに致命的な損傷を与えたり，条件を再設定してしまうことがあるので注意を要する。

6 磁気共鳴画像（MRI）

MRI施行時には，ジェネレータおよびリードの移動，発熱を起こすことがある。これによりリードやジェネレータを通じて，患者に苦痛を伴う刺激を引き起こすことがあるので注意を払うべきである。

7 走査型超音波診断装置

走査型超音波診断装置を使用すると，ジェネレータに機械的損傷を与えることがあるので注意を要する。

8 複数の他社の装置との併用

他社の装置との併用により，互いに損傷を与えたり，十分な刺激が得られないとの不都合を生じることがある。

9 盗難防止装置および検査装置

公共図書館，デパートなどにある盗難防止装置および空港にある手荷物検査装置が，SCSのスイッチをonまたはoffに切り替えてしまうことがある[6]。

III 遅発性に発生する異常

植え込み後しばらくの間は正常作動するものの，以下のような場合には遅発性の異常を生じることがある。

筆者らの施設では，111名の患者に対してSCSの永久植え込みを実施してきたが，そのうち38名（34.5％）で不具合が発生した。詳細は他項に

譲るが，その対応としてジェネレータの入れ替えを実施した患者は 17 名，抜去を余儀なくされた患者が 11 名いた[7]。

1 刺激の変化

電極周辺の細胞の変化，ジェネレータや電極位置の移動[8]，接続部分の緩み，腐蝕，リード・エクステンションの断裂などに起因する好ましくない刺激の変化が起こる場合がある[9,10]。

2 ジェネレータ植え込み後の疼痛

ジェネレータを植え込んだ部位の持続痛，または漿液貯留が起こることがある。筆者らも，頸部にリードを挿入した患者では，皮下導線が通過する鎖骨上部に痛みを訴えることを経験している。

3 アレルギー反応や免疫性反応

インプラントの材質に対するアレルギー反応や免疫性反応が起こることがあるので，事前にアレルギー歴の確認を行っておくべきである[11]。

4 感　染

遅発性に感染が起こり，ジェネレータの抜去を余儀なくされることがある。筆者らも数名経験しているが，そのうち 1 名は SCS の永久植え込み後 6 カ月後にジェネレータ植え込み部に膿瘍を確認し，感染の波及を防ぐためにリードを含めすべてを取り除いた。

― おわりに ―

以上，SCS 施行におけるさまざまな注意点を述べたが，やはり基本的かつ重要なことは，体内に異物（インプラント）を植え込んで行う治療との認識をもつことである。このことを常に念頭に置き，速やかな対応と，長期にわたるアフターケアが不可欠であると考える。

【参考文献】

1) Kumar K, Wilson JR, Taylar RS, et al. Complications of spinal cord stimulation, suggestions to improve outcome, and financial impact. J Neurosurg Spine 2006 ; 5 : 191-203.
2) 原　直樹，森本昌宏，森本悦司ほか．永久埋め込みを行った PISCES 電極が 3 回断線した症例．東洋医学とペインクリニック 1993 ; 23 : 196-201.
3) Fetter J, Bobeldyk GL, Engman FJ. The clinical incidence and significance of myopotential sensing with unipolar pacemakers. Pacing Clin Electrophysiol 1984 ; 7 : 871-81.
4) 角光一郎，片山容一．心臓ペースメーカーと神経電気刺激療法の併用．ペインクリニック 2005 ; 26 : 483-90.
5) Hayes DL, Wang PJ, Reynold DW, et al. Interference with cardiac pacemakers by cellular telephones. N Engl J Med 1997 ; 336 : 1473-9.
6) Harthorne JW. Pacemakers and store security devices. Cardiol Rev 2001 ; 9 : 10-7.
7) 森本昌宏．脊髄電気刺激機器．麻酔 2006 ; 55 : 1087-93.
8) 松本美智子．硬膜外通電による除痛法．医学のあゆみ 1975 ; 95 : 646-7.
9) Shealy CN, Mortimer JT, Hagfor NR. Dorsal column electroanalgesia. J Neurosurg 1970 ; 32 : 560-4.
10) Long DM, Erickson DE. Stimulation of the posterior column of the spinal cord for relief of intractable pain. Surg Neurol 1975 ; 4 : 134-42.
11) 水野省司，山下智充，廣瀬宗孝ほか．硬膜外脊髄刺激電極による金属アレルギーに対して保存的治療を試みた症例．日臨麻会誌 2000 ; 20 : S316.

森本　充男

IX

疼痛疾患に対する
脊髄電気刺激療法

IX-1 奏効機序

― はじめに ―

　脊髄を電気的に刺激することによる鎮痛法は，1965年にMelzakとWall[1]が発表したゲートコントロール理論を契機として，さらには1967年にShealy[2]が脊髄後索刺激による痛みの軽減に関する臨床報告を行ったことにより発展した。

　その後，種々の難治性疼痛疾患に対する脊髄電気刺激療法（spinal cord stimulation : SCS）の有効性や効果についての報告がなされて半世紀近くとなるが，その臨床的な特徴として，①神経因性疼痛や交感神経依存性疼痛には有効性が高いものの侵害受容性疼痛には無効である，②刺激による感覚で疼痛部位を覆う必要がある，③持続性の灼熱痛やアロディニアには効果が高く，誘発痛には効果が少ない，④鎮痛作用を発揮するには数分間を必要とし，刺激終了後も鎮痛作用が持続する（後効果），などが判明してきた。

　現在，このSCSは難治性の慢性疼痛に対するinterventionalな治療の一つとして確立され，全世界で年間約15,000症例が施行されるまでに至っているが，前述のような臨床的特徴をひとつの理論で説明することは困難である。

　その奏効機序に関しては，ゲートコントロール説の発表以降にも数多くの基礎研がなされ，Aβ求心線維の逆行性刺激，脊髄視床路の伝達調節，脊髄上位での抑制，抑制性神経調節因子の活性化，中枢性抑制機構や交感神経系への作用などが唱えられてきたが，いまだに不明な点も多い。

　本稿では，SCSによる効果に影響を与える事項について述べ，いままでに考えられている奏効機序に関する諸説につき整理して紹介する。

I SCSの脊髄への影響

1 電極位置と脊椎内構造物の伝導率

　SCSリードによる電気刺激の効果は，脊椎内構造物の伝導率とリードの位置によって決まる。脳脊髄液はもっとも伝導性が高く，脊椎骨や硬膜外脂肪にはほとんど伝導性はない。硬膜の伝導性は低いものの，ほとんど問題にならないくらいに薄く，通常の電気刺激はもっとも近い構造物である脊髄へと届く（図1）。また，中位胸椎のように硬膜外腔が広いところでは強い刺激が必要となり，下位頸椎のように硬膜外腔が狭いところでは弱い刺激でも鎮痛を得やすい。

　さらには，有効な鎮痛を得るためには電気刺激によって得られる感覚が刺激疼痛部位を覆っている必要がある[3]。図2-Aに脊髄分節，脊髄根および脊椎骨との位置関係を，図2-Bに脊髄横断面における区分の一例を示す。後索には仙髄からの線維が内側に位置し，頸髄からの線維が外側に位置する層板構造がある[4]。これらの解剖学的位置関係を考慮のうえに報告されている至適電極先端位置を表1に示す[5,6]。

2 痛覚伝導路とSCSの効果

　SCSの奏効機序について述べる前に，正常な痛覚伝導路，脊髄後角における解剖を簡単に図3-

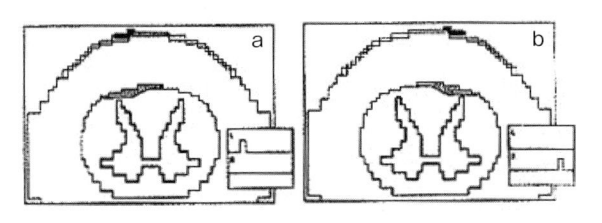

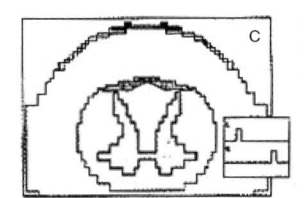

a：左側傍正中シングルリード留置
b：右側傍正中シングルリード留置
c：デュアルリード留置（a+b）

図1 SCSによって生じる脊髄内の通電領域
（Oakley JC, Prager JP. Spinal cord stimulation : mechanisms of action. Supine 2002 ; 27 : 2574-83 より引用）

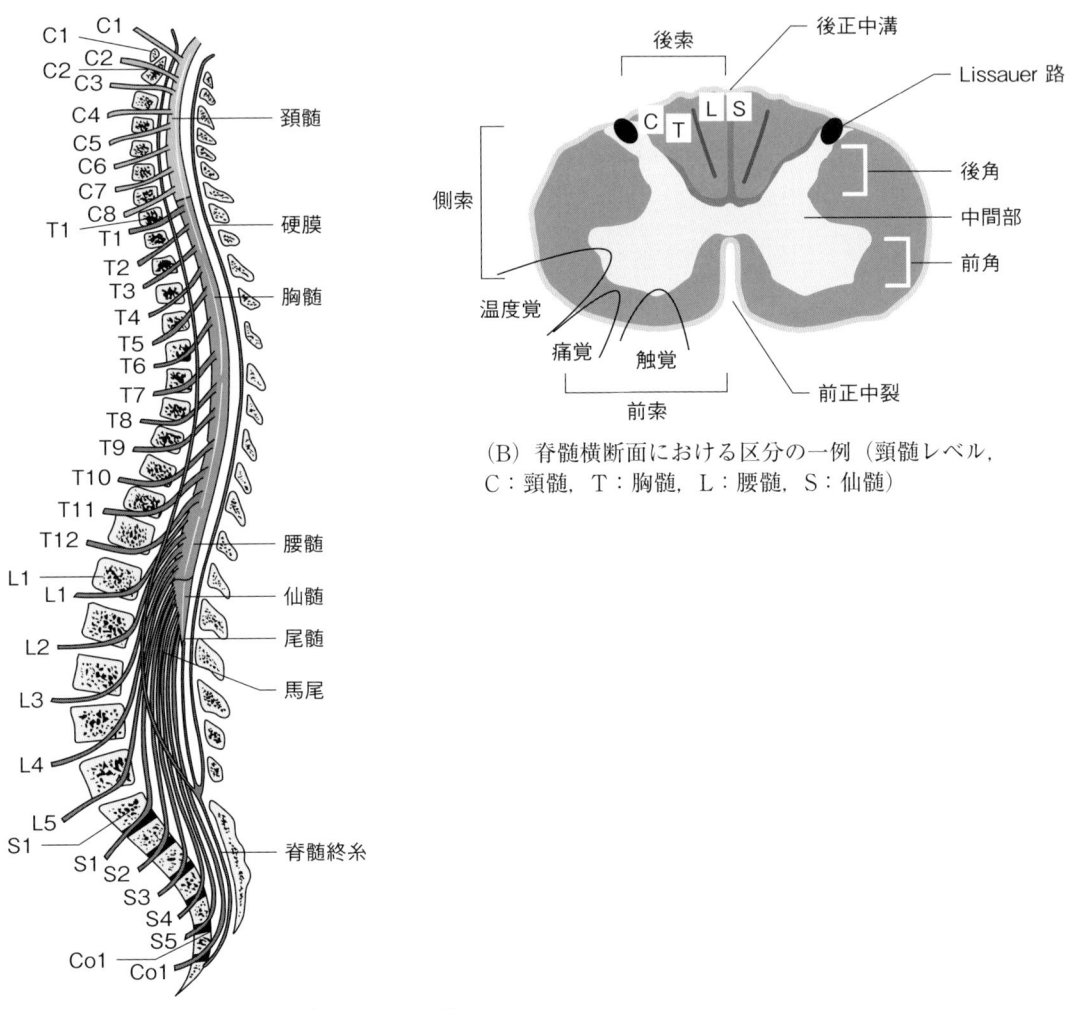

(A) 脊髄分節，脊髄根，脊椎骨との関係

(B) 脊髄横断面における区分の一例（頸髄レベル，C：頸髄，T：胸髄，L：腰髄，S：仙髄）

図2
（大石　実．体性感覚．Adam Greenstein編．カラー図解　神経の解剖と整理．東京：メディカル・サイエンス・インターナショナル；2001. p.157 より引用）

98　IX-1　奏効機序

表1 硬膜外針刺入部位と至適電極留置位置

疼痛部位	穿刺部位	至適先端留置部位
頸部	T1-2	C2-3
外耳周辺	T1-2	C2-3
肩	T1-2	C2-4
前腕，手	T1-2	C4-6
指	T1-3	C6-T1
胸壁	T2-4	前胸部痛：外側，背部痛は正中
背部	当該レベルの2-3椎間下	T6-10 正中
下肢股関節	T12-L2	T8-12 正中
膝関節	L1-3	T10 付近正中
大腿部前面	L1-3	T10-12 やや外側
大腿部後面	L2-3	T11-L1 正中
足	L2-3	T11-L1
会陰部	L2-3	会陰部

〔森本昌宏，古賀義久．経皮的埋め込み脊髄電気刺激療法（PISCES）とその臨床効果．LiSA 1998；5：90-5 および川西 稔．脊髄電気刺激療法（SCS）適応と効果，合併症．LiSA 2006；10：926-9 より引用〕

A・Bに示す[7]。脊髄後角への求心性侵害受容線維はAδ線維（早い痛み，刺痛）とC線維（遅い痛み，灼熱痛）で，Aδ線維は後角Ⅰ・Ⅴ層へ，C線維はⅠ・Ⅱ層に終わる。脊髄後角への求心性侵害受容線維は脊髄に入ってから枝分かれし，一部はその髄節の後角でシナプス結合し，一部はLissauer路を1～数髄節上行してから後角でシナプス結合する。触圧覚を伝えるAβ線維はⅢ・Ⅳ層に入力するが，後角に入力せずにそのまま同側の脊髄後索を上行する軸索もある。脊髄後角への侵害受容線維には，①直接上行路のニューロンに直接シナプス結合する，②興奮性介在ニューロンにシナプス結合し，その興奮性介在ニューロンが上行性ニューロンを刺激する，③抑制性介在ニューロンを刺激し，抑制性介在ニューロンが痛覚の関門制御を行う（ゲートコントロール：図5）ものがある。また，侵害受容の上行路には，脊髄視床路，脊髄網様体路，脊髄中脳路，頸髄視床路がある。

図1，図3で示すような事項と臨床で用いるSCS留置部位を照らし合わせてみると，SCSの脊髄への影響は後索，後角がもっとも大きく，鎮痛に関しては脊髄入力のある範囲で発揮している可能性が高いことが分かる。ただし，SCSが対象となる難治性疼痛は，末梢の侵害受容器，脊髄後角，種々の痛覚伝導路において，さまざまなレベルでの変化が原因であること，痛みを認知するまでには内因性の痛覚抑制系（図4）や下行性痛覚増強系などの修飾を受けていること，神経系における解剖学的アノマリーが存在しうることを考慮したうえで，次に紹介する諸説を受け止めるべきであると考える。

Ⅱ SCSの奏効機序に関する諸説

1 ゲートコントロール説

ゲートコントロール説は，1965年にMelzackとWall[1]が提唱した仮説（1986年に修正）であり，痛みがなぜ生じるかをパターンにより説明したものである。太い（large：L）線維が，細い（small：S）線維の興奮を抑制する（触刺激が痛みを抑制する）ことで，痛みの脊髄入力を調節する機構があることを説明したが，のちに多数の研究報告

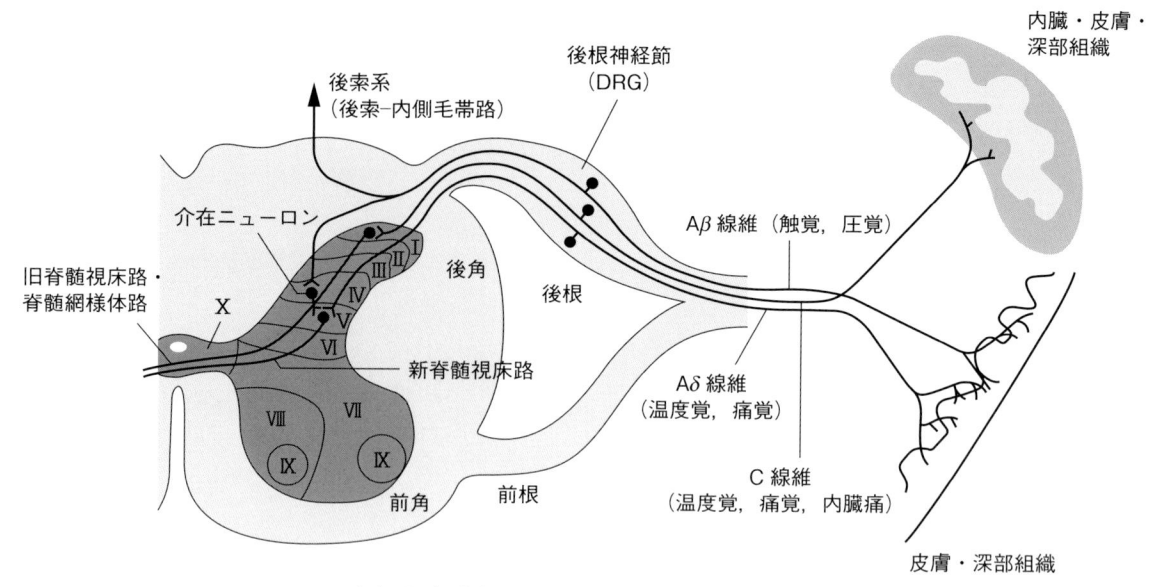

(A) 侵害受容器を含む感覚受容器と脊髄後角

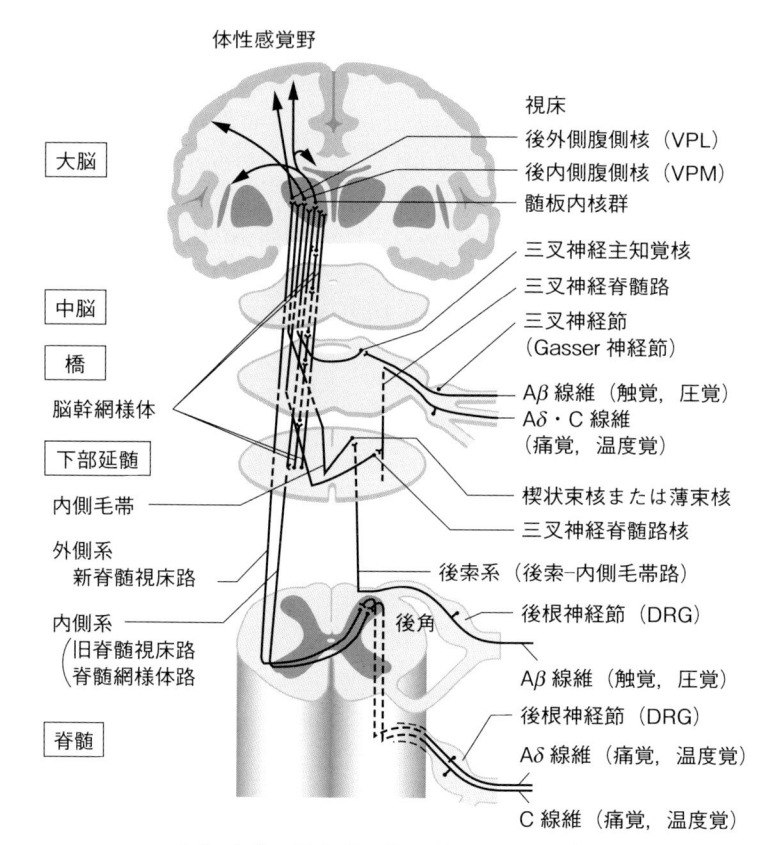

(B) 痛覚，温度覚，触圧覚の上行性伝導路

図3
(林田眞和，今村佐知子，花岡一雄．術後痛の成因と生体に及ぼす影響．Anesthesia 21；8：1368-76 より引用)

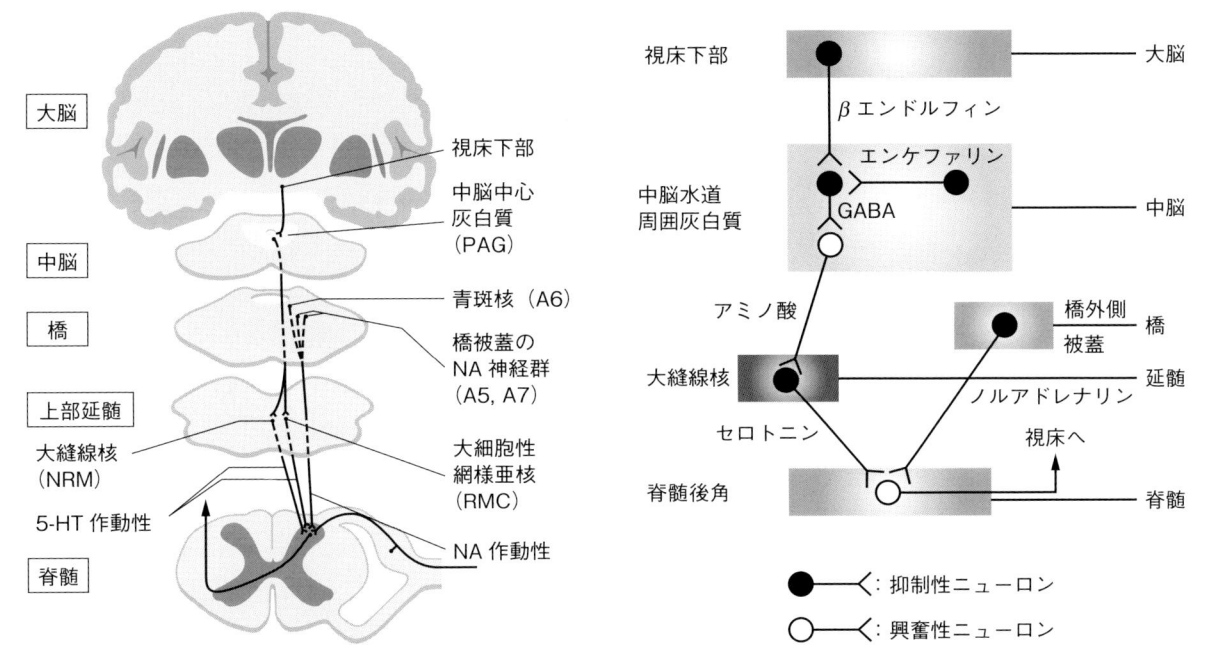

図4 ノルアドレナリン（NA）作動性およびセロトニン（5-HT）作動性下行性抑制系
（林田眞和, 今村佐知子, 花岡一雄. 術後痛の成因と生体に及ぼす影響. Anesthesia 21 ; 8 : 1368-76 より引用）

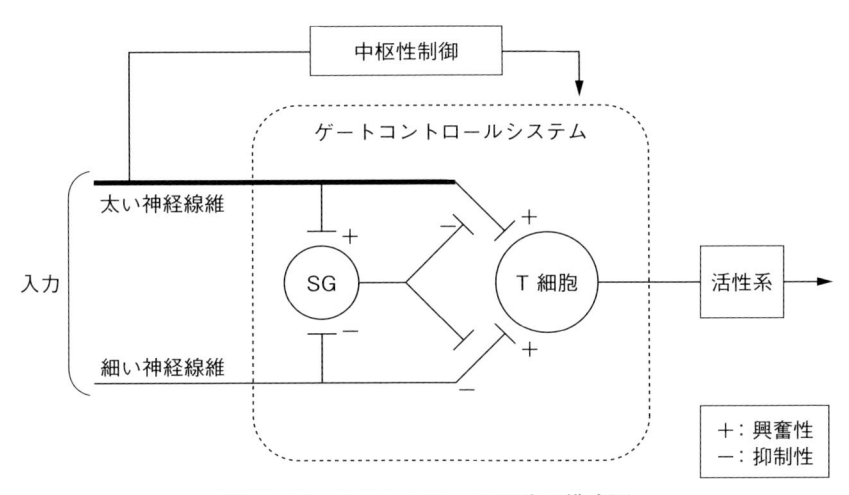

図5 ゲートコントロール理論の模式図

により修正されている（図5）。SCSの奏効機序を説明するにあたり, 多数引用されてきた理論ではある。

①脊髄に入る求心性線維には, 触圧覚や深部覚を伝えるL線維（Aβ線維）と, 痛みを伝えるS線維（Aδ線維と無髄C線維）とがあり, 末梢神経から運ばれるインパルスはこれらの線維により脊髄後角に入力したのち, 脊髄後角の広作働域ニューロンである伝達細胞を興奮させ, 脊髄視床路を経由して脳へ伝わる。②脊髄後角には伝達細胞の興奮を抑制する抑制性介在ニューロンがあり, 痛みの信号を伝達する伝達細胞に対してゲートを閉じる門番の働きをしている。③L線維, S線維ともに伝達細胞を興奮させると同時に, S線維から抑制性介在ニューロンに対しては抑制性入力, L線維から抑制性介在ニューロンに対して興

奮性入力がある。つまり侵害性の高閾値感覚を伝えるS線維は抑制性介在ニューロンを抑制するので，痛みの信号伝達のゲートが開き痛みを感じる。触圧，振動などの低閾値感覚を伝えるL線維は，抑制性介在ニューロンを活性化させるので，伝達細胞の興奮を抑えて痛みを軽減する。④細い侵害受容線維の興奮が常に同じ感覚を引き起こすとはかぎらず，侵害受容に直接関与しない神経線維の興奮や，脳の状態によって強調が加えられる。⑤このゲートには上位中枢から制御する機構もあり，これらの影響下にあるゲートコントロール系を経由して脳は痛みを認識する。

確かに，痛みがある場合に，その場所をさすったり押したりすることで痛みが和らぐことを経験する。ゲートコントロール説では，触圧覚などを伝えるL線維の持続的活動が痛覚伝達を抑制するとしており，この現象を巧妙に説明している。そのために当初は脊髄の後索刺激を行えば鎮痛が得られると考えられ，触覚の伝導路である"脊髄後索の刺激療法"が考案された。この点に関してForemanら[8]は，全身麻酔サルの実験で，後索刺激によって脊髄視床路の活動性が抑制され，そのもっとも効果的な刺激位置は同側脊髄上位の後索であると報告した。また，Handwerkerら[9]は，麻酔下ネコで，熱刺激および体表からの低閾値機械刺激による後角内の細胞の興奮が，体表の求心性有髄線維刺激と後索刺激によって減弱することを見い出している。

しかし，SCSによる刺激がAβ線維のみを選択的に刺激するとは考えにくく，臨床においては後索や後角のみならず神経根の刺激でも鎮痛効果が見られることがあることから，ゲートコントロール説のみでは説明がつかない事実が存在する。

2 痛覚伝導路の伝達阻害や脊髄分節レベルの伝導ブロック

SCSで脊髄内での痛覚路の伝達が阻害される，または脊髄後角や脊髄視床路の伝導を分節的にブロックするとの説がある。

Larsonら[10]は，サルの実験で，脊髄後索刺激による上位中位下位胸髄，VPL核と大脳皮質の変化を調べ，脊髄内もしくは脊髄上位中枢のレベルで神経伝達に関与しているのではないかと報告した。また，Campbellら[11]は，①末梢神経刺激ではAδ・C線維ともに伝導ブロックを起こす，②低頻度刺激では細い線維が刺激されやすい，③除痛されやすい部分がLissauers tractの走行部位にあることなどから，脊髄視床路のfrequency related conduction blockではないかと推察した。しかし，実際の臨床においては，神経因性疼痛症例にSCSを行った場合には自発痛が和らぎ，触角アロディニアの範囲は縮小するものの，正常な皮膚に通電感覚が生じても触覚域値，痛覚域値ともに変化は見られない。つまり，SCSは異常な神経活動を抑制するが，侵害受容には影響を与えないことが知られており，これは電導ブロック説では説明することはできない。

一方，Myersonら[12]は，神経因性疼痛モデルである坐骨神経結紮ラットを用いて，von Frey線維による足引っ込め域値の低下は，臨床使用と同程度のSCS刺激により正常化することを報告している。坐骨神経結紮ラットの屈曲反射を引き起こす域値は，早発成分と遅発成分の両者とも低下するが，太径有髄線維を介する早発成分の域値はSCSで上昇し，非侵害刺激で誘発される足引っ込め域値の上昇と一致する。しかし，細径無髄線維を介する遅発成分の域値は変化せず，その効果がSCS中断後も数十分持続することを報告した。また刺激部位よりも頭側の脊髄切断では，このSCSの作用が変化しないことから，脊髄より上位の関与は少ないと報告している。この動物実験の結果は，臨床でSCSが非侵害刺激に対する過敏な反応を抑制するが，侵害刺激で生じる痛みには効果がないことと一致する。

以上，神経因性疼痛モデルを用いた検討から示唆されたSCSの神経生理学的な機序は，①脊髄後角における広作動域ニューロン（wide dynamic range neuron：WDRN）の異常な活動を抑制する調節を促す，②後索の逆行性の刺激により求心性の入力を擬似して，異常な末梢ニューロンをシナプス前で阻害することによってWDRNの興奮性を正常に維持する，③後索の逆行性の刺激が側副路を介してシナプス後の抑制も生じる，などである[13]～[17]。

3 下行性抑制系の関与

橋青斑核と外側被蓋からノルアドレナリン作動性下行性抑制系，中脳水道中心灰白質からセロトニン作動性下行性抑制系が働いており，これらは脊髄後外側索を下行して脊髄後角にある一次ニューロンシナプスの後抑制と二次ニューロンシナプスの前抑制をかけ，疼痛伝達を抑制する働きがある（図5）。脊髄視床路は中脳網様体に側枝を出しており，これら下行性疼痛抑制系を刺激する可能性があると考えられ，これまでにさまざまな報告がなされてきている。

1）諸家の報告

Levinら[18]はSCS後の脳脊髄液中アドレナリンの増加，Myersonrら[19]はP物質の増加，Tonelliら[20]は臨床でβエンドルフィンの増加を報告している。Broggiら[21]は脊髄切片組織内でのセロトニンの増加を報告している一方，Linderothら[22]はセロトニンは増加するがその代謝産物である5-hydroxyindole acetic acid（5HIAA）は増加しないと報告している。ただSCSによるセロトニンやP物質の遊離への影響に関しては健常動物による実験結果であり，鎮痛機序との関連性について考察するのは困難と考えられている。

2）筆者らの研究結果

筆者ら[23]は，無麻酔，無拘束下での坐骨神経部分結紮ラットとシャムラットにおける脳脊髄液中のノルアドレナリン（noradrenaline：NA）とその代謝産物である3-methoxy-4-hydroxyphenylglycol（MHPG），セロトニン（5-hydroxytryptamine：5HT）とその代謝産物である5HIAAを，高速液体クロマトグラフィを用いて同時に測定した（表2-A）。また，坐骨神経部分結紮ラットにSCSを施行し，その前後での変化を測定し，比較検討した（表2-B）。その結果，坐骨神経部分結紮ラットでは髄液中ノルアドレナリンが有意に減少しているが，SCS施行によりやや改善されたことから，坐骨神経部分結紮ラットではノルアドレナリン作動性抑制系の障害が生じている可能性があること，SCSにはその障害を軽減する効果があるのではないかと推察した。

以上，SCSによる鎮痛がこの下行性抑制系に直接もしくは分節的に関与するのかは明らかでない。SCS刺激により内因性オピオイドである髄液中のエンケファリンの増加はなく，除痛効果がナロキソンで拮抗されない点，これらの線維は臨床使用強度の刺激で直接的に興奮するかどうかは明らかでない。モルヒネでも効果のない神経痛にもSCSの効果が見られる場合があるという臨床経験から，その関与に関しては否定的な報告も多い。

ただSCSが，ナロキソンで拮抗可能なエンケファリン含有介在ニューロンを介するのではなく，吻側延髄側副部（rostro-ventral medulla）ニューロン興奮を介してセロトニンやノルアドレナリンを放出し，直接脊髄後角で鎮痛を引き起こしている可能性については否定できないと思われる。

表2 NA，5HT関連物質の変化

(A) 坐骨神経部分結紮ラットとシャムラットとの比較

	対照（n＝21）	坐骨神経部分結紮ラット（n＝23）	P値
NA	1.24（0.93-1.34）	0.85（0.61-1.02）*	0.002
MHPG	22.9（19.2-29.8）	24.5（19.6-28.1）	0.99
5HT	0.54（0.33-0.74）	0.72（0.41-0.96）	0.34
5HIAA	186（155-386）	172（138-207）	0.10

(B) 坐骨神経部分結紮ラットにおけるSCS前後の変化（n＝11）

	SCS前	SCS後	P値
NA	0.58（0.48-0.81）	0.85（0.61-1.13）*	0.02
MHPG	19.4（12.7-26.2）	24.2（20.7-26.4）	0.07
5HT	0.63（0.31-0.92）	0.72（0.27-0.98）	0.55
5HIAA	146（131-172）	219（196-259）*	0.004

NA：noradrenaline, MHPG：3-metxy-4-hydroxyphenylglycol, 5HT：5-hydroxy-tryptamine, 5HIAA：5-hydroxyindole acetic acid
濃度はng/ml，測定値は中央値（25，75パーセンタイル値），＊：P＜0.05

4 除痛に関係する神経伝達物質の関与

臨床においては，SCS刺激終了後も鎮痛作用が続くこと（後効果）があることから，神経化学的な機序が関与することが推察され，神経伝達物質の変化についての解明が試みられている。

1）諸家の報告

スウェーデンのカロリンスカ研究所グループが神経因性疼痛モデルを用いた研究を多数報告している。Dugganら[24]は，SCSによる脊髄視床路ニューロンの抑制がγアミノ酪酸（γ-aminobutyric acid：GABA）拮抗薬によって減弱されることから，GABAの関与があると報告し，その後，Stillerら[25]は，神経因性疼痛モデルにおいて，アロディニアのあるラット後角でGABA分泌が減少していることと，SCSによってアロディニアが正常化した場合はGABAの遊離が増加することを見い出した。また，アロディニアのあるラット脊髄後角では，興奮性アミノ酸であるグルタミン酸やアスパラギン酸が増加しており，SCS刺激によりGABAの増加と同時に興奮性アミノ酸が減少することが報告[26]された。さらに，GABAやGABA-Bアゴニストであるバクロフェンをくも膜下へ投与するとアロディニアに対するSCSの作用が増強し，その効果はGABA-A拮抗薬ではなくGABA-B拮抗薬により阻害されることから，SCSによる鎮痛作用にはGABA-B受容体が関与すると報告[27]している。またアデノシンA作動薬のくも膜下投与でもSCSのアロディニアに対する作用が増強されることから，アデノシン受容体の関与も推察[28]している。また，髄腔内への少量のクロニジンの投与もSCSの作用を増強すると報告[29]されている。

神経因性疼痛ではGABA合成酵素の減少，brain-derived neurotrophic factor（BDNF）利用の低下，GABAトランスポータの減少などが誘引となり，抑制性介在ニューロンのGABA含有量が減少し，その結果，GABA分泌が低下して一次求心線維からのグルタミン酸放出が促進され，脊髄侵害受容ニューロンの興奮性が増大するとされている。このことから，SCSはGABA系が温存されている場合には，これを賦活することで臨床効果を発揮する可能性があると考えられている。

表3 興奮性アミノ酸と抑制性アミノ酸の変化

(A) 坐骨神経部分結紮ラットとシャムラットとの比較

	対照（n=9）	坐骨神経部分結紮ラット（n=17）	P値
ASP	2.47 (2.14–3.88)	6.26 (3.79–12.5)*	0.042
GLU	35.1 (24.9–70.5)	99.8 (65.5–166)	0.013
GLY	29.7 (24.3–34.7)	48.1 (36.4–72.9)	0.015
GABA (×10⁻³)	5.5 (4.21–14.8)	23.4 (11.2–38.1)	0.020

(B) 坐骨神経部分結紮ラットにおけるSCS前後の変化（n=11）

	SCS前	SCS後	P値
ASP	4.33 (2.72–6.80)	2.82 (2.01–4.34)	0.063
GLU	68.1 (44.2–99.3)	24.2 (21.7–50.1)*	0.027
GLY	41.6 (30.2–48.1)	40.5 (29.6–50.8)	0.50
GABA (×10⁻³)	22.5 (16.7–25.9)	11.5 (6.12–29.7)	0.13

ASP : aspartate, GLU : glutamate, GLY : glycine, GABA : γ-aminobutyric acid
濃度はnmol/*l*，測定値は中央値（25，75パーセンタイル値）．＊：$P<0.05$

2）筆者らの研究結果

筆者ら[23]は，前述と同様の実験で，興奮性アミノ酸（グルタミン酸とアスパラギン酸）と抑制性アミノ酸（グリシンとGABA）の同時定量を行った（表3-A・B）。坐骨神経部分結紮ラットの髄液においては，興奮性アミノ酸と抑制性アミノ酸の両者ともに有意な増加を認めた。また，興奮性アミノ酸と抑制性アミノ酸の各比率を算出して比較してみたが，少なくとも脳脊髄液においては不均衡を見い出せなかった。ただSCS施行により髄液中グルタミン酸濃度のみ有意な減少を認めた。これらの点より，SCSには間接的あるいは直接的にグルタミン酸を減少する作用があり，鎮痛機序に関与していると推察している。

以上，臨床で見られるようなSCSによる鎮痛の特徴がどのような機序で生じているのか，との疑問を1種類の神経伝達物質で説明するのはやはり困難である。脊髄においては，前述した以外にもアセチルコリン，カルシトニン遺伝子関連ペプチド（calcitonin gene-related peptide : CGRP），ソマトスタチン，プロスタグランジン，コレシストキニン，血管活性腸ポリペプチド（vasoactive intestinal peptide : VIP）など，疼痛にかかわる神経伝達物質が多数存在するが，慢性疼痛の病態においてSCSが種々の神経伝達物質にどのように相互に作用するかは明らかになっていない。

5 交感神経抑制作用

狭心症[30]や末梢血流障害[31]などの虚血性疼痛に対してSCSが効果的であることが多数報告されており，血流改善作用だけではなく，交感神経系への作用も存在するとの報告[32]もある。しかし，虚血痛自体はSCSの効果が少ないとされている侵害受容性疼痛であり，これらに対する作用機序は神経因性疼痛に対する機序とは異なり，また刺激の条件によってもその作用は異なると考えられる（詳細はXI章：四肢の虚血に対する脊髄電気刺激療法を参照）。

6 視床などの上位中枢での干渉

後索刺激により上位中枢である視床の活動性が抑制されたとする報告[33]や，神経因性疼痛症例でSCSが有効な場合には，単一光子放出型コンピュータ断層撮影（single photon emission computed tomography : SPECT）で視床や大脳皮質

での局所血流変化を及ぼすとする報告[34]がある。実際に臨床においては，中枢性疼痛に対してもSCSが有効であると報告[4]されており，SCSはなんらかの形で上位中枢に影響を及ぼし，除痛に関与している可能性があると思われる。

― おわりに ―

SCSは難治性疼痛疾患に対して鎮痛を得られる有効な治療方法のひとつであり，デュアルリードシステムの導入により，さらに有効性が高くなることが期待される。エビデンスが求められる時代ではある[35]ものの，難治性疼痛疾患の病態の複雑さと治療の特殊性を考慮すると大規模無作為試験は難しく，適切なプロトコールによるトライアルを重ねていくことが必要となる。

今回いくつかの奏効機序について紹介したが，あくまでも推論の域を出ず，おそらくもっと多様な機序が複雑に絡み合って奏効していることは想像に難くない。デバイスの進歩とともに有効な症例が増え，その奏効機序についてさらなる解明が進むことを期待したい。

【参考文献】

1) Melzak R, Wall PD. Pain mechanisms : a newtheory. Science 1965 ; 150 : 971-8.
2) Shealy CN, Mortimer JT, Reswick JB. Electrical inhibition of pain by stimulation of the dorsal columns : preliminary clinical report. Anesth Analg 1967 ; 46 : 489-91.
3) Oakley JC, Prager JP. Spinal cord stimulation : mechanisms of action. Supine 2002 ; 27 : 2574-83.
4) 大石 実．体性感覚．Adam Greenstein 編．カラー図解 神経の解剖と整理．東京：メディカル・サイエンス・インターナショナル：2001. p.157.
5) 森本昌宏，古賀義久．経皮的埋め込み脊髄電気刺激療法（PISCES）とその臨床効果．LiSA 1998 ; 5 : 90-5.
6) 川西 稔．脊髄電気刺激療法（SCS）適応と効果，合併症．LiSA 2006 ; 10 : 926-9.
7) 林田眞和，今村佐知子，花岡一雄．術後痛の成因と生体に及ぼす影響．Anesthesia 21 ; 8 : 1368-76.
8) Foreman RD, Beall JE, Coulter JD, et al. Effects of dorsal column stimulation on primate spinothalamic tract neurons. J Neurophysiol 1976 ; 39 : 534-46.
9) Handwerker HO, Iggo A, Zimmerman M. Segmental and supraspinal actions on dorsal horn neurons responding to noxious and non-noxious skin stimuli. Pain 1975 ; 1 : 147-65.
10) Larson SJ, Sances A Jr, Riegal DH, et al. Neurophysiological effects of dorsal column stimulation in man and monkey. J Neurosurg 1974 ; 41 : 217-23.
11) Campbell JN. Examination of possible mechanisms by which stimulation of the spinal cord in man relieves pain. Appl Neurophysiol 1981 ; 44 : 181-6.
12) Meyerson BA, Linderoth B. Mechanisms of spinal cord stimulation in neuropathic pain. Neurol Res 2000 ; 22 : 285-92.
13) Meyerson BA, Herrregodts P, Linderoth B, et al. An experimental animal model of spinal cord stimulation for pain. Stereotact Funct Neurosurg 1994 ; 62 : 256-62.
14) Ren B, Linderoth B, Myerson BA. Effects of spinal cord stimulation on the flexor reflex and involvment of supraspinal mechanisms : An experimental study in mononeuropthic rats. J Neurosurg 1996 ; 84 : 244-9.
15) Meyerson BA, Ren B, Herregodts P, et al. Spinal cord stimulation in animal models of mononeuropathy : effects on the withdrawl response and the flexor reflex. Pain 1995 ; 61 : 229-43.
16) Yakhnitsa V, Linderoth B, Meyerson BA. Spinal cord stimulation attenuates dorsal horn neuronal hyperexcitability in a rat model of mononeuropathy. Pain 1999 ; 79 : 223-33.
17) Linderoth B, Foreman RD. Physiology of spinal cord stimulation : review and up date. Neuromodulation 1999 ; 2 : 150-64.
18) Levin BE, Hubschmann OR. Dorsal column stimulation : effect on human cerebrospinal fluid and plasma catecholamines. Neurology 1980 ; 30 : 65-71.
19) Meyerson BA, Brodin E, Linderoth B. Possible neurohumoral mechanisms in CNS stimulation for pain suppression. Appl Neurophysiol 1985 ; 48 : 175-80.
20) Tonelli L, Setti T, Falasca A, et al. Investigation on cerebrospinal fluid opioids and neurotransmitters related to spinal cord stimulation. Appl Neurophysiol 1988 ; 51 : 324-32.
21) Broggi G, Franzini A, Parati E, et al. Neurochemical and structural modifications related to pain control induced by spinal cord stimulation. In : Lzorthes Y, Upton ARM, editors. Neurostimulation : an overview. NY : Future Publishing ; 1985. p.87-95.
22) Linderoth B, Gazelius B, Frank J, et al. Dorsal column stimulation induces release of serotonin and substance P in the cat dorsal horn. Neurosurgery 1992 ; 31 : 289-96.
23) 蔵 昌宏．硬膜外脊髄電気背下気の除痛機序：末梢神経損傷モデルにおける脳脊髄液中の神経伝達物質におよぼす影響．近畿大学医学雑誌 2001 ; 26 : 199-208.
24) Duggan AW, Foong FW. Bicuculline and spinal inhibition produced by dorsal column stimulation in the cat. Pain 1985 ; 22 : 249-59.

25) Stiller CO, Cui JG, O Connor WT, et al. Release of GABA in the dorsal horn and suppression of tactile allodynia by spinal cord stimulation in mononeuropathic rats. Neurosurgery 1996 ; 39 : 367-75.

26) Cui JG, O Connor WT, Ungerstedt U, et al. Spinal cord stimulation attenuates augmented dorsal horn release of excitatory amino acids in mononeulopathy via a GABAergic mecbanism. Pain 1997 ; 73 : 87-95.

27) Cui JG, Linderoth B, Myereson BA. Effect of spinal cord stimulation on touch-evoked alIodynia invoIve GABAergic-mechanislns. An experimental sludy in mononeuropathic rat. Pain 1996 ; 66 : 287-95.

28) Myerson BA, Cui JG, Yakhnista V, et al. Modulation of spinal pain mechanisms by spinal cord stimulation and the potential role of adjuvand pharmacotherapy. Stereotact Func Neurosurg 1997 ; 68 : 129-40.

29) Schechtmann G, Wallin J, Myerson BA, et al. Intrathecal clonidine potentiates suppression of tactile hypersensitivity by spinal cord stimulation in a model of neuropathy. Anesth Analg 2004 ; 99 : 135-9.

30) DeJongste MJL. Spinal cord stimulation for ischemic heart disease. Neurol Res 2000 ; 22 : 293-8.

31) Huber SJ, Vaglienti RM, Huber JS. Spinal cord stimulation in severe, inoperable, peripheral vascular disease. Neuromodulation 2000 ; 3 : 131-43.

32) Lininderoth B, Herregodts P, Myerson BA. Sympathetic medication of peripheral vasodilation induced by spinal cord stimulation : animal studies of the role of cholinergic and adrenergic receptor subtypes. Neurosurgery 1994 ; 35 : 711-9.

33) Koyama N, Yokota T. Inhibition of activities of VPL nociceptive neurons by dorsal column stimulation. Pain Res 1994 ; 9 : 77-86.

34) Kunitake A, Iwasaki T, Hidaka N, et al. The effects of spinal cord stimulation on the neuronal activity of the brain in patioents with chronic neuropathic pain. Pain Research 2005 ; 20 : 117-25.

35) Cartner ML. Spinal cord stimulation in chronic pain : a review of the evidence. Anaesth Intensive Care 2004 ; 32 : 11-21.

蔵　　昌宏

IX-2 適応と考えられる疾患

A 求心路遮断性疼痛

I 求心路遮断性疼痛の概要

　求心路遮断性疼痛とは，末梢神経から視床皮質路までの障害により，神経支配領域の知覚や痛覚などの正常な感覚が脱出しているにもかかわらず，感覚が障害された部位に自発痛を認める痛みを deafferentation pain（求心路遮断性疼痛，疼痛脱失性疼痛）と位置づけられており，非常に難治性である。

　一般的には，末梢または中枢神経系のおける痛覚の伝導障害により，求心刺激が消失したことによる脊髄あるいは中枢神経系の機能変化から興奮性が亢進して生じる痛みと定義されていることが多い。しかし，1994 年に発表された国際疼痛学会（IASP）の慢性痛の分類では，deafferentation pain の定義はなく，神経系の一時的病変あるいは機能障害により生じる痛みを neuropathic pain と定義しており，末梢神経系による障害を peripheral neuropathic pain，または中枢神経系によるものを central neuropathic pain とに分類している。

II 求心路遮断性疼痛に該当する疾患

　痛覚伝導路の障害部位の違いから，大きくは以下の 3 つに分類できる。

❶ 末梢神経の障害
❷ 末梢神経と後根神経細胞の障害
❸ 二次ニューロンの障害

　求心路遮断性疼痛に該当する疾患を表 1 に示す[1]。同疾患の中でも障害部位が異なっている代表的な疾患として，引き抜き損傷がある。帯状疱疹後神経痛では，求心路遮断性疼痛以外の疼痛機序も関与していることも多い。齋藤ら[2]が全国の労災病院のリハビリテーション科に対して行った求心路遮断性疼痛に対するアンケート調査では，痛みを有している患者の割合は疾患によって異な

表1　求心路遮断性疼痛に該当する疾患

I. 脳障害
　1. 視床痛，脳梗塞・出血後疼痛
II. 脊髄神経と神経根の障害
　1. 脊髄神経路切離術後疼痛
　2. 腕神経叢引き抜き損傷
　3. 多発性硬化症
　4. 脊髄癆
　5. 脊髄炎
　6. 対麻痺性疼痛（脊髄損傷後疼痛）
　7. 帯状疱疹後神経痛
　8. 三叉神経根切除後疼痛
III. 末梢神経の障害
　1. 開胸術後痛
　2. 抜歯術後疼痛
　3. 幻肢痛
　4. 末梢神経損傷
　5. anesthesia dolorosa

（木村邦夫．Deafferentation Pain Syndrome．ペインクリニック 1985；6：367-75 より改変引用）

表2 求心路遮断性疼痛の頻度と現状（全国労災病院リハビリテーション科）

疾患	患者数（人）	有痛率（％）	治療を必要とした割合（％）	難治性疼痛の割合（％）
脊髄損傷	1192	73.4	57	3.0
腕神経損傷	44	72.7	77	9.7
四肢切断	316	35.8	72	4.7
脳卒中	4942	17.4	96	1.4
外傷性脳損傷	673	65.5	100	1.5

（齋藤洋一，山本和己，吉峰俊樹．求心路遮断痛の頻度と疼痛の現状―全国労災病院アンケート調査報告―．PAIN RESARCH 2001；16：34-41 より引用）

表3 求心路遮断性疼痛に共通した特徴

1. 発生率2～10％であり，知覚伝導路障害を受けた人すべてに発生するわけではない。
2. 知覚伝導路の完全遮断，不全遮断ともに痛みは発生する。
3. 知覚伝導路が障害されたのち，数日から数週間後，数カ月後に痛みが発症する。
4. 疼痛部位の触覚，痛覚，温覚，冷覚の低下，無感覚を伴う。
5. 障害部位に一致した皮膚分節に知覚過敏部が存在することがある。
6. 障害神経の支配から離れた部位を含んで広範囲に痛みが認められることがある。
7. 損傷部位，損傷程度，損傷原因に関係なく痛みの性状は似ており，灼熱痛，電撃痛，感覚異常を認める。
8. 高率にアロディニア，痛覚過敏が認められる。
9. 繰り返し刺激での疼痛累加現象を認めることがある。
10. より中枢側の神経を切断しても疼痛は軽減しない。
11. 一般的には，麻薬が効きにくいとされている。
12. 少量のチオペンタールで痛みが軽減する。

り，その中の一部が難治性疼痛へ移行していることが示されている（表2）。

III 脊髄電気刺激療法（SCS）の適応が高い疾患の特徴と疼痛発生機序

求心路遮断性疼痛に共通した特徴を表3に示す。

1 幻肢痛[3)～6)]

幻肢痛とは，切断されて失った四肢が存在するように感じられ，しかも痛みを伴っている現象をさす。四肢以外に乳房や耳，ペニスなど体幹部でも発生する。切断後に一過性であれ幻肢の発現する割合は2～80％と幅があり，5～10％が生活に支障を来していると報告している。

切断後，末梢では神経切断とともに神経腫が形成され機械的，化学的な刺激によりナトリウムチャネルが関与した神経の自発的異常発火や異所性発火が生じ，脊髄後根神経節の異常発火，交感神経系の興奮が引き起こされる。脊髄では，脊髄後角ニューロンの異常発火，N-methyl-D-aspartate（NMDA）受容体の興奮，脊髄の過敏化が起こるとともに，脊髄の解剖学的再構築が生じる。その結果，中枢性監査が引き起こされ，大脳皮質の一次体性感覚野の受容野分布に再構築が生じる。

2 腕神経叢引き抜き損傷後疼痛[7)]

主にオートバイの事故が原因の大半を占め，節前損傷であることが多く，50％に難治性の痛みを認める。そのほかにリュックサック，睡眠中または手術中の不良体位，放射線の脇下，鎖骨上窩照

射などの原因が挙げられる。損傷部位や程度により，表4のように分類される。節後損傷では，損傷された神経の遠位端でWaller変性が進行するが，節前損傷では痛みを伝える脊髄後角ニューロンの異常発火が起こり，自発痛が生じる。したがって，同じ求心路遮断性疼痛でも二者で痛みの発生機序は異なり，節前損傷の痛みはきわめて強く難治性である。

3 脊髄損傷後疼痛[1)8)9)]

外傷や手術，脊髄腫瘍などによって生じる。45〜96％と報告に幅がある。脊髄損傷後疼痛は大きく3つに分けられる。

❶障害部位のレベルに一致した分節性の帯状の痛み
❷知覚が完全に脱出した部位の強い痛み（phantom pain）
❸膀胱や腸管の拡張による内臓痛

4 視床痛[8)9)]

視床後外側部（視床知覚中継核）の梗塞や出血により，1〜数カ月後より病変の反対側の麻痺側の知覚障害部に生じる難治性疼痛である。自発痛と感覚異常（dysesthesia）を認め，発生率は2〜8％と報告[10)11)]されている。

IV 従来からの治療法

古典的な概念では，チオペンタールで痛みが軽減し，オピオイドの効かない痛みが求心路遮断性疼痛と考えられていた[6)]。しかし，痛みの機序にはさまざまな要素が修飾されており，オピオイドの有用性を示唆する報告も認められる。また，疼痛発生機序の解明や薬物療法の選択には，ドラッ

表4　腕神経叢損傷の分類

<損傷高位による分類>
1. 節前損傷：神経根引き抜き損傷
2. 節後損傷　1）神経根
　　　　　　2）神経幹
　　　　　　3）神経束

<損傷範囲による分類>
1. 上位型：C5，C6 または C5，C6，C7
2. 下位型：C7，C8，T1 または C8，T1
3. 全　型：C5〜T1
4. 高位型：C2，C3，C4

<損傷部位による分類>
1. 鎖骨上損傷：神経根から神経幹での損傷（根引き抜き合併多い）
2. 鎖骨後損傷：神経幹から神経幹前後枝の損傷
3. 鎖骨下損傷：神経束から終末枝の損傷

（井関雅子．腕神経叢引き抜き損傷．小川節郎編．整形外科疾患に対するペインクリニック——一歩踏み出した治療—．東京：真興交易医書出版部；2003．p.153-63 より引用）

グチャレンジテスト（表5）が有用と考えられている。

1 薬物療法[6)12)]

1）抗うつ薬[13)]

三環系抗うつ薬は，脳内でのノルエピネフリンとセロトニンの再取り込みを抑制し，下行性疼痛制御系を賦活化し，NMDA受容体を遮断するため，広くニューロパシックペインに用いられている。欧米では150 mg/day投与の報告も散見されるが，抗コリン作用や眠気も併発する薬物であるため，本邦は就眠前10 mg/dayまたは30 mg/dayで開始し，75 mg/dayまでの投与が多い。

2）抗てんかん薬

特に針で刺されるような痛み，引き裂かれるような鋭い痛みに適応が高い。抗痙攣薬であるカルバマゼピンやジフェニルヒダントイン，バルプロ

表5　ドラッグチャレンジテストの結果から考えられる疼痛機序と治療の応用

※フェントラミンテスト（＋）
　　：交感神経由来またはカテコラミンが関与した痛み
　　→交感神経ブロックや交感神経遮断薬の経口投与

※バルビツレートテスト（＋）
　　：中枢性機序や心因性機序の関与した痛み
　　→バルビタール剤の経口投与や脳・脊髄電気刺激療法

※ケタミンテスト（＋）
　　：NMDA受容体が関与した痛み
　　→デキストロメトファンの経口投与，ケタミン持続静注療法，脳・脊髄電気刺激療法

※リドカインテスト（＋）
　　：損傷神経の異所性異常発火の関与した痛み
　　→メキシチレン経口投与，リドカインの静脈内投与

※モルヒネテスト（＋）
　　：侵害性疼痛の関与した痛み（近年神経因性疼痛への有用性も示唆されている）
　　→塩酸モルヒネの経口投与をはじめとしたオピオイドの使用

酸はナトリウムチャネルを遮断することにより，組織・神経損傷後に生じる障害神経の中枢側や脊髄後根神経節の自発的異常発火や異常性発火を抑制することで痛みを軽減させる。また，抗痙攣薬であるガバペンチンはカルシウムイオンチャネルを遮断してグルタミン酸の放出を抑制させ，種々のニューロパシックペインへの有用性が認められている[14]。新しい抗てんかん薬であるラモトリジンもNMDA受容体を介さないグルタミン酸拮抗薬であり，中枢痛に有効であると報告[15]されている。

3）NMDA受容体拮抗薬

脊髄後角ニューロンの感作・過敏化により中枢神経系の興奮性シナプスであるグルタミン酸がシナプス終末から放出されNMDA受容体が活性化され，脊髄の可塑化が生じるとされている。広くニューロパシックペインの領域で使用されているが，効果が認められた症例報告[16]の多数散見される一方で，プラセボと有意差が見られない報告[17]もある。本邦では，ケタミンとデキストロメトルファンが使用されているが，欧米ではアルツハイマーの治療薬であるmemantineの治療効果も検討されている。

4）抗不整脈薬

抗不整脈薬であるリドカインやメキシレチンは，選択的ナトリウムチャネル遮断薬であり，中枢性のニューロパシックペインより末梢性のニューロパシックペインに有効である。

5）オピオイド

最近では，オピオイドが大脳皮質の一次体性感覚野の受容野分布の再構築を抑制するという報告がある。幻肢痛や糖尿病性ニューロパチーへの有用性も報告[18]されている。

6）γアミノ酪酸受容体作動薬

γアミノ酪酸（gamma-aminobutyric acid：GABA）受容体作動薬は，視床や大脳皮質ニューロンの異常な興奮を抑制するため，中枢痛に有用である。GABA-A受容体としてバルビタール剤，クロナゼパム，ミダゾラム，プロポフォールがある。GABA-B受容体作動薬としてバクロフェン

がある。

2 その他の治療法

SCSも含め，種々の治療法が挙げられる（表6）。

神経ブロックでは，交感神経ブロック（上肢：星状神経節ブロック，胸部交感神経ブロックなど，下肢：腰部交感神経ブロック）や知覚神経ブロック（硬膜外ブロック，神経根ブロック，腕神経叢ブロックなど）が治療法として挙げられる。

V 求心路遮断性疼痛に対するSCSの適応について

SCSの除痛機序には，脊髄の下行性順行性インパルスによる下行性抑制系の賦活化，上行路の逆行性インパルスによる抑制，上行路刺激による脳幹，視床，大脳皮質への干渉作用，脊髄内のGABAなどの内因性発痛抑制物質の遊離の促進などが考えられている。SCSによる疼痛緩和治療は，従来の薬物療法や神経ブロック療法で十分な除痛が得られない求心路遮断性疼痛のよい適応である。早期にSCSを行った患者のほうが，より優れた除痛効果が得られたという報告[19]もあり，またトライアルは低侵襲で容易に施行できるため，当科では薬物治療に抵抗性で神経ブロックの効果が一時的な求心路遮断性疼痛に対しては，特にトライアルを積極的に行い治療効果を確認している。代表的な幻肢痛に対する当科での治療法を図に示す。

VI 求心路遮断性疼痛に対するSCSの治療効果について

これまでに報告されている求心路遮断性疼痛に対するSCSの治療効果の評価は，複数の疾患を対象としているものもあり，治療効果の判定もト

表6 求心路遮断性疼痛の治療法

I．薬物治療
　1．三環系抗うつ薬
　2．抗痙攣薬
　3．リドカイン，メキシレチン
　4．オピオイド
　5．NMDA受容体拮抗薬
　6．グルタミン酸拮抗薬
　7．GABA受容体作動薬
　8．β遮断薬
　9．カルシトニン

II．非薬物・非手術的治療
　1．神経ブロック
　2．高周波熱凝固
　3．ECT
　4．TENS
　5．低周波治療
　6．鍼治療
　7．マッサージ
　8．レーザー治療
　9．バイオフィードバック・心理療法
　10．運動療法

III．手術的治療
　1．交感神経切除または灼焼術
　2．脊髄後根進入部破壊術
　3．脊髄刺激療法
　4．大脳皮質刺激療法
　5．脳深部刺激療法

ライアルの除痛効果を評価したものから，長期間の経過観察を行ったものまで，さまざまである（表7）[20)～23)]。村川ら[24)]は，SCSの治療効果を疾患別に5段階に分けており，幻肢痛や不全脊髄損傷，PHNはちょうど中間に当たり，完全脊髄損傷や中枢痛は無効と判定している。

1 幻肢痛

幻肢痛では，脊髄刺激により順行性または逆行性のインパルスが大脳皮質から脊髄後角までの経路で作用することにより，除痛効果が得られると推測される。SCSの幻肢痛に対する治療成績を表8に示す[25)～29)]。Krainickら[26)]は，長期予後においては効果が減弱することを指摘している。

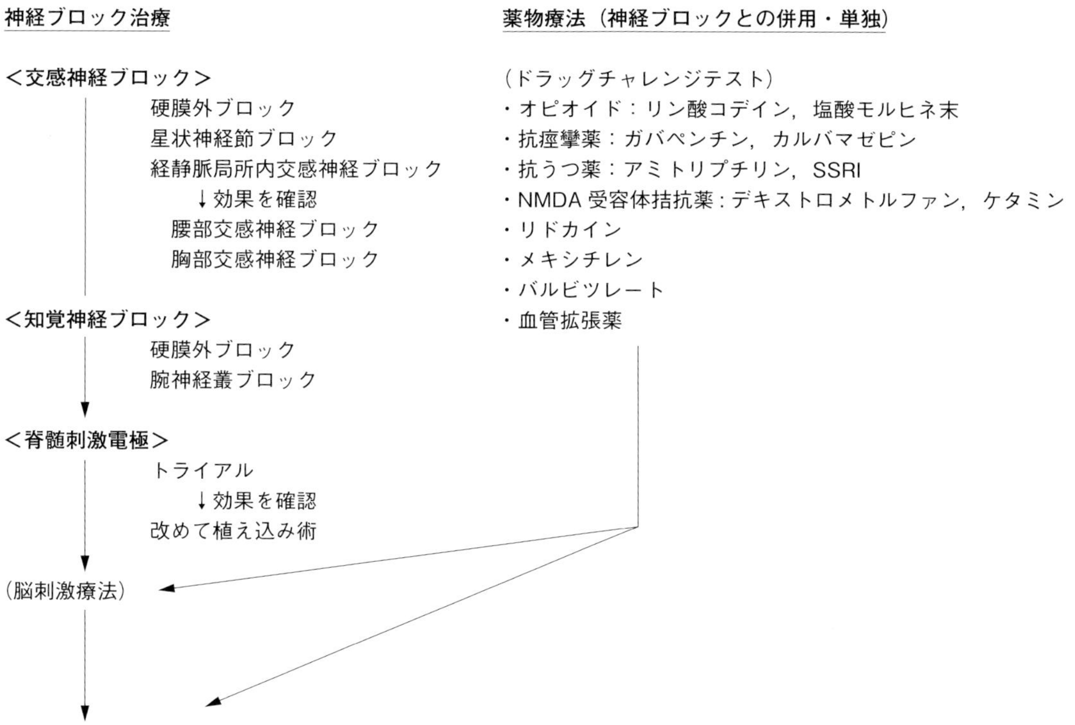

```
神経ブロック治療                    薬物療法（神経ブロックとの併用・単独）

＜交感神経ブロック＞                （ドラッグチャレンジテスト）
        硬膜外ブロック              ・オピオイド：リン酸コデイン，塩酸モルヒネ末
        星状神経節ブロック          ・抗痙攣薬：ガバペンチン，カルバマゼピン
        経静脈局所内交感神経ブロック ・抗うつ薬：アミトリプチリン，SSRI
          ↓効果を確認              ・NMDA 受容体拮抗薬：デキストロメトルファン，ケタミン
        腰部交感神経ブロック        ・リドカイン
        胸部交感神経ブロック        ・メキシチレン
                                    ・バルビツレート
＜知覚神経ブロック＞                ・血管拡張薬
        硬膜外ブロック
        腕神経叢ブロック

＜脊髄刺激電極＞
        トライアル
          ↓効果を確認
        改めて植え込み術

（脳刺激療法）
```

図1　当科での幻肢痛に対する治療の流れ

表7　求心路遮断性疼痛でのSCSの治療効果（複数の疾患を含む）

年代	報告者	症例数	有効率（%）	長期有効率（%）
1989	Meglio M	41	40～66.6	20～60
1992	Ohta	4	100	25
1996	河井	16	69	
1998	Kumar K	189	59	25

表8　幻肢痛に対するSCSの治療効果

年代	報告者	症例数	有効率（%）
1978	Miles J	12	83.3
1980	Krainick JU	64	52.4→5年後39%
1991	Simpson	4	75
1991	Siegfriend	19	68.3
2001	森本　蔵	6	66.6

2　腕神経叢引き抜き損傷

Pivaら[29]は，SCSを植え込んだ腕神経叢引き抜き損傷の4症例を対象に9カ月のフォローアップを施行したところ，経過とともに視覚アナログ尺度（VAS）が植え込み直後より改善したと報告している。また本邦でも，3年後も経過良好である2症例を鳥羽ら[30]が報告している。

3　脊髄損傷

脊髄損傷のSCSによる除痛効果は，報告者によって異なる。本邦では桜井ら[31]が胸髄損傷の4症例にSCSを施行し，80%以上の除痛と日常生活能（ADL）および生活の質（QOL）の改善が認められたと報告している。しかし，15症例を6

カ月以上経過観察した Meligo ら[32]の報告では,有用性が認められたのは3症例のみであった。脊髄損傷の場合には,脊髄視床路の入力が視床で遮断されているため,SCSによる脊髄後索内側毛様帯への入力は痛みの増悪にもつながる危険があり,視床より上位で刺激を行う必要があるが,痛みが筋攣縮に起因する場合には有用であろうと考えられている[9]。また,分節性で脊髄後索が障害されていない脊髄損傷に有効であるとする考え方もある[33]。

4 脳卒中後疼痛（視床痛）[33]

平[33]がまとめた治療効果を表9に示す。有効性には,報告によりかなり差異が認められる。GABA-B 受容体作動薬であるバクロフェンが中枢性疼痛の治療薬として使用されているが,SCSも脊髄腔内のGABA放出の促進に関与している。したがって,平[33]はSCSが上行性の疼痛抑制行うとともに,末梢からの感覚入力を変化させることにより中枢性疼痛に対して除痛効果を発揮していると考えており,また視床痛では運度麻痺のない下肢症例において,有効性が得られやすいとも推察している。

5 われわれの治療成績

前述したように deafferentation pain との分類があまり用いられなくなり,peripheral または central neuropathic pain と分類されるようになり,さらに多数の疾患が neuropathic pain の中に含まれるようになった。しかし,その中でも以前求心路遮断性疼痛の範疇に分類されていた疾患は,種々の治療に抵抗性のことが多く,またSCSの治療効果を得られるのも困難な症例を経験している。

当科では,トライアル期間は1週間として,治

表9 脳卒中後の中枢性疼痛に対する脊髄硬膜外刺激の報告

報告者	年度	症例数	有効症例
堀ら	1982	1	1
Tasker ら	1911	11	0
Simpson	1911	10	6
安藤ら	1992	7	5
穂苅	1992	6	2
宇野ら	1993	2	1
平ら	2000	15	3
		52	18（35％）

（平 孝臣．中枢神経障害に起因した痛みに対する硬膜外脊髄刺激療法の臨床成績．ペインクリニック 2000 ; 21 : 533-40 より引用）

療効果の有無に関係なく全症例1週間後にはリードを抜去し,植え込むメリットとデメリットも含めて,植え込む価値があるか否かの判断をする時間的な経過を経たのちに,希望する患者にのみ植え込み術を施行している。

なお,SCS以外にも求心路遮断性疼痛の治療法のひとつとして,大脳皮質運動野刺激や脳深部刺激療法があることも患者には説明している。しかし,片山ら[34]が報告しているように,特に中枢性疼痛の治療の本体が遮断レベルの上位に絶え間なく進む異常な神経回路の再構築との戦いであるとすれば,これを上位に広げてしまわないことも重要である。したがって,SCSの除痛効果を確かめるべきと考えている。

当科で,1994年以降SCSのトライアルを施行した42名の患者のうち,治療効果の記載がなかった頸椎術後の1症例を除く41名についての疾患の内訳と,トライアルの効果,植え込み患者数などを表10にまとめた。

トライアルの効果が,50％以上に認められた疾患は,複合性局所疼痛症候群（CRPS）タイプ1ならびにタイプ2,FBSS,血管病変,帯状疱疹後神経痛（PHN）,開胸術後疼痛であり,その中でも血管病変〔閉塞性動脈硬化症（ASO）2名とPSSによる下肢血流障害1名〕では,症例数は少

表10 当科のSCS施行疾患と治療効果

疾　　　患	症例数	トライアルの効果 (＋) (±) (－)	植え込み施行数	1年以上有効症例
CRPS タイプ1	3	2　0　1	2	1
CRPS タイプ2	4	3　1　0	3	3
FBSS	9	5　0　4	5	5
頸椎術後痛	4	1　0　3	1	1
血管病変	3	3　0　0	3	3
PHN	4	3　0　1	2	2
脳・脊髄梗塞	3	0　0　3	0	／
腕神経叢引き抜き損傷	3	2　0　1	1	1
幻肢痛	2	0　0　2	0	／
開胸術後痛	2	2　0　0	1	0
末梢神経損傷	2	1　1　0	1	1
そのほか	2	1　0　1	0	／

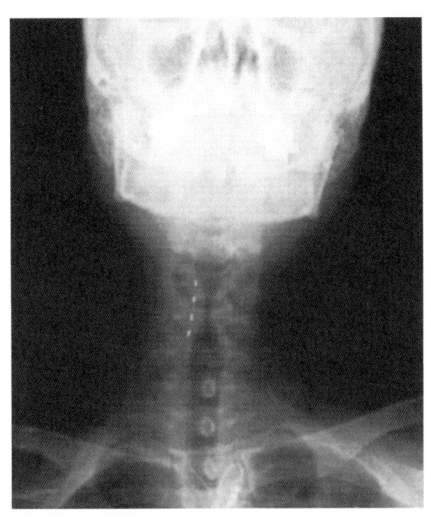

写真1　腕神経叢引き抜き損傷の除痛

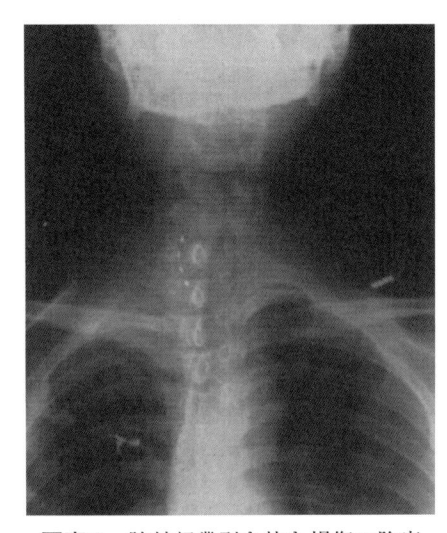

写真2　腕神経叢引き抜き損傷の除痛

ないが100％の有効率で，全症例植え込み術を受けており，長期効果も良好であった．それに比較すると，脳・脊髄梗塞と幻肢痛は，トライアル時に除痛効果が得られた症例は0％であり，頸椎術後痛も4名中1名のみの効果にとどまっていた．また，腕神経叢引き抜き損傷では，引き抜き損傷の部位や程度によって，電極リード先端をC3〜4まで挿入して脊髄刺激を行うことで除痛が得られた症例（写真1）と，引き抜かれた部位での神経根刺激を行うことで除痛が得られた（写真2）症例があり，2つの除痛パターンを経験した．

【参考文献】

1) 木村邦夫．Deafferentation Pain Syndrome．ペインクリニック 1985 ; 6 : 367-75.
2) 齋藤洋一，山本和己，吉峰俊樹．求心路遮断痛の頻度と疼痛の現状―全国労災病院アンケート調査報告―．PAIN RESARCH 2001 ; 16 : 34-41.
3) Nikolajsen L, Jensen TS. Phantom pain. Br J Anaesth 2001 ; 87 : 107-1162.
4) Baron R, Wasner, Linder K. Optimal treatment of phantom limb pain in the elderly. Drugs Aging 1988 ; 12 : 361-76.
5) Kooijman CM, Dijkstra PU, Geertzen JHB, et al. Phamtom pain and phantom sensations in upper limb amputees : an epidemiological study. Pain 2000 ; 87 : 33-41.
6) 井関雅子，宮崎東洋．幻肢痛の薬物療法．ペインクリニック

7) 井関雅子. 腕神経叢引き抜き損傷. 小川節郎編. 整形外科疾患に対するペインクリニック――一歩踏み出した治療―. 東京：真興交易医書出版部；2003. p.153-63.
8) 山本隆充, 片山容一. 中枢性疼痛の臨床像（特集；中枢性疼痛の治療）. ペインクリニック 1998；19：827-31.
9) 前島貞裕. 脊髄損傷（脊髄病変による難治性疼痛）. ペインクリニック 2001；22：318-24.
10) Andersen G, Vestergaard K, Ingeman-Nielsen M, et al. The incidence of central post-stroke pain. Pain 1995；61：187-93.
11) Bowsher D. The management of central post-stroke pain. Postgrand Med J 1995；71：598-604.
12) 森脇克行, 弓削孟文. 中枢性疼痛の薬物療法. ペインクリニック 1998；19：832-9.
13) Egbunike G, Chaffee BJ. Antidepressant in the management of chronic pain syndromes. Parmacotherapy 1990；10：262-70.
14) Baillie JK, Power I. The mechanism of action of Gabapentin in neuropathic pain. Curr Opin Investig Drugs 2006；7：33-9.
15) Canavero S, Bonicalzi V. Lamotrigine control of central pain. Pain 1996；68：179-81.
16) Ben Abraham R, Marouani N, Weinbroum AA. Dextromethorphan mitigates phantom pain in cancer amputees. Ann Surg Oncol 2003；10：268-74.
17) Maier C, Dertwinkel D, Mansourian N, et al. Efficacy of the NMDA-receptor antagonist memantine in patients with chronic phantom limb pain-results of a randomized double-blinded, placebo-controlled trial. Pain 2003；103：277-83.
18) Mystakidou K, Rarpa E, Tsilika E, et al. Long-term management of noncancer pain with transdermal therapeutic system-fentanyl. J Pain 2003；4：298-306.
19) 森本昌宏, 蔵 昌宏. 脊髄電気刺激療法（特集；幻肢痛に対する神経刺激治療の現状）. ペインクリニック 2001；22：753-9.
20) 河井秀夫, 藤沢桂樹, 山本浩司ほか. 脊髄損傷および腕神経叢損傷患者の難治性疼痛に対する硬膜外脊髄電気刺激法. 日整会誌 1996；70：S101.
21) Kumar K, Toth C, Nath RK, et al. Epidural spinal cord stimulation of chronic pain-some predictors of success. A 15-year experience. Surg Neurol 1998；50：110-20.
22) Meglio M, Cioni B, Prezioso A, et al. Spinal cord stimulation（SCS）in deafferentation pain. Pacing Clin Electrophysiol 1989；12：709-12.
23) 太田 穣, 岩崎喜信, 阿部 弘ほか. 髄内病変による中枢性疼痛に対する脊髄硬膜外刺激. 脳神経外科 1992；20：147-52.
24) 村川和重. 硬膜外脊髄刺激法が役立つのはどのような疼痛患者なのか―適応と選択基準について―. ペインクリニック 2000；21：508-15.
25) Miles J, Lipton S. Phantom limb pain treatmented by electrical stimulation. Pain 1978；5：373-82.
26) Krainick JU, Thoden U, Riechert T. Pain reduction in amputees by long-term spinal cord stimulation. Long-term follow-up study over 5 years. J Neurosyrg 1980；52：346-50.
27) Simpson J. Therapeutical neurostimulation in 60 cases of intractable pain. J Neurosurg Psychiatry 1999；54：196-9.
28) Sigefiried J, Cetinalp E. Neurosurgical treatment of phantom limb pain : a survey of methods. In : Sigefiried J, Zimmerman M, editors. Phantom and stump pain. Berlin : Springer-Verlag；1981. p.148-55.
29) Piva B, Shaladi A, Saltari R, et al. Spinal cord stimulation in the management of pain from brachial plexus avulsion. Neuromodulation 2003；6：27-31.
30) 鳥羽茂幸, 萩原正洋, 中土幸男. 硬膜外脊髄通電が奏功した腕神経叢損傷疼痛の2症例. 関東整災誌 1993；24：182-6.
31) 桜井 隆, 北の継弐, 萩野 洋. 脊髄損傷患者の疼痛のコントロール. 埋込み式硬膜外脊髄電気刺激の効果. リハビリテーション医学 1991；28：834.
32) Meligo M, Cioni B, Rossi GF. Spinal cord stimulation in the management of chronic pain. A 9-year experience. J Neurosurg 1989；70：519-24.
33) 平 孝臣. 中枢神経障害に起因した痛みに対する硬膜外脊髄刺激療法の臨床成績. ペインクリニック 2000；21：533-40.
34) 片山容一. 中枢性疼痛に対する脳脊髄刺激療法. ペインクリニック 1998；19：840-4.

井関　雅子

IX-2 適応と考えられる疾患

B 帯状疱疹後神経痛発症予防のための puncture trial ─ temporary spinal cord stimulation ─

― はじめに ―

　本邦における脊髄電気刺激療法（spinal cord stimulation：SCS）は近年飛躍的な進歩を遂げ，刺激装置植え込み症例数は年々増加している．とりわけ経皮的に刺激電極を留置する試験刺激法（puncture trial）の普及は，手技が容易で感染などのリスクが低いため，SCS発展の大きな一助となっている．

　また，帯状疱疹に関連した痛みは，ペインクリニック領域ではもっとも診察する機会が多い疾患のひとつである．治療の原則は，神経ブロックを含めた集学的治療によって早期の疼痛寛解を達成することで，難治性疼痛疾患である帯状疱疹後神経痛への移行を予防することにある．

　本稿では，持続硬膜外ブロックからの離脱が困難な帯状疱疹遷延痛の症例に対して，短期的な脊髄刺激療法による疼痛治療について，筆者らの臨床経験と研究成果を含めて紹介する．

I temporary spinal cord stimulation

1 概論

　SCSにおける試験刺激の目的は，刺激発生装置植え込みによる慢性刺激を適応するかを判定することである（III-1 puncture trial 参照）．しかしながら，比較的早期発症の神経因性疼痛（帯状疱疹遷延痛など）の中には，2週間前後の試験刺激により鎮痛効果の延長や，疼痛の寛解を認める症例が存在する．つまり，刺激発生装置植え込みによる慢性刺激のSCSだけでなく，経皮的な電極留置（puncture trial）による短期間のSCSでも，有効な疼痛治療法となりうることが示唆された．筆者らは，これを"temporary SCS"と名付けて臨床の疼痛治療に適応している[1]．

　temporary SCSは，神経ブロック療法と比して，24時間連続，かつ安定した鎮痛効果の獲得が可能である．本稿で紹介する帯状疱疹遷延痛のように，迅速な疼痛緩和が必要とされている疾患では，持続硬膜外ブロックの効果が不十分な場合や離脱が困難な場合に，有用な鎮痛法となる可能性がある．

2 鎮痛機序

　神経因性疼痛モデルにおける研究で，SCSはアロディニアや自発痛の原因となる脊髄後角（wide dynamic range：WDR）ニューロンの興奮抑制作用や，後索より始まる逆行性刺激による末梢ニューロンから起こる疼痛刺激を抑制することが知られている[2,3]．temporary SCSの鎮痛機序は，このような疼痛抑制機構が短期間で強力に作用し，末梢ニューロンおよび脊髄後角レベルにおいて形成されつつある疼痛メカニズムの急激な正

常化が生じるためと考えられる．

*適 応

SCSは，神経因性疼痛と虚血性疼痛に対して高い鎮痛効果を呈することが知られている．なかでもtemporary SCSの適応となる症例は，疼痛メカニズムの改善が期待できる，つまり中枢性感作や神経の可塑性変化が完成する前の段階にある，発症より比較的早期の神経因性疼痛が望ましい．同様の理由で，疼痛の寛解と再燃を繰り返すような神経因性疼痛に対する，増悪期の疼痛治療としても有効であると考える．一方で虚血痛は，疼痛の改善につながる潰瘍治癒や血管新生には慢性刺激による長期間の疼痛治療が必要であることが多いため，短期間のSCSであるtemporary SCSは適応となりにくい．

II 帯状疱疹に関連した痛み

帯状疱疹は，水痘・帯状疱疹ウイルス（varicella zoster virus：VZV）の回帰感染によって引き起こされる．日本人の20％が罹患し，小水疱の皮疹と神経炎によるさまざまな痛みが主症状となる．特に帯状疱疹に関連した神経因性疼痛は，10％が不可逆性の神経変性疾患である帯状疱疹後神経痛（postherpetic neuralgia：PHN）へと移行するため，発症早期における十分な疼痛治療がもっとも重要となる．筆者らの施設では，PHNへの移行率が高いとされている①高齢者，②免疫抑制が強い場合，③VZVの感染力が強い場合，④痛みによる不眠を呈する症例に対しては，入院による神経ブロック療法を中心とした疼痛治療を積極的に行っている．以下に帯状疱疹に関連した痛みについてまとめた（表1）．

1 帯状疱疹痛

帯状疱疹痛は，帯状疱疹発症から約1～2週間の皮疹が消退するまでの痛みである．その病態は，ウイルス性神経炎による神経因性疼痛と，皮膚炎による侵害受容性疼痛が混在している．疼痛治療の第一選択は，非ステロイド性抗炎症薬を中心とした薬物療法であり，鎮痛効果が乏しい症例では，神経ブロックの併用が効果的である．

2 帯状疱疹遷延痛

帯状疱疹遷延痛は，皮疹が消退後も遷延する痛みであり，帯状疱疹罹患2～3週間後より3カ月までに発生することが多い．痛みの病態は，侵害受容性疼痛が軽減し神経因性疼痛の因子が増大する．疼痛治療は，薬物療法に抵抗性するため神経ブロックが中心となる．また，この時期に十分な疼痛治療を行い，PHNの発症を予防することが大切である．

表1 帯状疱疹関連痛に対する痛み

帯状疱疹	帯状疱疹遷延痛 temporary SCS	帯状疱疹後神経痛
侵害受容性疼痛 + 神経因性疼痛	神経因性疼痛 + 侵害受容性疼痛	神経因性疼痛 + 心因性疼痛

3 PHN

PHNは，帯状疱疹発症より3カ月以上経過しても持続する疼痛であり，代表的な慢性疼痛疾患のひとつである。痛みの病態は，不可逆性の神経変性による中枢性感作や求心路遮断性疼痛といった多様な神経因性疼痛となる。さらに慢性疼痛特有の心因性要因が加わることにより，痛みはさらに複雑化する。神経ブロック療法から心理療法といったさまざまな治療に抵抗するため，疼痛の寛解はきわめて困難である。

したがって現在においても，帯状疱疹に関連した痛みの治療原則は，発症より早期に十分な疼痛治療を行い，PHNの発症を予防することである。

III 帯状疱疹に関連した痛みとSCS

帯状疱疹に関連した痛みに対するSCSの有効性の評価は，臨床における実績が乏しく統一した見解には至っていない。とりわけ多彩な神経因性疼痛の病態を呈するPHNは，SCSの有効率が約20〜60%と報告[4)5)]されており，現時点での評価は困難である。将来的にSCSの正しい評価を行うためには，PHNの病態をアロディニアや知覚低下といった個々の症状に細分化して検討することが望ましい[6)]。一方で，有効性を認めたPHN症例に対するSCSの長期予後は80%以上と安定しているため，SCSの適応に際してはpuncture trialによる適切な効果判定が重要となってくる。

また，帯状疱疹痛や帯状疱疹遷延痛に関する報告は，帯状疱疹罹患後2カ月以内の4症例に対して，すべての症例でpuncture trialによる鎮痛効果を認めた報告[7)]のみがあり，本稿で述べる帯状疱疹遷延痛に対するtemporary SCSを含めて，今後さらなる経験と検討が求められている。

IV 帯状疱疹遷延痛に対するtemporary SCS

兵庫医科大学ペインクリニック部で行っている帯状疱疹遷延痛に対するtemporary SCSについて紹介する。

1 対　象

帯状疱疹発症より1カ月以上経過している症例の中でも，以下の2点を満たす症例を対象としている。

❶薬物療法（オピオイド，ケタミン，Naチャネルブロッカーなど）に抵抗する持続痛を有する場合。

❷temporary SCSに先行して，持続硬膜外ブロックによる鎮痛が施行されているが，鎮痛効果が一時的でブロックからの離脱が困難であるか，血圧低下や尿閉などの合併症のためブロックの継続が困難である場合。

すべての帯状疱疹遷延痛の症例に対してtemporary SCSを行うのではなく，薬物療法に抵抗し，持続硬膜外ブロックからの離脱が困難な症例が対象となる。

2 方法 (図1)

1) 持続硬膜外ブロックと薬物療法

入院加療の対象となるような重症帯状疱疹遷延痛では，侵害受容性疼痛や激しい電撃痛を呈することが多く，SCS単独の加療では十分な鎮痛効果を期待できない。このような症例に疼痛治療の第一段階として，持続硬膜外ブロックと薬物療法を2〜3週間十分に行うことで疼痛の軽減を試みる。

図1 兵庫医科大学ペインクリニックにおける帯状疱疹遷延痛に対するtemporary SCSの診療の流れ

2) temporary SCS

a. 刺激電極挿入（図2，図3）

　脊髄刺激の方法は，全症例で侵襲度の低いpuncture trialを選択している。硬膜外腔への穿刺は，帯状疱疹罹患部位より1～2椎間尾側より施行する。刺激電極の留置は，罹患部位より2～3椎体頭側より刺激を開始し，電極を引き抜きながら微調整を繰り返し，もっとも低い電圧で罹患部位に刺激感を得た部位を最適位置とした。

　一般的にSCSは，躯幹部（胸髄神経レベル）に刺激感を得るのは困難である。しかしながら，帯状疱疹遷延痛におけるtemporary SCSでは，躯幹部であっても刺激感を獲得することが可能なことが多い。また，後索障害による知覚低下が著しい場合は，SCSによる刺激感を得ることが難しく，その上下の神経レベルで，刺激を挟み込んで行える部位に刺激電極を留置するとよい。刺激電極の挿入手技は容易であるが，適切な部位に適切な刺激を得るには高度な経験と考察を要する。

b. 刺激方法

　体外式刺激発生装置（スクリーナ）による刺激

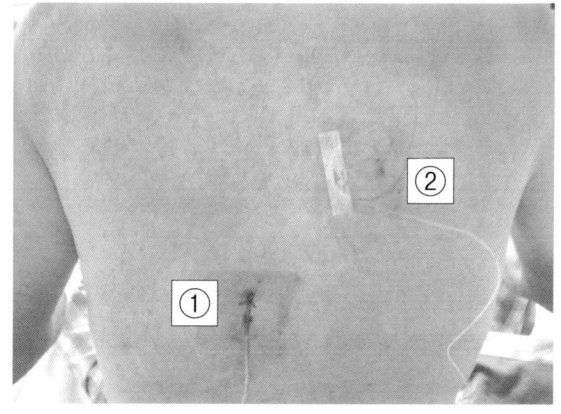

図2 第5胸椎レベルの帯状疱疹遷延痛に対するtemporary SCS
　74歳，男性。VZV発症1カ月後に当科初診。2週間持続硬膜外ブロック施行したが，効果不十分のためtemporary SCSを施行した。
　①T7/8より脊髄刺激電極を挿入，②T5/6より持続硬膜外ブロックを施行中

は，基本的に自己で調節を行う。刺激時間は，1時間の連続刺激を最低1日に4時間以上施行し，刺激による疼痛の増悪や，刺激による不快感がなければ可能なかぎり連続して刺激を行う。temporary SCSの施行期間は，2週間程度で鎮痛効果を評価し，①治療の延長を行う，②慢性刺激に

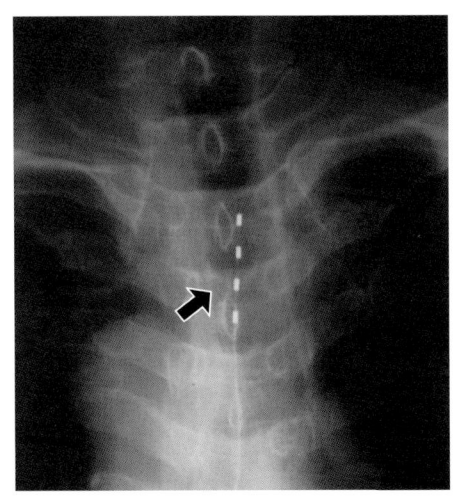

図3 第4胸椎レベルの帯状疱疹遷延痛に対する temporary SCS（X線写真）
刺激電極先端を T2 レベルに留置

よる SCS を適応する，③治療を終了する，のいずれかを選択する（図4）。

3 治療成績に関する研究[8]

患者：胸髄神経節レベルの知覚低下を伴う帯状疱疹遷延痛患者で，持続硬膜外ブロックより離脱困難な8症例を対象とした。

方法：temporary SCS を施行し，その鎮痛効果を後向きに研究した。

結果：
❶患者背景（表2）
❷鎮痛効果（図5）

temporary SCS により視覚的評価尺度（visual

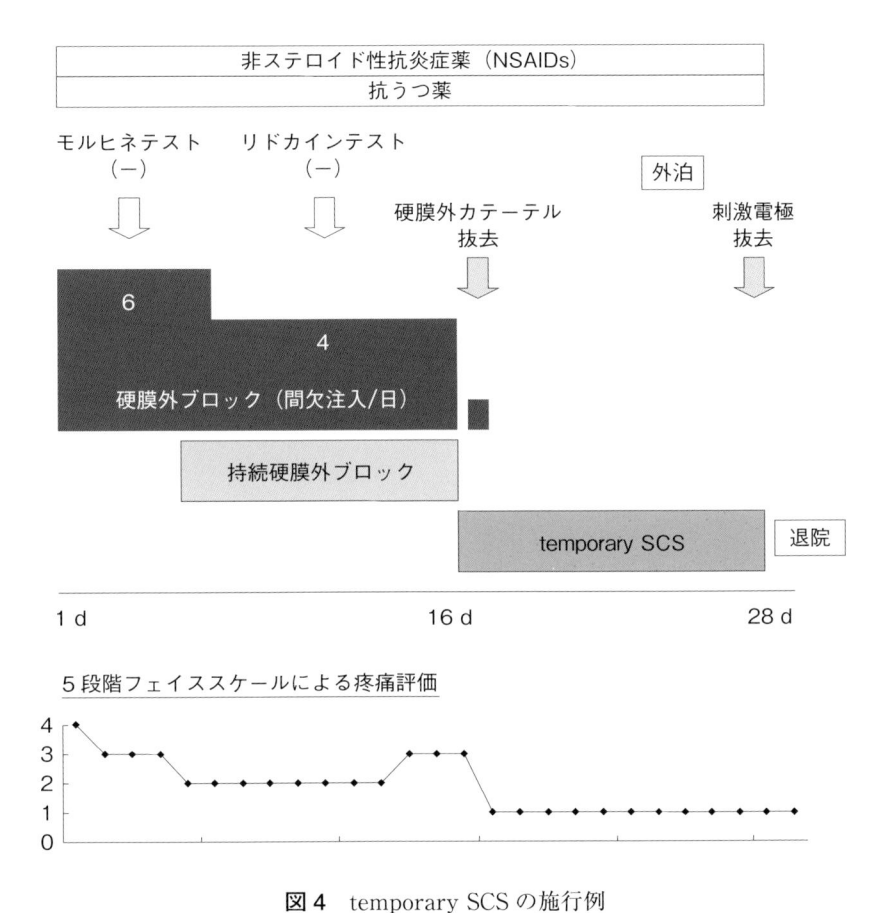

図4 temporary SCS の施行例
71歳，女性。VZV 発症より 40 日目で当科を受診し，28 日間の入院加療による疼痛管理を行い退院となった。

IX 疼痛疾患に対する脊髄電気刺激療法

表2 temporary SCS 治療成績（患者背景）

n=8	年齢(歳)	性別	レベル	知覚低下	VZV罹患期間(日)	SCS期間(日)	持続硬膜外ブロック評価 鎮痛効果不十分	血圧低下	尿閉
1	59	F	T3	3/10	36	14	+		+
2	75	M	T10	0/10	68	23		+	+
3	73	M	T4	5/10	45	8	+	+	
4	76	M	T4	4/10	43	13		+	
5	60	F	T10	5/10	30	14	+		
6	75	M	T4	7/10	70	20	+		
7	74	F	T5	3/10	30	10			+
8	71	M	T4	5/10	60	15	+		+

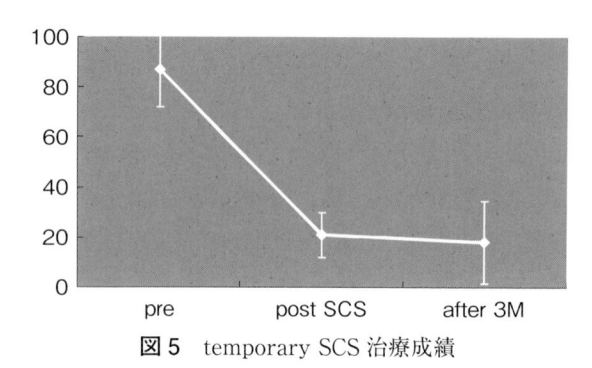

図5 temporary SCS 治療成績

表3 temporary SCS と持続硬膜外ブロックとの比較

	temporary SCS	持続硬膜外ブロック
適応となる痛み	神経因性疼痛	神経因性疼痛 侵害受容性疼痛 虚血性疼痛
効果	安定	不安定
感染	低い	高い
筋力低下	−	+
血圧低下	−	+
尿閉	−	+
費用	高い	安い

analogue scale：VAS）は，平均 85.5 mm から 21.9 mm へと有意に低下した．また，施行後3カ月を経過しても，VAS は 18.0 mm と低く，PHN へと移行した症例はなかった．

結語：持続硬膜外ブロックより離脱困難な帯状疱疹遷延痛に対する temporary SCS は，有効な鎮痛方法であり，PHN の予防に役立つ．

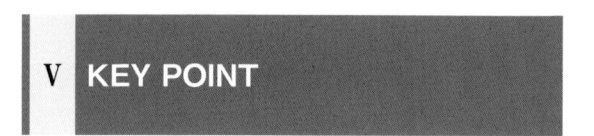

V KEY POINT

1 持続膜外ブロックと比較して (表3)

temporary SCS の利点は，運動神経遮断による安静を必要とせず，尿閉や交感神経遮断による血圧の低下を合併することがないため，ハイリスク症例にも適応可能である．また，局所麻酔薬の注入は不安定で，感染のリスクを増大させるが，temporary SCS は X 線透視下に刺激電極を留置するため，安定した鎮痛効果の獲得が可能である．

一方，temporary SCS の欠点は，神経因性疼痛にのみ有効であるが，持続硬膜外ブロックは侵害受容性疼痛を含む，あらゆる疼痛に有効である．経済性の面でも，temporary SCS は，持続硬膜外ブロックと比して大きく劣る．

2 問題点

帯状疱疹遷延痛は，PHN へと移行する可能性が高く，十分な疼痛治療を必要とする疾患である．しかしながら，軽症な場合で神経ブロックなどにより，2〜4週間で疼痛が寛解することがある．つまり，temporary SCS の適応に際しては，痛みが遷延するか，寛解するか，の見極めが大切で

あり，安易な適応は可能なかぎり回避するのが望ましい。

― ま と め ―

temporary SCSは，薬物療法や神経ブロック療法と併用することで，相乗効果を発揮する鎮痛法である．帯状疱疹遷延痛のように，さまざまな疼痛が混在する疾患の治療には有用な鎮痛法となる．

【参考文献】

1) 柳本富士雄，森山萬秀，村川和重．CRPS以外の疼痛に対する脊髄刺激療法．ペインクリニック 2005；26別冊秋号：283-91.
2) 宇野武司．硬膜外刺激電極療法に与えられた今後の課題．ペインクリニック 2000；21：499-507.
3) Yakhnitsa V, Linderoth B, Meyerson BA, et al. Spinal cord stimulation attenuates dorsal horn neuronal hyperexcitability in a rat model of mononeuropathy. Pain 1999；79：223-33.
4) Meglio M, Cioni B, Prezioso A, et al. Spinal cord stimulation (SCS) in the treatment of postherpetic pain. Acta Neurochir Suppl 1989；46：65-6.
5) Kumar K, Toth C, Nath RK. Spinal cord stimulation for chronic pain in peripheral neuropathy. Surg Neurol 1996；46：363-9.
6) Rowbotham MC, Peterson KL, Fields HL. Is postherpetic neuralgia more than one disorder? Pain Forum 1998；7：231-7.
7) Harke H, Gretenkort P, Ladleif HU, et al. Spinal cord stimulation in postherpetic neuralgia and in acute herpes zoster pain. Anesth Analg 2002；94：694-700.
8) Moriyama K, Yanamoto F, Murakawa K, et al. The effect of temporary spinal cord stimulation for prolonged herpetic pain. 8th AOSRA. Chiba, 2005.

柳本富士雄，村川　和重

IX-2
適応と考えられる疾患

C 複合性局所疼痛症候群（CRPS）

I 疾患の概略

1 疾患の定義

複合性局所疼痛症候群（complex regional pain syndrome：CRPS）との概念は，1994年に国際疼痛学会（International Association of Study of Pain：IASP）が提唱した[1]。type I, type II に分類され，前者が従来の反射性交感神経性ジストロフィ（reflex sympathetic dystrophy：RSD），後者がカウザルギー（causalgia）に相当する。発症契機からみて不釣合いな自発痛，アロディニア，痛覚過敏と，罹患部位の浮腫，皮膚血流の変化，発汗の異常で規定される。

カウザルギーは，銃撃後の激烈な痛みをMitchell[2]が命名した。その後，交感神経機能亢進による浮腫，腫脹，発汗，組織萎縮が本態であるとして，RSDという呼称が生まれた[3]。causalgiaとRSDの定義に混乱があったが，1986年IASPは"外傷後に交感神経過緊張を伴って四肢に起こる持続疼痛"のうち，"太径神経または主分枝の損傷に由来するもの"をカウザルギー，"神経損傷が明らかでないもの"をRSDと規定した[4]。

発症機序について，古くは悪循環説[5]がある。末梢侵害受容器から求心刺激が脊髄に入力すると，交感神経と運動神経が刺激される。交感神経の興奮により血管収縮，運動神経の興奮により筋痙縮が起こる。その結果，局所は虚血に陥り，発痛物質が蓄積して痛みが強まる。すると，交感神経，前角神経の興奮もさらに増強され……との悪循環が持続し，長期の循環障害が組織萎縮をもたらす（＝交感神経性ジストロフィ）。しかし，この説ではアロディニアは説明できない。

Roberts[1]は，広作動域（wide dynamic range：WDR）ニューロン説を提唱した。外傷により侵害受容C線維が興奮すると，脊髄後角のWDRニューロンが過敏化する。Aβ線維の刺激（触覚）によってWDRニューロンが興奮する，すなわち触刺激により痛み（アロディニア）が生じる。また，交感神経遠心路と知覚線維にも連絡が成立し，交感神経の興奮でWDRニューロンが興奮し痛みを起こす。このように，交感神経の緊張状態が痛みを持続させると考え，交感神経依存性疼痛（sympathetically maintained pain：SMP）と命名した。

しかし"sympathetic"でない症例や，"dystrophy"がない症例など，さまざまな異型が認識され，皮膚温の変化や発汗異常が交感神経の活動亢進から発生することを示す確かな根拠もない[7]。SMPは発症機序として提唱されたが，現在は交感神経ブロックやフェントラミンテストで軽減する疼痛をSMPと呼ぶにとどまっている[8]。交感神経ブロックで軽減しない疼痛や，増悪する

表1 CRPSの診断基準

type I（2. 3. 4. 必須）
1. きっかけとなった侵害事象の存在。
2. 侵害事象に不釣合いな自発痛，アロディニア，痛覚過敏．ただし単一末梢神経の支配領域に限局する必要はない。
3. 病期のいずれかの時期に疼痛部位の浮腫，皮膚血流の変化，発汗の異常あり。
4. 疼痛の程度および機能不全の原因が他の理由で説明できる場合は除外．

type II（1. 2. 3. 必須）
1. 四肢の比較的大きな神経の損傷後に生じる持続痛，アロディニア，痛覚過敏．ただし損傷神経の支配領域に限局する必要はない。
2. 病期のいずれかの時期に認められる疼痛部位の浮腫，皮膚血流の変化，発汗の異常。
3. 疼痛の程度および機能不全の原因が他の理由で説明できる場合は除外．

（Merskey H, Bogduk N. Classification of chronic pain. 2nd ed. Seattle : IASP press ; 1994 より引用）

疼痛も存在し，それぞれ交感神経非依存性疼痛（sympathetically independent pain : SIP），ABC症候群（angry backfiring C-nociceptor syndrome）[9]と呼ばれる。

このように，RSDとの名称は，発症メカニズムが未解明であるにもかかわらず，本疾患が"交感神経性"の"ジストロフィ"であるとの誤解を生じるといった認識を踏まえて[10]，IASPの1994年の定義が提唱された。

CRPS診断基準[1]を表1に示す。

なお，本基準が提唱されて10年以上が経過したが，感度が高いかわりに特異性が低い，運動機能障害も基準に含めるべきである，などの批判がある[11]。

2 臨床症状と発症機序

原因は，骨折，捻挫，手術，穿刺，ギプス固定などさまざまで，正中神経，尺骨神経，橈骨神経，伏在神経，腓骨神経，脛骨神経などに発生する。

症状は多彩であるが，侵害事象後の自発痛，アロディニア，痛覚過敏と，病期のいずれかに自律神経機能異常（浮腫，皮膚血流の変化，発汗の異常）があれば1994年の基準を満たす。RSDの診断基準はいくつか提唱されているが，Gibbonsらのスコアー[12]は，IASP基準に皮膚・体毛・骨の萎縮性変化と，交感神経ブロックの有効性が加わった形になる。

自発痛は，脱髄部においてNaチャネルが増加し，自発性発火が起こるためと考えられている[13]。脱髄部で漏電（cross talk, ephaps）が起こり，太いAβ線維（触覚）と細いC線維（痛み）の短絡がアロディニアを生じる。また，脊髄後角でも，正常ではIII層より深部に入力するAβ線維が，神経損傷後はI・II層へと発芽してC線維と交通する[14]。一次知覚ニューロンからの持続的な疼痛入力は，脊髄後角細胞を過敏化（central sensitization：中枢性感作）するが，この現象にはN-メチル-D-アスパラギン酸（N-methyl-D-aspartate : NMDA）受容体の活性化が深く関与している[15]。

古典的なRSD病期分類[16]によれば，第1期（acute stage）は交感神経も障害される時期で，疼痛以外に患部の熱感，発赤，浮腫が見られる。疼痛は激しく持続的で，損傷神経の範囲を越えて拡大する。第2期は異栄養期（dystrophic stage）で，交感神経活動が亢進し，皮膚温の低下，色調の悪化，発汗過多，皮膚・筋の萎縮，体毛・爪の発育遅延，関節の運動制限，筋力低下，骨萎縮像などが見られる。第3期は萎縮期（atrophic stage）で，交感神経は過緊張状態にあり，皮膚・筋・骨などの萎縮は著明かつ非可逆的になり，疼

痛は耐えがたく，日常生活能（ADL）は著しく障害される。

　交感神経の関与を裏付ける知見として，脱髄部でのα_2アドレナリン作動性受容体の発現[17]や，神経損傷後に後根神経節に交感神経線維が発芽する現象[18]が知られている。しかし，臨床的に早期症例に見られる浮腫，腫脹，発赤，疼痛などは神経因性炎症[19]で説明可能であり，消炎鎮痛薬やステロイドが有効である。また，慢性症例においても交感神経機能はむしろ低下しており，皮膚温の低下などは，除神経後のカテコラミン感受性亢進などによるものと考えられている[20]。

　運動機能障害の頻度も多く，筋力低下，筋痙攣，振戦，dystonia，関節拘縮などがある[21]。近年，慢性疼痛患者の脳内では，感覚や運動の高次処理が変化しているとの報告が相次ぎ，CRPS の疼痛や運動障害の発症機序に中枢神経系の変化が示唆されている[22]。

　疼痛は客観的評価が難しく，電気生理学検査でも神経損傷を証明できないことが多い。抑うつ，不安などの精神的問題を併発し，これらがまた痛みを増強させるが，CRPS と精神疾患の関連は否定されており[23]，診断基準に合致する他覚所見があれば，CRPS と診断して治療を開始する。

II 従来の治療法

1 理学療法

　CRPS（RSD）の治療の主眼は，理学療法を粘り強く継続して，骨，筋，関節の機能を回復させることである[24]。しかし運動療法が施行できる症例は，軽症である可能性がある[21]。重症例は痛みが強く，理学療法が痛みを増強するので，リハビリテーションは容易に進まない。したがって，痛みの治療と理学療法の並行が必要となる。

2 交感神経ブロック，交感神経遮断術

　RSD には，交感神経ブロックは必須の治療法であった。現在は，フェントラミンが有効な SMP は交感神経ブロックの適応となるが，CRPS 全症例が適応とは考えられていない。

　上肢の CRPS（SMP）には，星状神経節ブロックや高位胸部交感神経節ブロックを，下肢では，腰部硬膜外ブロックや腰部交感神経節ブロックを行う[25]。神経破壊（神経破壊薬，高周波熱凝固法）や，外科的遮断術（観血的，胸腔鏡下）も試みられる[26]が，交感神経破壊により侵害受容器のカテコラミン感受性が高まるため，望ましくないとする見解[27]もある。

3 局所静脈内交感神経ブロック

　簡便な交感神経遮断法として，局所静脈内交感神経ブロックがある。これは駆血した患肢の静脈内に，局所麻酔薬，交感神経遮断薬（レセルピン，グアネチジンなど）を投与する方法であるが，近年，プラセボと有意差を認めないとする報告[28]が多い。

4 体性神経ブロック

　交感神経ブロックよりも，硬膜外ブロックが有効であるという報告[29]がある。神経根ブロックや，末梢知覚神経ブロック[30]も行われる。

5 薬物療法

　早期の浮腫，腫脹などに，消炎鎮痛薬や副腎皮質ステロイド薬[31]が有効である。急性期の浮腫は，局所静脈内への副腎皮質ステロイド薬の投与が有

効なことが多いが，有意差はないとする報告[32]もある。

自発痛にNaチャネルが関与する可能性より，Naチャネル遮断薬が試みられる。抗痙攣薬（カルバマゼピンなど）と，抗不整脈薬（リドカイン[33]，メキシレチンなど）である。脊髄後角の感作に関与するNMDA受容体の拮抗薬（ケタミン[34]，デキストロメトルファンなど）も臨床応用されている。

抗うつ薬（三環系，SSRI）は，セロトニンやノルアドレナリンの再取り込みを抑制し，下行性抑制系を賦活して鎮痛作用を示す。慢性疼痛に随伴して抑うつ傾向を呈する患者も多く，有効性が高い薬物とされる[35]。

欧米では，CRPSに対して早くから麻薬性鎮痛薬が用いられてきた[36]。本邦でも近年，使用が増えている。そのほか，Caチャネル遮断薬，カルシトニン製剤，カプサイシンなど多くの薬物が試みられている。

6 手術療法など

脊髄後根入口部破壊術（dorsal root entry zone lesion）は，腕神経叢引き抜き損傷に対する有効性が知られ，CRPSにも試行される。中枢神経刺激療法（神経調節療法：neuromodulation）では，次項で述べる脊髄電気刺激療法以外に，大脳皮質運動野刺激療法[37]，脳深部電気刺激療法などが行われる。

手術以外では，無痙攣電撃療法（electroconvulsion therapy：ECT）や，大槽内副腎皮質ステロイド薬注入療法が行われることがある。

7 精神的療法

二次的に精神的問題を併発し，それが痛みを増強するため，心理・精神的アプローチも必須である[24]。自律神経訓練法や認知行動療法[38]が行われる。

III CRPSに対する脊髄電気刺激療法

1 適応について

CRPSは依然として最難治性疼痛疾患である。従来の治療が不首尾に終わった場合の選択肢のひとつが，中枢神経刺激療法（神経調節療法：neuromodulation）である。CRPSに対するneuromodulationの適応は確定したものはなく，患者の苦痛，生活の支障，精神的問題などを考慮し，予測される利益と副作用を勘案して，個々に決定される。

脊髄電気刺激療法（spinal cord stimulation：SCS）は，脊髄レベルでの刺激療法であり，硬膜外ブロックのテクニックがあれば施行可能である。CRPSは中枢神経系の関与が指摘されるが，primaryには四肢の末梢神経損傷に起因する症候群であり，脊髄電気刺激の効果が期待できる。SCS開始前に，ひと通りの保存的治療がなされるべきだが，一定の期間が要求されるものではなく，重症例であれば早期にSCSを検討してよい。

SCSの長所は，試験刺激により患者自身が効果を確認して，主体的に恒久植え込みの是非を決めることができる点である。

2 文献的報告

交感神経遮断が有効であったRSD12症例において，4〜7日間の試験刺激で全症例に有効性を確認し，恒久植え込みを行った報告[39]では，excellent 8症例，good 4症例で，重篤な副作用はなかった。

表2　当科においてSCSを施行したCRPS症例

No	年齢[*]	性	罹患部位	罹患神経[**]	発症原因[**]	SCS内容	効果
1.	31歳	男	左上肢	正中神経	上腕骨折	試験のみ	無効
2.	31歳	女	左足	脛骨神経	捻挫	試験のみ	無効
3.	38歳	男	右手・前腕	橈骨神経	腫瘍摘出術	植え込み	無効，抜去
4.	24歳	女	左手・前腕	尺骨神経	転倒，打撲	植え込み	無効，抜去
5.	59歳	男	右足	脛骨神経	下腿骨折	試験のみ	無効
6.	31歳	女	両足	大腿神経	転倒，打撲	植え込み	有効
7.	37歳	女	左足	腓骨神経	熱傷	植え込み	有効
8.	76歳	女	右下肢	坐骨神経	骨盤骨折	試験のみ	無効
9.	42歳	女	左足	腓骨神経	下肢血栓症	植え込み	有効
10.	58歳	男	左下肢	坐骨神経	骨盤骨折	植え込み	有効
11.	36歳	男	右膝	伏在神経	関節鏡	試験のみ	無効

[*]：SCS施行時，[**]：推測を含む

Kemlerら[40]は，IASP基準typeⅠを満たすRSD 23症例のうち，7日間の試験刺激が有効であった18症例に恒久植え込みを行った．術前VAS 79 mmが，1カ月後に42 mm，最終評価時に54 mmへと有意に低下したが，非植え込み5症例は改善がなかった．患者評価では，18症例中13症例（72％）はimproved以上であった．感染が4症例あった．

発症6カ月以上のRSD患者で，理学療法のみの18症例と，理学療法に加えてSCSを行った36症例を比較したrandomized trial[41]では，36症例中24症例が試験刺激有効で恒久植え込みを行った．SCS群ではVAS 24 mm減，理学療法のみの群ではVAS 2 mm増で有意差あり，患者評価でもimproved以上がSCS群で39％，理学療法のみ群で6％と有意差があった．副作用は24症例中6症例・11件見られ，硬膜穿刺2件，感染1件（抜去・再挿入），ポケット部の疼痛2件，電極損傷1件，電極の移動5件であった．

Grabowら[42]は，399症例の報告を解析し，CRPSに対するSCSのnumber needed to treat（NNT）は3.0であったとし，SCSが有効なエビデンスがあると述べている．しかし，施行時期，刺激パターン，長期効果，有効性の期待できる患者の特徴，交感神経異常との関連などは結論できなかった．

3　当科の治療成績

当科でSCSを試行したCRPSは11症例であった（表2）．男性5症例，女性6症例，年齢24～76歳，上肢CRPS 3症例，下肢CRPS 8症例であった．全症例に消炎鎮痛薬，抗うつ薬，抗不安薬と，神経ブロック（星状神経節ブロックまたは硬膜外ブロック，神経根ブロック，交感神経節ブロックなど）を行った．また一部の症例に，カルバマゼピン，リン酸コデイン，副腎皮質ステロイド薬の内服，局所静脈内への副腎皮質ステロイド薬の投与，ケタミン点滴療法，リドカイン点滴療法，無痙攣電撃療法を試みたが，いずれも無効か一時的効果に終わった．

試験刺激は3～7日間行い，患者が希望した6症例に恒久植え込みを行った．電極の先端は，上肢CRPSに対してはC3～5，下肢CRPSに対し

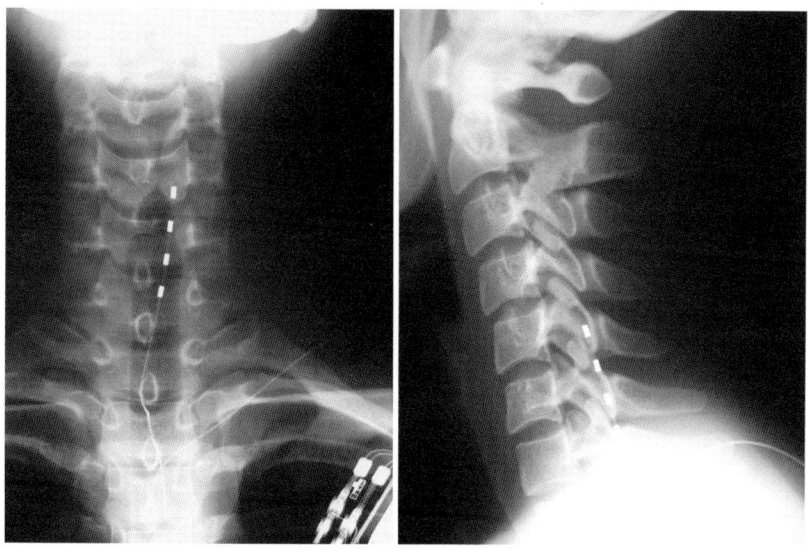

図1 症例4:24歳,女性,尺骨神経損傷による上肢CRPS

転倒し左手を打撲して発症。前医で星状神経節ブロックなどを1年間受けた。左手尺側の自発痛,アロディニア,浮腫,冷感と熱感の反復,手指運動障害を認めた。ケタミン点滴,リドカイン点滴,ステロイド内服,胸部交感神経節ブロックなどは無効。3カ月後,SCS恒久植え込み(先端C5)を行ったが,金属アレルギー(ポケット部皮膚の発赤)と効果減弱により6カ月後に抜去した。

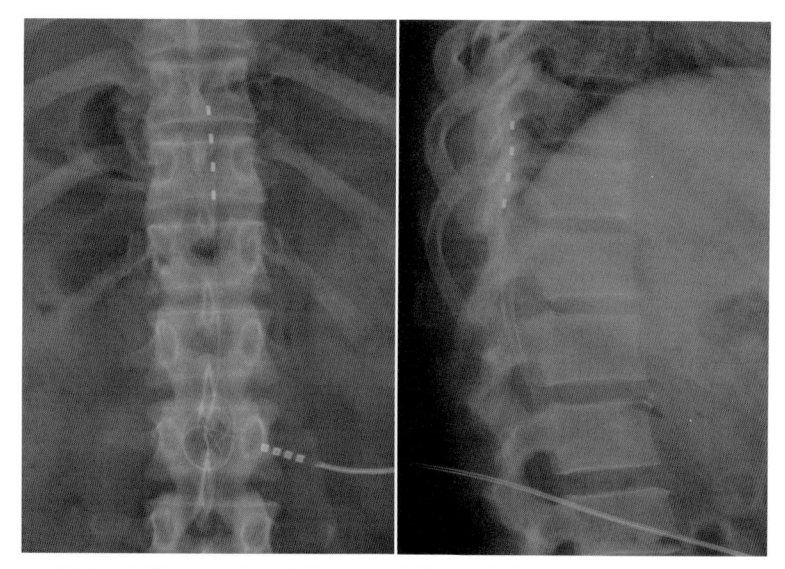

図2 症例9:42歳,女性,虚血性腓骨神経障害による下肢CRPS

卵巣腫瘍摘出術後,ダナゾール内服中に左膝窩動脈の急性血栓症。ウロキナーゼ動注療法で虚血は改善したが,下腿の自発痛,アロディニア,冷感,軽度の下垂足が残った。交感神経節ブロックは一時的な効果のみ。6カ月後,SCS恒久植え込み(先端T10)を行い,症状は半減している。

てはT9～11の範囲であった（図1，図2）。長期的に効果が認められたのは4症例であった。電極の移動が数症例あったが，プログラムの変更で対応できた。感染，出血などの重篤な副作用はなかった。

【参考文献】

1) Merskey H, Bogduk N. Classification of chronic pain. 2nd ed. Seattle : IASP press ; 1994.
2) Mitchell SW, Morehouse G, Keen WW. Gunshot wounds and other injuries of the nerves. Philadelphia : J B Lippincott ; 1864.
3) Evans JA. Reflex sympathetic dystrophy. Surg Clin NA 1946 ; 26 : 780-90.
4) Merskey H. Classification of chronic pain. Pain 1986 ; 3 : S1-S225.
5) Livingston WK. Pain mechanism ; A physiologic interpretation of causalgia and its related states. New York : Macmillan ; 1943.
6) Roberts WJ. A hypothesis on the physical basis for causalgia and related pain. Pain 1986 ; 24 : 297-311.
7) Veldman PH, Reynen HM, Arntz IE, et al. Signs and symptoms of reflex sympathetic dystrophy : prospective study of 829 patients. Lancet 1993 ; 342 : 1012-6.
8) Raja SN, TreedeRD, Davis KD, et al. Systemic α-adrenergic blockade with phentolamine : a diagnostic test for sympathetically maintained pain. Anesthesiology 1991 ; 74 : 691-8.
9) Ochoa J. The newly recognized painful ABC syndrome : thermographic aspects. Thermology 1986 ; 2 : 65-107.
10) Stanton-Hicks M, Janig W, Hassenbusch S, et al. Reflex sympathetic dystrophy : changing concepts and taxonomy. Pain 1995 ; 63 : 127-33.
11) Bruehl S, Harden RN, Galer BS, et al. External validation of IASP diagnostic criteria for complex regional pain syndrome and proposed research diagnostic criteria. Pain 1999 ; 81 : 147-54.
12) Gibbons JJ, Wilson PR. RSD score : criteria for the diagnosis of reflex sympathetic dystrophy and causalgia. Clin J Pain 1992 ; 8 : 260-3.
13) Lai J, Gold MS, Kim CS, et al. Inhibition of neuropathic pain by decreased expression of tetrodotoxin-resistant sodium channel, NaV1.8. Pain 2002 ; 95 : 143-52.
14) Woolf CJ, Shortland P, Coggeshall RE, et al. Peripheral nerve injury triggers central sprouting of myelinated afferents. Nature 1992 ; 355 : 75-8.
15) Woolf CJ, Thompson SWN. The induction and maintenance of central sensitization is dependent on N-methyl-D-aspartic acid receptor activation ; implications for the treatment of post-injury pain hypersensitivity status. Pain 1991 ; 44 : 293-9.
16) Steinbrocker O. The shoulder-hand syndrome. Associated painful homolateral disability of the shoulder and hand with swelling and atrophy of the hand. Am J Med 1947 ; 3 : 402-7.
17) Sato J, Perl ER. Adrenergic excitation of cutaneous pain receptors induced by peripheral nerve injury. Science 1991 ; 251 : 1608-10.
18) McLachlan EM, Jang W, Devor M, et al. Peripheral nerve injury triggers noradrenergic sprouting within dorsal root ganglia. Nature 1993 ; 363 : 543-6.
19) Huygen FJ, DeBruijn AG, DeBruin MT, et al. Evidence for local inflammation in complex regional pain syndrome type I. Mediators Inflamm 2002 ; 11 : 47-51.
20) Wasner G, Schattschneider J, Heckmann K, et al. Vascular abnormalities in reflex sympathetic dystrophy（CRPS I）: mechanisms and diagnostic value. Brain 2001 ; 124 : 587-99.
21) Birklein F, Riedl B, Sieweke N, et al. Neurological findings in complex regional pain syndrome—analysis of 145 case. Acta Neurol Scand 2000 ; 101 : 262-9.
22) Maihofner C, Forster C, Birklein F, et al. Brain processing during mechanical hyperalgesia in complex regional pain syndrome : a functional MRI study. Pain 2005 ; 114 : 93-103.
23) Grabow TS, Christo PJ, Raja SN. Complex regional pain syndrome : Diagnostic controversies, psychological dysfunction, and emerging concepts. Adv Psychosom Med 2004 ; 25 : 89-101.
24) Stanton-Hicks M, Baron R, Boas R, et al. Complex regional pain syndromes : Guidelines for therapy. Clin J Pain 1998 ; 14 : 155-66.
25) Cepeda M, Carr D, Lau J. Local anesthetic sympathetic blockade for complex regional pain syndrome. Cochrane Database Syst Rev 2005 ; 4 : CD004598.
26) Bandyk DF, Johnson BL, Kirkpatrick AF, et al. Surgical sympathectomy for reflex sympathetic dystrophy syndromes. J Vasc Surg 2002 ; 35 : 269-77.
27) Baron R, Maier C. Reflex sympathetic dystrophy : skin blood flow, sympathetic vasoconstrictor reflexes and pain before and after surgical sympathectomy. Pain 1996 ; 67 : 317-26.
28) Livingstone JA, Atkins RM. Intravenous regional guanethidine blockade in the treatment of post-traumatic complex regional pain syndrome type 1（algodystrophy）of the hand. J Bone Joint Surg Br 2002 ; 84 : 380-6.
29) Cicala RS, Jones JW, Westbrook LL. Causalgic pain responding to epidural but not to sympathetic nerve blockade. Anesth Analg 1990 ; 70 : 218-9.
30) Ribbers GM, Geurts AC, Rijken RA, et al. Axillary brachial plexus blockade for the reflex sympathetic dystrophy syndrome. Int J Rehabil Res 1997 ; 20 : 371-80.
31) Grundberg AB. Reflex sympathetic dystrophy : treatment with long-acting intramuscular corticosteroids. J Hand Surg

1996 ; 21 : 667-70.

32) Taskaynatan MA, Ozgul A, Tan AK, et al. Bier block with methyl-predonisolone and lidocaine in CRPS type I : a randomized, double-blind, placebo-controlled study. Reg Anesth Pain Med 2004 ; 29 : 408-12.

33) Mao J, Chen LL. Systemic lidocaine for neuropathic pain relief. Pain 2000 ; 87 : 7-17.

34) Hocking G, Cousins MJ. Ketamine in chronic pain management : an evidence-based review. Anesth Analg 2003 ; 97 : 1730-9.

35) Sindrup SH, Jensen TS. Efficacy of pharmacologial treatments of neuro-pathic pain : an update and effect related to mechanism of drug action. Pain 1999 ; 83 : 389-400.

36) Dellemijn PL. Opioids in non-cancer pain : a life-time sentence? Eur J Pain 2001 ; 5 : 333-9.

37) Son UC, Kim MC, Moon DE, et al. Motor cortex stimulation in a patient with intractable complex regional pain syndrome type II with hemibody involvement : case report. J Neurosurg 2003 ; 98 : 175-9.

38) Lee BH, Scharff L, Sethna NF, et al. Physical thrapy and cognitive-behavioral treatment for complex regional pain syndromes. J Pediatr 2002 ; 141 : 135-40.

39) Kumar K, Nath RK, Toth C. Spinal cord stimulation is effective in the management of reflex sympathetic dystrophy. Neurosurgery 1997 ; 40 : 503-9.

40) Kemler MA, Barendse GAM, VanKleef M, et al. Electrical spinal cord stimulation in reflex sympathetic dystrophy : retrospective analysis of 23 patients. J Neurosurg 1999 ; 90 : 79-83.

41) Kemler MA, Barendse GAM, van Kleef M, et al. Spinal cord stimulation in patients with chronic reflex sympathetic dystrophy. N Engl J Med 2000 ; 343 : 618-24.

42) Grabow TS, Tella PK, Raja SN. Spinal cord stimulation for complex regional pain syndrome : An evidence-based medicine review of the literature. Clin J Pain 2003 ; 19 : 371-83.

橋爪　圭司

IX-2 適応と考えられる疾患

D failed back surgery syndrome

I 疾患の概要

　腰椎疾患に対し観血的手術を施行したが，症状の改善が得られないか，逆に悪化した場合を failed back surgery syndrome（FBSS）という。一定期間改善の後に症状の再燃を見た場合も，広義のFBSSに含まれる。発症原因としては，椎間板ヘルニアの取り残しや再発，他椎間でのヘルニア発生，癒着性神経根症，癒着性くも膜炎，術後脊柱管狭窄，腰仙椎繊維化，不安定性の増大，心理的要因の増大が考えられる[1]。

　その病態により神経学的所見や愁訴が異なる。ヘルニア再発症例や新たな発生症例では，神経根症状が中心となる。不安定性の増大症例では，腰痛や馬尾症状が認められる。心理的要因の増大症例では，症状が多彩で広範囲の疼痛を訴えるわりには他覚所見に乏しい（図1，図2）。

　単純X線写真では，手術部位の確認と機能撮影による不安定性の有無を確認する。MRIでヘルニア，脊柱管狭窄，瘢痕組織の有無を調べる。造影MRIは瘢痕とヘルニアの鑑別に有用である。造影早期（特に10分以内）の撮像では，瘢痕は均一に造影されるが，ヘルニアは周囲が造影されるだけである（wrapped disc appearance）[2,3]。性格・心理テスト（MMPI）を行い，心理的側面の有無も調べる。

II 一般的な治療

　薬物療法としては，消炎鎮痛薬，抗不安薬，抗うつ薬，抗痙攣薬，筋弛緩薬，末梢循環改善薬，漢方薬などが投与される。心理的要素が強いと，抗不安薬，抗うつ薬は必須である。観血的手術の結果による症状なので，ほとんどの症例が大なり小なり心理的要素を有する。痛みの性質によっては，消炎鎮痛薬，筋弛緩薬が有効なこともあるが，しびれによる愁訴・神経因性疼痛では，抗不安薬，抗うつ薬，末梢循環改善薬を用いる。電気が走るような痛みには，抗痙攣薬を用いる。神経因性疼痛の要素もあるため，ケタミン静注（5～10 mg）も試す価値がある。

　ペインクリニックにおける神経ブロック療法では，瘢痕や手術創のため，硬膜外ブロックの施行が難しい。仙骨硬膜外ブロック，トリガーポイント注射を1～2回施行する。場合によっては，X線透視下で硬膜外ブロックを行う。

　癒着は通常認められるが，疼痛部位に一致するかどうかを確認するため，硬膜外造影を行う。癒着性神経根症には，神経根ブロックが有効なことがある[4]（図3）。神経根ブロックが一過性効果であれば，神経根高周波熱凝固を行う[5]。

　下位腰椎手術後の腰痛では，L2神経根ブロックが有効なことがある[6]。L2神経根ブロックが一

(a) 正面像　　　　　　　(b) 側面像　　　　　　　(c) MRI

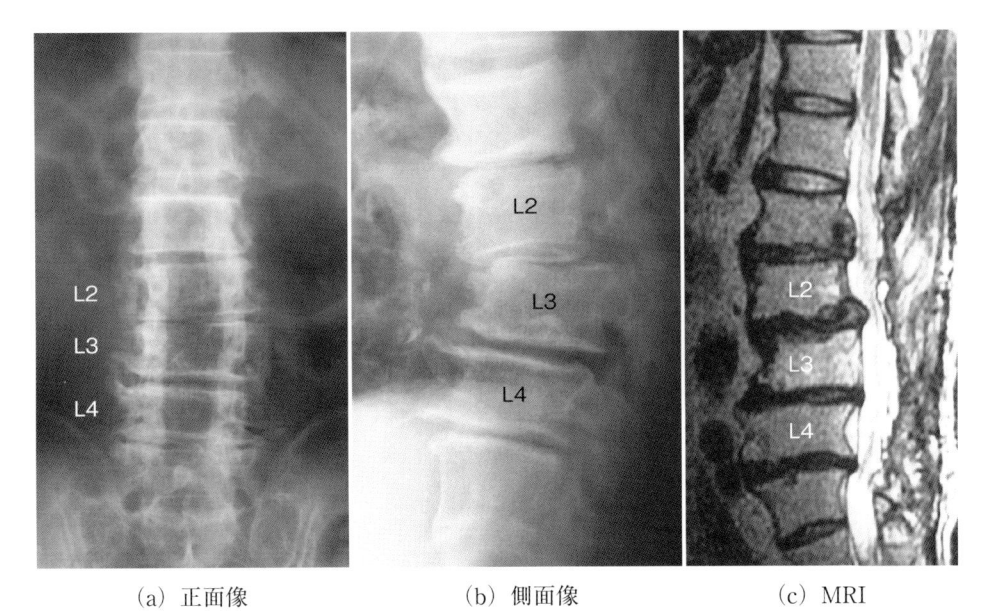

図1 不安定性増大症例
L1～4の椎弓切除後，L2/3椎間で変性すべりを起こした。

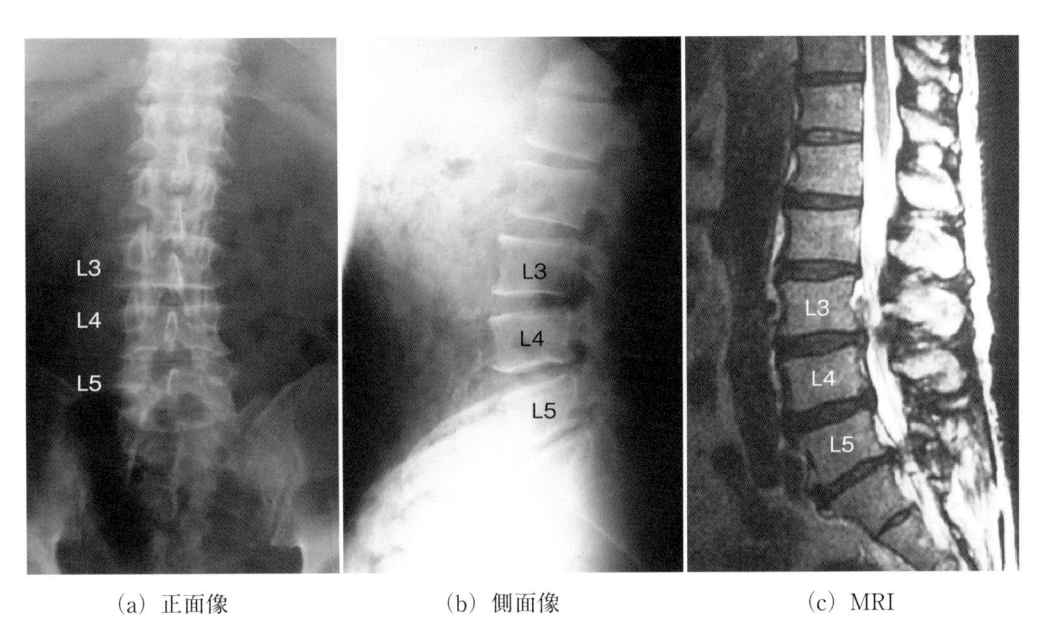

(a) 正面像　　　　　　　(b) 側面像　　　　　　　(c) MRI

図2 椎間板ヘルニアの再発，他椎間での発生症例
L4/5，L5/SのLove術後症例であるが，L5/S椎間板ヘルニアの再発と新たなL3/4椎間板ヘルニアの発生を認めた。

過性に効果を認めた場合，両側の腰部交感神経節ブロックを施行する[7]。下肢の広範な痛みや冷えを訴える症例では，患側の腰部交感神経節ブロックが有効なことが多い。

椎間板ヘルニアの再発や新たな発症例では，椎間板造影・副腎皮質ステロイド薬注入（椎間板ブロック）を行い，適応があれば経皮的髄核摘出術も考慮する[1]。

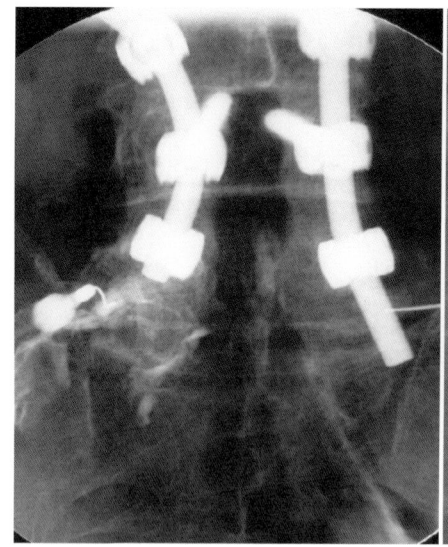

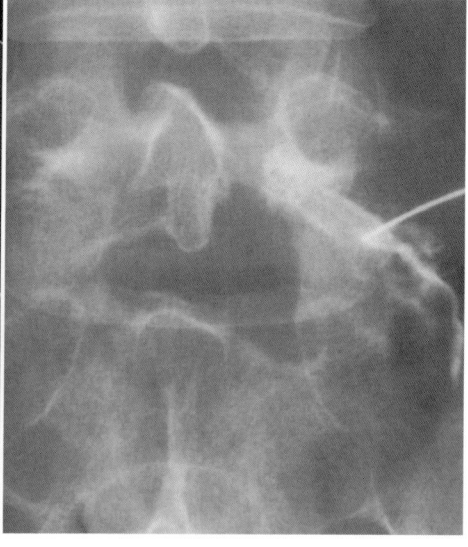

(a) 固定術後　　　　　　(b) 椎弓切除後

図3 FBSS の神経根ブロック
癒着により神経根造影は途絶しており，注入抵抗も大きかった。

　脊椎固定術の場合，隣接椎間の椎間関節症がしばしば認められる。また，手術後不安定性が増大した症例にも，椎間関節痛が発症する。前者の場合，椎間関節ブロックを施行し，一過性効果であれば facet rhizotomy を行う[8]。後者の場合，軽症例には椎間関節ブロック，facet rhizotomy が有効であるが，重症例では装具療法を試み，無効ならば観血的な再固定術が必要となる。

　椎弓根スクリューを使用した症例では，スクリュー挿入部の痛みを長期間訴える場合がある。X線透視下で挿入部に局所麻酔薬とデキサメタゾンの局所浸潤を行うと，症状が軽快する場合がある。

　硬膜外造影で癒着による造影欠損が認められ，その部に一致する神経根領域の痛みやしびれを訴える場合は，エピドラスコピー（硬膜外腔の癒着剥離術）を施行する価値がある[9]。エピドラスコピーでは，観血的手術を要さず癒着剥離ができ，硬膜外腔の炎症性変化や瘢痕組織の観察ができるのが長所である。短所としては，癒着剥離に限界があり，無理やり剥離を試みると硬膜穿破や神経損傷を起こす。観血的手術時に，メスを使っても剥離しがたい癒着をしばしば認める。このような癒着をエピドラスコピーで剥離できるはずがない。強固な癒着かどうかを前もって知ることができないのも問題点であろう。

　以上の治療にも抵抗を示す症例では，脊髄電気刺激療法（spinal cord stimulation : SCS）を試みる。

III　FBSS に対する SCS の効果

1　対象と方法

　筆者らの症例について述べる。対象は観血的脊椎手術既往症例18症例で，手術直後から症状が不変もしくは悪化した FBSS と術後6カ月以上経過して悪化した広義の FBSS（手術既往症例とする）に分けた。いずれの症例も薬物療法，神経ブロック療法では，十分な効果が得られなかった。

　SCS の試験刺激は puncture trial で行い，1回30～60分の刺激を1日4～6回，計3～5時間

表1　FBSSに対するSCS（puncture trial）の効果

	症例数	初期効果	短期効果	長期効果	植え込み
FBSS	11	10 (90.9%)	2 (18.2%)	1 (9.1%)	6
手術既往症例	7	6 (85.7%)	4 (57.1%)	2 (28.6%)	2
total	18	16 (88.9%)	6 (33.3%)	3 (16.7%)	8

表2　FBSSに対するSCS植え込みの状況

	症例数	SCS植え込み率	満足度	観血的手術
FBSS	11	6 (54.5%)	5/6 (83.3%)	2
手術既往症例	7	2 (28.6%)	2/2 (100%)	0
total	18	8 (44.4%)	7/8 (87.5%)	2

で14日間施行し，その後リードを抜去した。

2　puncture trialの手技

X線透視下腹臥位で持続硬膜外ブロックの手技に準じてSCSのリードを挿入した。T12/L1～L2/3で穿刺しやすい部位を選び，皮膚から目的椎間の尾側椎弓まで局所麻酔を行った。傍正中アプローチで15G硬膜外針を刺入し，抵抗消失法で硬膜外腔を確認した。T9/10椎間近傍までリードを挿入し，テスト刺激で適正位置を決定した。2～3針でリードを皮膚に縫合して終了した。

効果判定では，患者の印象から愁訴が50％以上改善すれば効果ありとした。puncture trial挿入中の効果を初期効果，抜去1カ月以内の効果を短期効果，2カ月以降6カ月後までの効果を長期効果とした（長期効果の判定時期が広範囲なのは，無効症例は他の治療を施行されることが多いので，他の治療に変更する直前を判定時期としたためである）。

また，対象の転帰についても調べた。

文中の数値は平均値±標準偏差で表記し，統計処理はStudent's t-test, paired t-test, Wilcoxon signed rank test, Mann–Whitney U test, χ^2 testを用い，P＜0.05を有意とした。

3　結果（表1，表2）

対象は18症例（M/F＝13/5），38～78歳（60.3±12.5）で，FBSS 11症例，手術既往7症例であった。puncture trial施行中の初期効果は，18症例中16症例の88.9％に認められた。抜去1カ月後の短期効果は6症例（33.3％）に，長期効果は3症例（16.7％）に認められた。FBSSと手術既往症例の間には，有意差は認められなかった。また，puncture trialの施行に伴う重篤な副作用は認められなかった。

結局，8症例に恒久植え込みを施行した。このうち7症例が，SCSに満足していた。また対象の2症例には，観血的脊椎手術が再度施行された。

4　症　例

66歳，男性。主訴は腰下肢痛であった。

4年前，L4/5，L5/S椎間板ヘルニアのためヘルニア摘出術（Love法）を受けた。その後，症状は消失したが，7カ月後に再発した。観血的手術を嫌い，筆者らの施設を受診した。神経根ブロッ

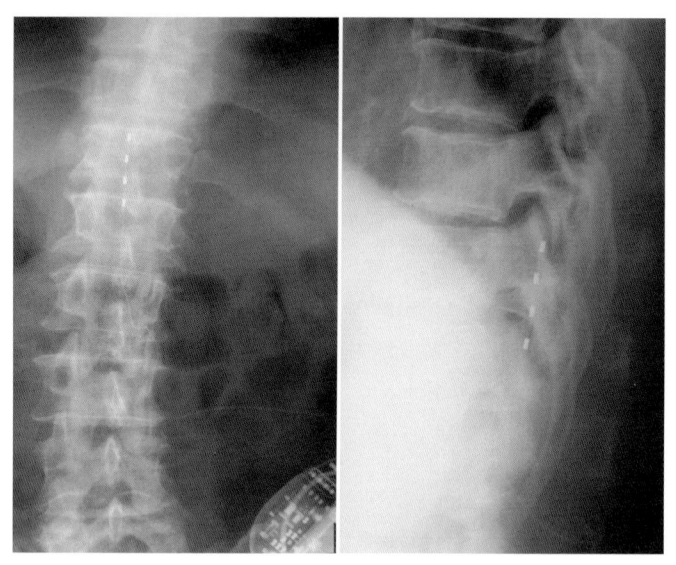

図4 FBSS に対する SCS

ク（L5, S1）や経皮的髄核摘出術（L4/5, L5/S）により治癒，社会復帰できた．その後6〜12カ月ごとに再発を繰り返したが，神経ブロック療法で治癒した．

1年前，いつもよりも激痛で再発した．右L4〜S2領域の痛みを訴え，知覚低下は5〜7/10，徒手筋力テストは痛みのため行えなかった．伸展脚上げ試験（SLR）は右20°，左40°，間欠跛行は5m，寝返りもできなかった．椎間板造影（L4/5, L5/S1）では疼痛の誘発はなく，神経根ブロック（L5, S1）では神経根の癒着を認めた．癒着性神経根症と硬膜癒着による腰下肢痛と診断した．神経ブロック療法は，一過性効果しか得られなかった．

SCS（puncture trial）を施行したところ，3日目から症状が緩和され，14日後には10分程度の歩行はできるようになった．いったん SCS を抜去し退院させたが，1カ月以内に痛みが再発し，本人の希望もあって恒久植え込みを行った．

L1/2椎間から穿刺し，リード先端は T12 椎体上縁で正中やや右よりに位置させた（図4）．恒久植え込み後，間欠跛行は20分程度に延長し，現在に至っている．

5 考　察

FBSS に対する神経ブロック療法は，しばしば無効で，さらに施行する観血的手術の効果も低く，患者のほとんどは，これ以上の手術を望まないことが多い．このような背景から，FBSS の一治療法として SCS が試みられてきた．

SCS は侵害受容性疼痛にはあまり効果を期待できず，神経因性疼痛や虚血性疼痛，神経因性疼痛と侵害受容性疼痛との混合性疼痛に効果が期待できるという[10]．FBSS は，神経因性疼痛と侵害受容性疼痛との混合性疼痛と考えられる[11)12)]．すなわち，癒着性神経根症，癒着性くも膜炎，腰仙椎繊維化，不安定性などの複雑な病態が，繰り返す脊髄造影や手術により，さらに複雑化したものであり，SCS の良い適応とされている．しかし，その有効率にはばらつきがあり，疾患の複雑さがその一因と考えられる．文献的考察からは，腰痛に対する効果よりも下肢痛に対して有効である．これは下肢痛を起こす馬尾・神経根では神経障害性因子が大きく，腰痛では侵害受容性因子が大きいためと考え

られる[13]。モルヒネの持続硬膜外投与とSCSとを比較すると，SCSの有効率は62%でモルヒネの有効率38%よりも有意に高かった。ただ，SCSは臀部痛や両側性疼痛にはあまり効果はなかったが，モルヒネでは一定の効果が認められた[14]。

他の保存治療法や手術と比較すると，費用・効果の点でも，長期的な有効率の点でも，SCSのほうが優れていた[15)16]。

長期間の効果では，SCS施行5年後の有効率は50〜75%であった。有効症例では，職場・社会への復帰や麻薬性鎮痛薬の使用量の減少，機能的改善が認められた[17]。

筆者らの症例では，SCSを植え込んだ8症例中7症例で満足されており，残り1症例もないよりはあったほうがよいと述べた。長期的には追跡できていないが，1年後での有効率は87.5%であった。この好成績の背景には，試験刺激を十分に行ったこと，恒久的植え込みを施行するまでに十分な検討期間を設けたこと，がある。

SCSの試験刺激は，以前は小切開後アンカーを筋膜に固定するsurgical trialで行われていた。最近では硬膜外カテーテル留置のようにアンカーを皮膚に固定するpuncture trialで行われるようになり，侵襲が少なく，施行および抜去が容易になった。また，puncture trialは薬液を注入しないため，持続硬膜外ブロックより感染の可能性は低いと考えられる。このため，糖尿病などの易感染性の症例でも比較的施行しやすい。以上の理由から，筆者の施設ではpuncture trialの施行件数が増加してきた。施行件数が増加して分かってきたことは，puncture trialだけで持続的効果を示す症例が存在するということであった。特に，未手術の脊椎疾患や帯状疱疹痛には試みる価値があると考えている。

puncture trialの初期効果は，挿入中の効果の有無である。有効とは，挿入中のSCS刺激が除痛効果を有し，刺激を止めたあとの後効果（after-effect）が発現することである。初期効果が認められた症例では，puncture trial開始5日以内に発現した。初期効果さえ得られない症例は，心因性要素が強い症例か，侵害受容性疼痛の要素が強い症例，神経損傷による知覚脱失症例と考えられる。対象の2症例で初期効果が得られなかったが，侵害受容性疼痛の要素が強い不安定性が増大した重症例であった。両者とも間欠跛行と体動時痛が強く，観血的脊椎固定手術が施行された。

短期効果は抜去1カ月後にも効果が残存している状態である。初期効果があり短期効果がない症例は，恒久植え込み術の良い適応であろう。

長期効果は基本的には6カ月後の効果であるが，無効であった症例では他の治療を受けていることが多いので，他の治療を受ける直前とした。そうするとプロットはpuncture trial終了2〜6カ月後となった。長期効果を認めた症例は，観血的手術も恒久植え込み術も施行する必要はないと思われる。その後，仮に再発しても，再度2週間のpuncture trialを施行すればよい。短期効果はあったが，長期効果がなかった症例は，SCS恒久植え込みの適応と考えている。長期効果が認められた症例は，FBSSでは18症例中3症例（16.7%）にすぎず，未手術の脊柱管狭窄（29.0%）に比べて有意に低かった[18]。

このpuncture trialの主たる奏効機序は，脊髄後角における感受性の低下作用と考えている。刺激当初はSCS刺激を察知する閾値出力は低く，快適な範囲が狭く，少し出力を上げると苦痛を訴えることが多い。これは，刺激部位が炎症により感受性が亢進しているためであろう。SCS刺激を開始して数日が経過すると，閾値出力が上昇し，快適な範囲が広がってくる。これはSCS刺激により脊髄後角の感受性が低下（炎症が鎮静化）してきたためと考えられる。神経因性疼痛モデルでは，ラットの脊髄後角広作動域ニューロンの興奮性が増大しており，SCSはこれを正常化するという結

果が得られている[19]．すなわちSCSの作用機序は，脊髄後角における広作動域ニューロンの異常活動の抑制調節，興奮性の正常化と推測される[20]．

初期効果のなかった症例では，after-effectが全く得られなかった．これは器質的変化（骨棘，不安定性，癒着など）が強く，疼痛刺激が解除されないためと考える．特に不安定性が増大した症例では，侵害受容性疼痛の要素が強いほか，動的負荷による疼痛刺激が持続し，炎症の鎮静化が難しく，SCSの効果が得られなかったのであろう．

FBSSが複雑な病態であるとはいっても，中心となる病態によってSCSの効果が異なる．心理的要因が中心となる場合は，当然のことながらSCSは無効である．不安定性の増大症例では，SCSは無効であり，観血的脊椎固定術の適応となる．ただし，コルセットで固定・改善するような不安定性ならば，SCSも有効である．愁訴部位が知覚脱失し，しびれを愁訴としている症例では，刺激を感じなかったり，刺激閾値が高くなり，あまりSCSの効果は期待できない．

また，植え込み後に閾値が上昇し無効になる症例や，脊椎症変化により異なった痛みが発現してSCSが無効となる場合もある．生活の質（QOL）の改善により活動しすぎたため，すべり症が進行し，結局，観血的手術が必要になった症例も経験した．そのほか，感染，MRI撮影不可，心臓ペースメーカ挿入不可などの問題点がある．

【参考文献】

1) 大瀬戸清茂．Failed back syndrome．若杉文吉監．ペインクリニック診断・治療ガイド．東京：日本醫事新報社；1994．p.258-61．
2) 松本守雄．Failed back syndrome．戸山芳昭編．図説腰椎の臨床．東京：メジカルビュー社；2001．p.141-5．
3) Hueftle MG, Modic MT, Ross JS, et al. Lumbar spine : postoperative MR imaging with Gd-DTPA. Radiology 1998 ; 157 : 817-24.
4) 山上裕章，橋爪圭司，丸中 州ほか．Clinical evaluation of adhesive radiculopathy. PAIN RESEARCH 1998 ; 13 : 41-6.
5) 山上裕章，福島哲志，柳井谷深志．難治性腰部神経根症に対する神経根高周波熱凝固の効果〜良性疾患における適正凝固温度の考察．ペインクリニック 2001 ; 22 : 1542-7.
6) 中村伸一郎，高橋和久，山縣正庸ほか．腰痛の伝達経路に関する考察―L2神経根ブロックによる検討―．臨整外 1994 ; 29 : 1097-102.
7) 山上裕章，山口綾子，橋爪圭司ほか．L2神経根ブロックと腰部交感神経節ブロックの奏功機序について．ペインクリニック 2001 ; 22 : 207-11.
8) 山上裕章．椎間関節ブロック，低侵襲腰椎椎体固定術．ペインクリニック 2005 ; 26 : 342-9.
9) Saberski LR, Kitahata LM. Direct visualization of the lumbosacral epidural space through the sacral hiatus. Anesth Analg 1995 ; 80 : 839-40.
10) 村川和重，森山萬秀，柳本富士雄ほか．脊髄電気刺激療法．CURRENT THERAPY 2005 ; 23 : 825-9.
11) Fritsch EW, Heisel J, Rupp S. The failed back surgery syndrome : reasons, intraoperative findings, and long-term results : a report of 182 operative treatments. Spine 1996 ; 21 : 626-33.
12) 柳井谷深志，山上裕章，福島哲志．Failed back surgery syndromeを含む腰椎手術既往患者の腰下肢痛の検討．ペインクリニック 2004 ; 25 : 785-90.
13) Raninov NG, Heudecke V, Burkert W. Short test-period spinal cord stimulation for failed back surgery syndrome. Minim Invasive Neurosurg 1996 ; 39 : 41-4.
14) Hassenbusch SJ, Stanton-Hicks M, Convington EC. Spinal cord stimulation versus spinal infusion for low back and leg pain. Acta Neurochir Suppl 1995 ; 64 : 109-15.
15) Bell KG, Kidd DH, North RB. Cost-effectiveness analysis of spinal cord stimulator in treatment of failed back surgery syndrome. J Pain Symptom Manage 1997 ; 13 : 286-98.
16) North RB, Kidd DH, Piantadosi S. Spinal cord stimulation versus reoperation for failed back surgery syndrome : a prospective, randomized study design. Acta Neurochir Suppl 1995 ; 64 : 106-8.
17) Turner JA, Loeser JD, Bell KG. Spinal cord stimulation for chronic low back pain : a systematic literature synthesis. Neurosurgery 1995 ; 37 : 1088-96.
18) 山上裕章，塩見由紀代，入江将之．腰部脊柱管狭窄（未手術）症例に対する硬膜外脊髄電気刺激（puncture trial）の効果．ペインクリニック 2006 ; 27 : 485-90.
19) Yakhnitsa V, Linderoth B, Meyerson BA. Spinal cord stimulation attenuates dorsal horn neuronal hyperexcitability in a rat model of mononeuropathy. Pain 1999 ; 79 : 223-33.
20) Linderoth B, Foremann RD. Physiology of spinal cord stimulation : review and up date. Neuromodulation 1999 ; 2 : 150-64.

山上　裕章

IX-2 適応と考えられる疾患

E 脊柱管狭窄症

I 疾患の概要

　腰部脊柱管狭窄症は単一の疾患名ではなく，脊柱管が先天性，発育性，あるいは後天性に狭小化し，神経根，馬尾神経が圧迫され，下肢症状や会陰部症状を呈する病態である．後天性病因には腰部脊椎症，変性すべり症，椎間板ヘルニア，変性側彎，手術後（椎弓切除，固定，椎間板切除）などがある．腰部脊柱管狭窄では，静的な物理的狭窄に動的な負荷が加わり，循環障害を引き起こす．すなわち，虚血や鬱血による酸素供給不足は毛細血管透過性を亢進させ，神経根内浮腫を招き神経伝導障害を来す．この病態の一部は可逆性変化であり，保存治療に反応するが，重症症例や長期間の未治療症例では不可逆的な器質的変化を来している場合もある．

　脊柱管狭窄の部位別分類では，中心型，外側型，混合型がある（図1）．外側型狭窄では，神経根絞扼症状を呈し，歩行，立位，腰椎後屈（後側屈）により根性疼痛が誘発され増悪する（Kemp sign）．間歇跛行は単一神経根領域の痛み，しびれを示す神経根性間歇跛行である．中心型狭窄では馬尾症状や多根性障害を呈する．すなわち，歩行により両下肢や会陰部，足底部の異常知覚（しびれ，灼熱感，絞扼感など）が悪化する馬尾性間歇跛行が特徴である．混合型狭窄では，馬尾症状に加え根性疼痛の要素が加わる．膀胱直腸障害は馬尾障害例でしばしば認められ，頻尿，残尿感などの排尿障害と便秘が多い．

　画像診断は他書にゆだねるが，画像所見のみで責任高位や神経障害型を診断してはいけない．あくまでも臨床症状，神経学的所見と画像所見が一致して診断が確定する．

II 従来からの治療法

　軽症症例なら日常生活上の諸注意や装具療法（腰椎の後屈を制限する）でようすを見る．

　薬物療法には，非ステロイド性消炎鎮痛薬と末梢循環改善薬，抗不安薬・抗うつ薬，漢方薬を用いることが多い．薬物療法が無効な症例や，長期間に多量の投薬が必要で副作用の発現が危惧される場合は，神経ブロック療法が適応と考えられる[1]．

　軽症症例ではトリガーポイント注射でも有用である[2]．無効なら腰部硬膜外ブロックを週1〜2回の頻度で最低2〜3回は試みる．悪循環の遮断効果，疼痛除去効果，循環改善効果が期待できる．なお，欧米では transforaminal epidural injection が従来の盲目的硬膜外ブロックに代わり行われつつある[3,4]．これは神経根ブロックの perineural pattern と同じものであり，より確実に病変部に薬液を注入することが可能である．

(a) 正常脊柱管　　(b) 外側型

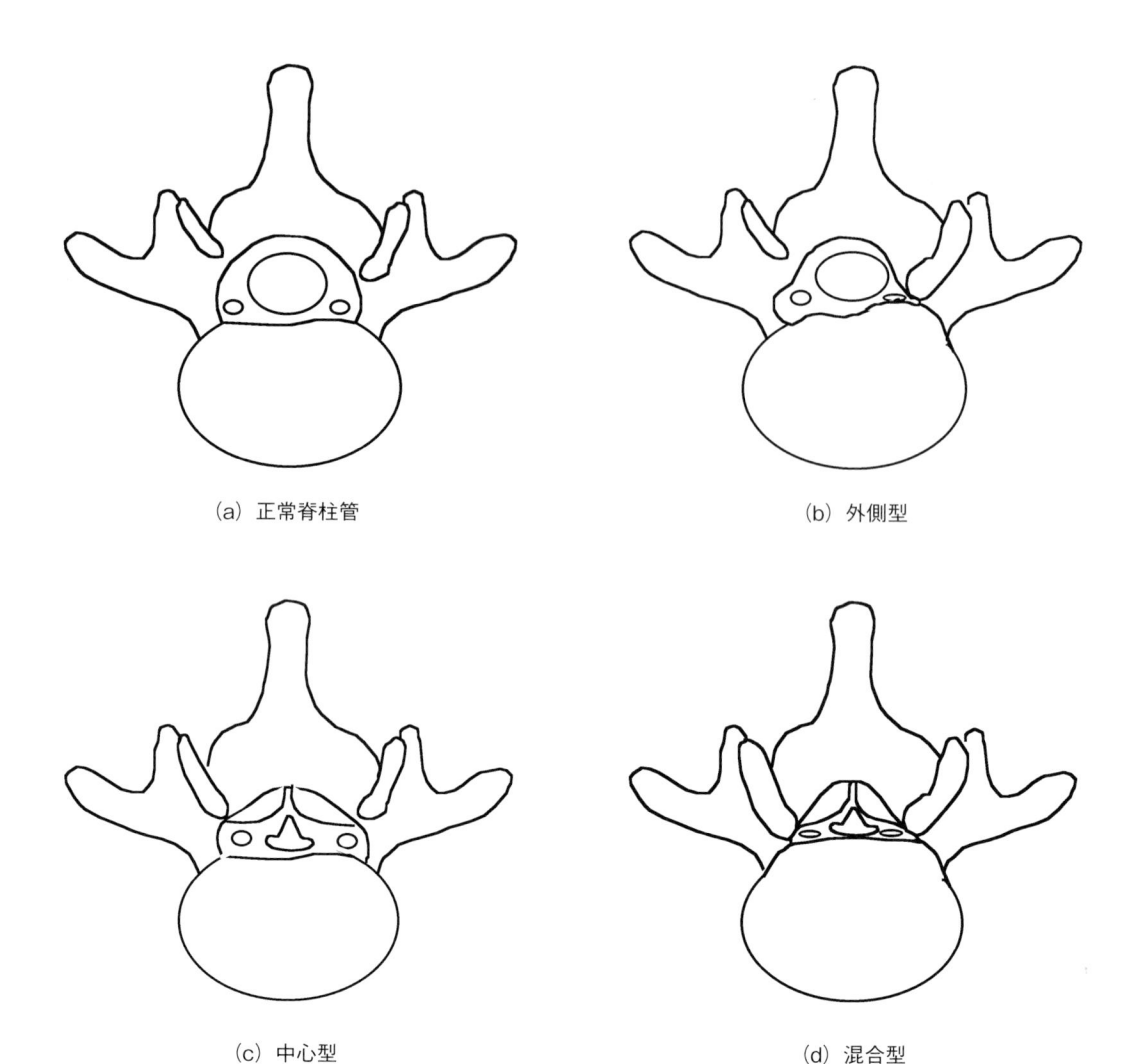

(c) 中心型　　(d) 混合型

図1　脊柱管狭窄症の分類

一歩踏み出した治療として硬膜外造影がある．硬膜外ブロックを3〜4回施行しても効果が乏しく残存愁訴が強い症例に対して行い，局在診断を試みる．硬膜外造影は，硬膜の癒着の有無を調べるのに有用であり，治療効果も期待できる．さらにカテーテルを挿入し生理食塩液を加圧注入する硬膜外洗浄により，癒着剥離が可能な場合もある[5]．硬膜外造影・洗浄で剥離できない硬膜の癒着に対して，エピドラスコピーが有効なことがあるが，次に述べる治療を行ってから考慮すべきである．神経根性疼痛と診断された場合，神経根ブロックを行う．神経根ブロックが2〜3カ月有効ならば，再燃時に再施行を行う．1週間以内に再燃するならば，他の治療を考慮する．知覚低下，筋力低下が著明でなく，しびれより疼痛が主訴であれば神経根高周波熱凝固を行う[6]．椎間板ヘルニアによる神経根症では，椎間板治療（椎間板内ステロイド注入，経皮的椎間板摘出術など）を優先させる．椎間板や硬膜癒着による腰痛ではL2神経根ブロックが有効な場合がある．L2神経根ブロックが有効だが長期に効果が得られない場合には，腰部交感神経節ブロックを行う[7]．これは脊椎・洞神経-交通枝-交感神経幹-L2後根神経節の疼痛伝達経路を遮断するものである．しびれや冷感が主訴の場合は，神経根高周波熱凝固より腰部交感神経節ブロックを施行する．

観血的手術は failed back surgery syndrome（IX-2-D 参照）の問題もあり，できるだけ避けたいが，治療抵抗症例では必要となる．高度の馬尾障害は観血的手術も無効であるため，早期に手術を考慮すべきとの意見も多い．

現在のところ，腰部脊柱管狭窄の優先すべき治療法は各科によって異なり，また各科の中においてさえ一定していない．各症例における病変の範囲・程度，合併症，職業，環境，性格，疼痛閾値，患者の希望などを総合的に判断して治療方針を決めるしかない．

III 脊髄電気刺激療法の適応についての考察

腰部脊柱管狭窄症は高齢者が多い．加齢変化のため病変が広範囲である．しばしば重度合併症を有することから，観血的手術が不可能な場合もある．このような症例に脊髄電気刺激療法（spinal cord stimulation：SCS）が有効なことがある．SCS は侵害受容性疼痛にはあまり効果がなく，神経因性疼痛や虚血性疼痛，神経因性疼痛と侵害受容性疼痛との混合性疼痛に効果が期待できるとされ[8]，これは脊柱管狭窄症による神経因性疼痛にも当てはまる．試験刺激期間を設けることが可能であるため，伊達ら[5]は最後の手段ではなく早い時期に試みるべきとしている．

実際のところ，未手術の脊柱管狭窄症による神経因性疼痛に対する SCS の効果は期待できると思われるが，その評価は定まっていない[5)9)10]．このため筆者らは手術既往のない腰部脊柱管狭窄症例に対して SCS（puncture trial）を試み，その効果を検討した．

対象は 31 症例で，腰部脊椎症が 24 症例，腰椎辷り症が 7 症例であった．対象すべてに間欠跛行が認められ，そのタイプは神経根性が 17 症例，混合性が 14 症例であった．1 日 3〜5 時間の脊髄刺激を 14 日間行った．その後リードを抜去し経過観察を行った．puncture trial 施行中の初期効果は 90.3％（27/31）であった．抜去 1 カ月後の短期効果は 67.7％（11/31），抜去 2〜6 カ月後の長期効果は 29.0％（9/31）であった．最終転帰は，軽快 18 症例，SCS 植え込み 4 症例，観血的脊椎手術 9 症例であった．SCS 植え込みを受けた 4 症例は，すべて有効で満足度が高かった．

今回，puncture trial だけで約 3 割に長期効果が認められ，試験刺激のみならず治療効果も期待できることが明らかになった．その一方，puncture trial で一過性効果を得られても，植え込みに至る症例が少ないことも事実である．初期効果を得たが長期効果は得られなかった 19 症例中 9 症例が観血的脊椎手術を受け，SCS 植え込みに至ったのは 4 症例にすぎなかった．ただし，満足度に関しては観血的手術施行症例 66.7％（6/9）に対し，SCS 植え込み症例は 100％（4/4）であった．試験刺激で有用性を確認したうえ，患者の希望により行ったため，高い満足度を得ることができたと考える．本植え込みに至る症例が少ない理由は，異物を挿入するという欠点（MRI が撮影不可，易感染性），対症療法であるというマイナスイメージが存在するためと考える．また脊椎疾患は変性疾患であり，症例によっては短期間で進行し，疼痛管理が SCS でも困難となる可能性がある．このことは，治療側の選択基準にも影響を及ぼしていると思われる．

筆者らの行う puncture trial は 2 週間施行するため入院は必要であるが，puncture trial のみなら異物を永久に挿入するという欠点は解消される．puncture trial の問題点は効果持続期間であり，今回の研究から効果持続期間に及ぼす因子も考察した．

初期効果は，挿入中の効果の有無である．有効とは，挿入中の SCS 刺激が除痛効果を有し，刺激を止めたあとの後効果（aftereffect）が発現す

ることである．初期効果が認められた症例では，puncture trial 開始 2〜5 日後までに発現した．したがって，以前から行ってきた 1 週間の puncture trial では，効果発現を確認後すぐに抜去する場合もあり，抜去後の効果はあまり期待できない．そこで，少なくとも 1 週間以上の SCS 刺激を行えるように 2 週間の期間設定とした．

初期効果さえ得られない症例は，心因性要素が強い症例か，侵害受容性疼痛の要素が強い症例か，神経損傷による知覚脱失症例と考えられる．今回 2 症例で得られなかったが，いずれも心因性要素はなく，重症脊柱管狭窄であった．両者とも混合性間欠跛行で，最終的に観血的脊椎手術が施行された．

短期効果は抜去 1 カ月後にも効果が残存している状態である．この時点で効果がない症例は puncture trial 期間は有効であるため，恒久植え込み術の良い適応であろう．

長期効果は基本的には 6 カ月後の効果であるが，無効であった症例では他の治療を受けていることが多いので，他の治療を受ける直前とした．そうするとプロットは抜去 2〜6 カ月後となった．6 カ月後の時点で効果がある症例は，観血的手術も恒久植え込み術も施行する必要がないと思われる．その後仮に再発しても，再度 2 週間の puncture trial を施行すればよい．1 カ月以上有効であったが，6 カ月以内に悪化した症例は，SCS 恒久植え込みの適応と考えている．長期効果を得た症例は，ほぼ全症例変形性腰椎症による神経根性間欠跛行であった．

この puncture trial の主たる奏効機序は，脊髄後角における感受性の低下作用と考えている．刺激当初は SCS 刺激を察知する閾値出力は低く，少し出力を上げると苦痛を訴えることが多いが，数日経過すると閾値出力が上昇し，快適な範囲が広がってくる．これは，炎症により亢進していた脊髄後角の感受性が，SCS 刺激により低下したためと考えられる．神経因性疼痛モデルでは，ラットの脊髄後角広作動域ニューロンの興奮性が増大しており，SCS はこれを正常化するという結果が得られている[11]．すなわち SCS の作用機序は，脊髄後角における広作動域ニューロンの異常活動

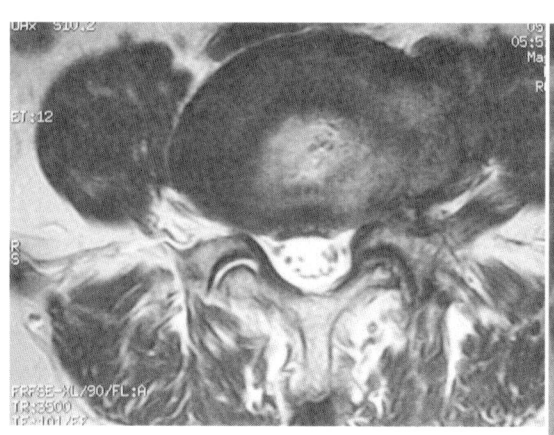

横断像

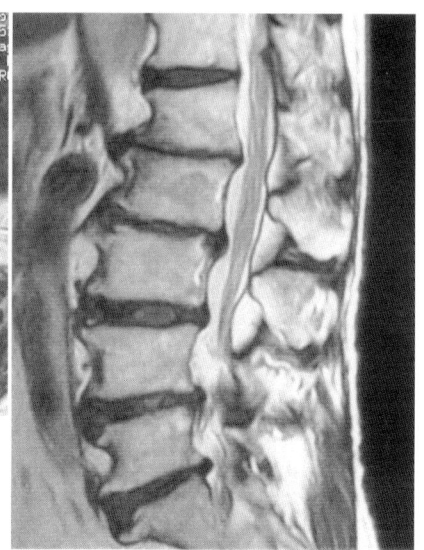

矢状断像

図 2 腰椎 MRI
L4/5 レベルで骨性狭窄を認める．

の抑制調節，興奮性の正常化と推測される[12]。

初期効果のなかった症例では，aftereffect が全く得られなかった。これは器質的変化（骨棘，不安定性，癒着など）が強く疼痛刺激が解除されないためと考える。特にこり症で不安定性を有する症例では，動的負荷が強く神経への刺激が持続するため，炎症の鎮静化が難しく，SCS の効果が得られなかったのであろう。

恒久植え込みを行った症例で，脊髄刺激を行わなくても痛みがないため抜去を希望する症例がまれにある。脊椎疾患では，病変部の急速な増悪，変性促進がなければ炎症性変化も持続しないため，脊髄刺激が不要となっても不思議ではない。

SCS（puncture trial）は侵襲が小さく可逆的な処置であり，重症度の判定と治療も行えるため，難治性腰部脊柱管狭窄症に対し施行する価値があると考える。恒久植え込みも puncture trial で長期効果を得られず観血的手術を希望しない患者に有用であると思われる。

IV 症例提示

73歳，男性。主訴は左腰下肢痛。

現病歴としては，半年前より間欠跛行が出現したため近医を受診し，MRI 上 L4/5 レベルで脊柱管の骨性狭窄を認め（図2），左 L5 神経根性間欠跛行と診断された。薬物療法，神経根ブロック（pulsed radiofrequency も含む，図3），椎間板内

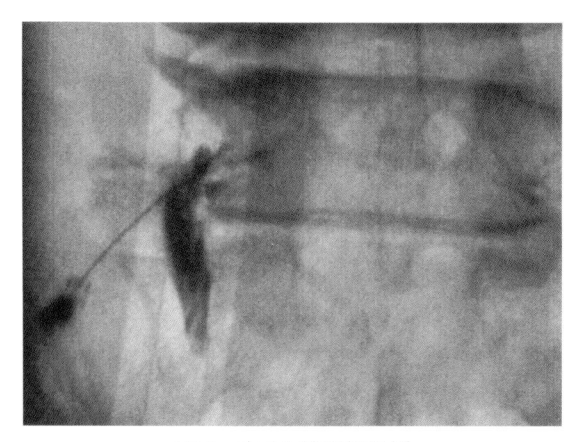

図3 左 L5 神経根造影
椎間孔部で途絶像を呈する。

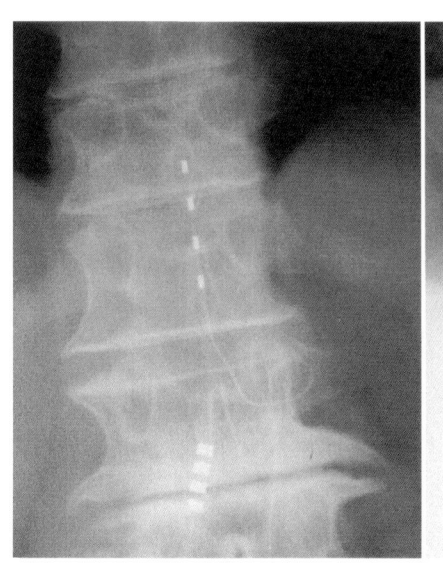

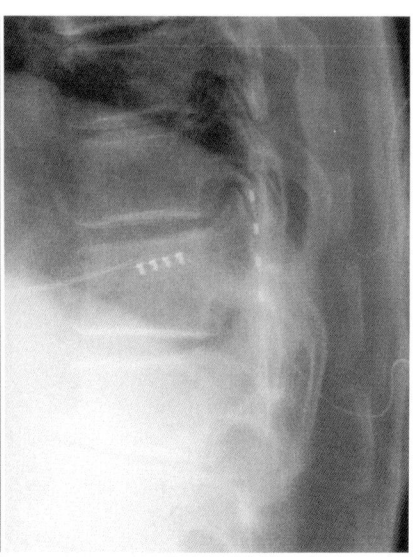

正面像　　側面像

図4 SCS（puncture trial）
リード先端は第11胸椎レベルに位置する。

ステロイド注入を受けたが効果が乏しく，当科に紹介となった．

視覚的評価尺度（visual analogue score：VAS）85 mm，Kemp sign 陽性，徒手筋力テストで左前脛骨筋，長母趾伸筋が4/5と低下，知覚は左L5，S1領域で5/10と低下していた．腹臥位，仰臥位は困難で，間欠跛行は1～2 mであった

SCS（puncture trial，図4）を4～5時間/日，14日間行った．術翌日より疼痛は軽減し始め，4日目より腹臥位が，7日目より仰臥位が可能になり，10日目に疼痛は消失した．現在8カ月が経過したが，約30分間の歩行が可能である．

【参考文献】

1) 山上裕章. 腰部脊柱管狭窄症に対する神経ブロック療法. ペインクリニック 2001；22：1369-74.
2) 山上裕章. トリガーポイント注射の手引き. 大阪：日本アクセル・シュプリンガー出版㈱；1997. p.199.
3) Lutz GE, Vad VB, Wisneski RJ. Fluoroscopic transforaminal lumbar epidural steroids : an outcome study. Arch Phys Med Rehabil 1998；79：1362-6.
4) Botwin KP, Gruber RD, Bouchlas CG, et al. Fluoroscopically guided lumbar transformational epidural steroid injections in degenerative lumbar stenosis : an outcome study. Am J Phys Med Rehabil 2002；81：898-905.
5) 伊達　久，村上　衛. 脊柱管狭窄症のエピドラスコピーと硬膜外通電療法. ペインクリニック 2001；22：1381-9.
6) 山上裕章，福島哲志，柳井谷深志. 難治性腰部神経根症に対する神経根高周波熱凝固の効果～良性疾患における適正凝固温度の考察. ペインクリニック 2001；22：1542-7.
7) 山上裕章，山口綾子，橋爪圭司ほか. L2神経根ブロックと腰部交感神経節ブロックの奏功機序について. ペインクリニック 2001；22：207-11.
8) 村川和重，森山萬秀，柳本富士雄ほか. 脊髄電気刺激療法. CURRENT THERAPY 2005；23：825-9.
9) Woolf CJ, Mannion RJ. Neuropathic pain : aetiology, symptoms, mechanisms, and management. Lancet 1999；353：1959-64.
10) Taylor RS, Van Buyten JP, Buchser E. Spinal cord stimulation for chronic back and leg pain and failed back surgery syndrome : A systematic review and analysis of prognostic factors. Spine 2005；30：152-60.
11) Yakhnitsa V, Linderoth B, Meyerson BA. Spinal cord stimulation attenuates dorsal horn neuronal hyperexcitability in a rat model of mononeuropathy. Pain 1999；79：223-33.
12) Linderoth B, Foremann RD. Physiology of spinal cord stimulation : review and up date. Neuromodulation 1999；2：150-64.

塩見　由紀代

IX-2 適応と考えられる疾患

F 多発性硬化症

― はじめに ―

　多発性硬化症は，中枢神経白質の脱髄による多発病巣を示す疾患であり，脊髄，小脳，脳幹，大脳，視神経に病変が存在する。一般的に症状としては脊髄レベルの感覚障害，痙性対麻痺，膀胱直腸障害，レールミット徴候，有痛性強直性痙攣，中心暗点を伴う視力障害，複視（特に核間性眼筋麻痺），構語障害，小脳失調，企図振戦などが見られるが，これらは徐々に進行することが多い。また，本症では痛みを伴うことが多く，障害の進行によりその出現頻度も高くなる。さらに多発性硬化症特有の有痛性筋痙攣（painful tonic seizure：PTS）も存在する。

　病因は不明であるが，ウイルス感染などを契機に全身の免疫調節機能が破綻し，髄鞘塩基性蛋白やプロテオリピド蛋白などの髄鞘成分を抗原とした細胞性免疫を主体に，中枢神経髄鞘成分に対する自己免疫機序が発現すると考えられている[1]。

　本項では，本症での痛みの特徴と脊髄電気刺激療法（spinal cord stimulation：SCS）の効果について言及する。

I 多発性硬化症の痛み

　本症には，さまざまな痛みが出現するが，その半数以上が神経因性疼痛である[1]。痛みは発作性疼痛と持続性疼痛に分類できる。発作性疼痛には，発作性異常感覚，PTS，三叉神経痛，レールミット徴候などがあるが，発作性異常感覚，PTSは本症に特有の痛みである。一方，慢性疼痛には四肢の異常感覚性疼痛，視神経炎による痛みがあり，うち異常感覚性疼痛の頻度が高い。発症当初から痛みが存在する頻度は8〜23％であり，障害の進行とともにその頻度は増加する。

　発作性異常感覚とは，体幹や四肢に局所的なしびれ感やひりひりする異常感覚が突然生じたり，移動したりするもので，数十秒から数分程度で消失するが，日に数十回から数え切れないくらいに起こることがある。

　PTSは，異常感覚とともにその部分に強直が数十秒生じ，強い痛みを伴うものである。本症の患者の約10〜20％に生じる。このPTSの生じる機序として，中枢神経内に伝達された運動・知覚刺激が脱髄病変に伝播されると，脱髄部位での伝導速度がかなり遅いために，正常部分での興奮が何回も繰り返されて起こると考えられる[2]。また脱髄部位での絶縁が悪いために隣接する神経線維に活動電流が流れて，隣接した細胞膜が活性化されて起こるとの機序も考えられている[3]。治療薬としては，異所性インパルスの抑制効果のあるナトリウムチャネルブロッカー（リドカイン，メキシレチン）が効果的である[3]。そのほかの薬物では，抗痙攣薬，筋弛緩薬，抗うつ薬なども用いられている。

　レールミット徴候は本症に特異的ではなく，頸

髄後索病変で見られる。頸部の自動または他動運動で電気が走るような感覚を生じる。ナトリウムチャネルブロッカー（リドカイン，メキシレチン）が有効である。

三叉神経痛は本症の約2%で見られる[4]。橋での三叉神経の神経線維の入口帯，三叉神経核に脱髄病変が存在することで，この部位でのエファプス伝達が生じることによる。

視神経炎による痛みは本症の約2～5%で生じる[5,6]が，本症の約25%が視神経炎を初発とする[7]。この視神経炎では半側の視力低下が急速に数時間から数日で生じる。視力低下が起こる1，2日前に，眼窩内の痛みが生じる。痛み発生の機序として，腫脹した視神経による髄膜の圧迫が考えられている。副腎皮質ステロイド薬が奏効する。

異常感覚性疼痛（dysesthetic pain）はもっともよく見られ，障害の程度が低い患者でも生じる傾向がある。本症患者では脊髄後角病変の存在が指摘されており，中枢性の痛覚路障害によって生じる求心路遮断性疼痛の発生が機序として考えられる。この痛みに対して有効な薬物は少なく，抗うつ薬も約20%程度しか効かない。

II 多発性硬化症に対するSCS

本症に代表される脱髄疾患患者の痙攣，膀胱直腸障害に対するSCSは全世界で試みられており[8-12]，その効果として，Cookら[13,14]は166名の患者で90%以上に，Dooly[15]は42名の患者で76%で症状の改善を認めたとしている。

一方，本症単独でみると，Youngら[16]は25名で30%に，Fredriksen[17]は49名の患者で76%で症状の改善を認めたとしている。また，フランス，スイス，イタリア3か国によるspastic motor disorderに対するSCSの長期効果を調べる共同研究では，2～6年間観察できた本症の36名の患者で長期刺激によって明らかな症状改善を認めたと結論している[18,19]。なお，本症の症状の中でも膀胱機能障害はSCSのもっとも良い適応とされている[20]。

本症に伴う症状の中でPTSは苦痛が大きく薬物も効きにくいと考えられるが，穂苅ら[2]は難治性のPTSにSCSを施行し，劇的な効果を得ている。

また，振戦は本症患者の約50～75%で生じるとされ[21]，治療は非常に困難とされてきた[22]。この振戦に対して最近，脳深部（視床，淡蒼球，視床下核）刺激療法が多く試みられ，良好な効果が報告されている[23-26]。

― おわりに ―

本症へのSCSの適応に関して，森本ら[12]はgood indicationとし，Jamaerら[27]はfair indicationとしている。これは，本症には多岐にわたる症状が存在しており，SCSがよく効く症状とそうでないものがあると考えられ，症状により適応を考慮すべきと思われる。

【参考文献】

1) 中村友彦, 真野行生. 多発性硬化症の痛み. 総合リハ 2003; 31: 425-9.
2) 穂苅 環, 渡辺重行, 冨田美佐緒ほか. 難治性Painful Tonic Seizureに硬膜外脊髄通電が著効を示した1例. ペインクリニック 1993; 14: 705-8.
3) Sakurai M. Positive symptoms in multiple sclerosis: their treatment with sodium channel blockers, lidocaine and mexiletine. J Neurol Sci 1999; 162: 162-8.
4) Hooge JP. Trigeminal neuralgia in multiple sclerosis. Neurology 1995; 45: 1294-6.
5) Moulin DE. Pain syndromes in multiple sclerosis. Neurology 1988; 38: 1830-4.
6) Stenager E. Acute and chlonic pain syndrome in multiple sclerosis. Acta Neurol Scand 1991; 84: 197-200.
7) Adams RD. Principles of neurology. 6th ed. New York: McGraw-Hill; 1997. p.902-27.
8) Abbate AD, Cook AW, Atallah M. Effect of electrical stimulation of the thoracic spinal cord on the function of the bladder

in multiple sclerosis. J Urol 1977 ; 117 : 285-8.
9) Franjo G. Functional electrical stimulation in control of motor output and movements. Contemporary Clinical Neurophysiology 1978 ; 34 : 355-68.
10) Tallis RC, Illis LS, Sedgwick EM. The quantitative assessement of the influence of spinal cord stimulation on motor function in patients with multiple sclerosis. Int Rehabil Med 1982 ; 5 : 10-6.
11) 木村邦夫, 堀口茂子, 兵頭正義ほか. ペインクリニック1疾患1症例（その12）—多発性硬化症に対する埋込み式硬膜外電気刺激療法—. 東洋医学とペインクリニック1984 ; 14 : 140-9.
12) 森本昌宏, 蔵 昌宏, 古賀義久. ペインクリニックにおける手術療法　経皮的埋め込み脊髄電気刺激療法（PISCES）. ペインクリニック 2002 ; 23 : 1363-70.
13) Cook AW. Neurogenic bladder reversal by stimulation of thoracic spinal cord. NY St J Med 1979 ; 79 : 255-8.
14) Cook AW, Taylor JK. Functional stimulation of the spinal cord in multiple sclerosis. J Med Eng Technol 1979 ; 3 : 18-23.
15) Dooley DM, Sharkey J, Keller W, et al. Treatment of demyelinating and degenerative diseases by electro stimulation of the spinal cord. Med Prog Technol 1978 ; 6 : 1-14.
16) Young RF, Goodman SJ. Dorsal spinal cord stimulation the treatment of multiple sclerosis. Neurosurgery 1979 ; 5 : 225-30.
17) Fredriksen TA. Electrical stimulation in multiple sclerosis. Appl Neurophysiol 1986 ; 49 : 4-24.
18) Siegfried J. Electrical spinal cord stimulation for spastic movement disorders. Appl Neurophysiol 1978 ; 41 : 134-41.
19) Lazorthes Y, Siegfried J, Broggi G. Electrical spinal cord stimulation for spastic motor disorders in demyelinating diseases. A cooperative study. In : Hosobuchi Y, Corbin T, editors Spinal cord stimulation. Proceedings of a symposium. Amsterdam : Excerpta Medica ; 1981. p.48-57.
20) Read DJ, Matthews WB, Higson RH. The effect of apinal cord stimulation on function in patients with multiple sclerosis. Brain 1980 ; 103 : 803-33.
21) Alsi SH, Worthington J, Glickman S, Bain PG. A study of tremor in multiple sclerosis. Brain 2001 ; 124 : 720-30.
22) Berk C, Carr J, Sinden M, et al. Thalamic deep brain stimulation for the treatment of the tremor due to multiple sclerosis : a prospective study of tremor and quality of life. J Neurosurg 2002 ; 97 : 815-20
23) 片山容一, 山本隆充. 不随意運動症に対する脳深部（視床, 淡蒼球, 視床下核）刺激療法. 臨床脳波 1999 ; 41 : 149-54.
24) Michael S, Sernas TJ, Karimi R. Thalamic stimulation in patients with multiple sclerosis : long-term follow-up. Stereotact Funct Neurosurg 2003 ; 80 : 48-55.
25) Wishart HA. Chronic deep brain stimulation for the treatment of tremor in multiple sclerosis. J Neurosurg Psychiatry 2003 ; 74 : 1392-7.
26) Nandi D, Aziz TZ. Deep brain stimulation in the management of neuropathic pain and multiple sclerosis tremor. J Cin Neurophysiol 2004 ; 21 : 31-9.
27) Jamaer L, van Buyten JP, Maeyaert J, et al. evaluation of 130 patients who were given spinal cord stimulation for relief of chronic nonmalignant pain. Fourth International Symposium : The Pain Clinic. Kyoto, 1990.

小多田　英貴

IX-2 適応と考えられる疾患

G 癌性疼痛

― はじめに ―

癌性疼痛に対する治療法は，1986年に発表された世界保健機構（World Health Organization：WHO）方式癌疼痛治療法に神経ブロック療法，放射線治療や外科治療などのinterventionalな治療を加えたものが主流である。しかし，1999年の平賀ら[1)2)]の報告によると，全医療施設での除痛率は約50％であり，また2004年の奥山ら[3)]の報告でも40％といまだ満足のいく数字ではない。理由はいくつかあるが，薬物療法のみに終始し，interventionalな治療を行わない，または病期が進み，interventionalな治療をするタイミングを逃してしまうなどが挙げられる。

ここでは癌性疼痛治療の代表的なWHO方式癌疼痛治療法と，interventionalな手技として神経ブロック療法，放射線療法，外科療法の概略を述べ，脊髄電気刺激療法（spinal cord stimulation：SCS）の適応についての考察を行いたい。さらにNTT東日本関東病院ペインクリニック科においてSCSを施行し，良好な結果を得た症例を提示する。

I 癌性疼痛とは

癌性疼痛の原因を大きく分けると，①骨転移による痛み，②原発巣や転移巣による周囲臓器への圧迫，浸潤による痛みに分類できる。

また，痛みを一般的に分類すると神経系が損傷を受けているか否かで①内臓痛，体性痛で示される侵害受容性疼痛と，②神経因性疼痛に分けられる。内臓痛は文字どおり内臓神経による痛みで，びまん性で所在なく押されるような性質をもつ。体性痛は体表面の傷みで鋭い，疼痛部位のはっきりした痛みである。これらは，いずれも感覚受容体を経由した痛みである。一方で，神経因性疼痛は感覚受容体を経由しない痛みで，焼けるような持続する痛みで通常の鎮痛薬では除痛できない。

癌性疼痛は，これらが混在した状態であり，また病期により侵害受容性疼痛と神経因性疼痛の占める割合が変化する痛みである。特に，骨転移は骨膜浸潤の持続痛のほか，不安定性や椎体圧迫骨折による非常に強い体動時痛を伴うことが多い。浸潤などの組織破壊による炎症を伴った痛みで鎮痛薬に反応していたものが，病期が進むにつれ腫瘍周囲の神経への浸潤，圧迫による神経障害性の痛みや，放射線治療後や化学療法後の末梢神経障害による痛みとなり，さらに痛み持続による心理的動揺，つまり腫瘍の再発，増大を懸念しての心因性疼痛も加わる場合が多く，鎮痛薬に反応しにくい痛みへと変化していく。

II 癌性疼痛の治療方針

1 WHO方式癌疼痛治療法

　1986年にWHOが癌性疼痛に対する3段階方式の治療指針を発表した。これは基礎ならびに臨床研究に基づいて考案された薬物療法を基本とし，段階的な目標設定や治療原則が決められ，治療者による格差をなくすよう工夫されている。この方式に従えば，癌患者の90％に適切な除痛を与え[4]，末期癌患者に関しては75％の患者で適切な除痛が得られる[5]との報告がある。しかし，わが国での報告は前述したように40～50％の除痛率である。原因として，現在，WHO方式の治療では，①臨床的に使用するには総論的な記述で利用しにくい，②医療従事者が知識や経験が低く副作用対策が不十分である，③一般の人だけでなく医療従事者でもモルヒネに対し，偏見があり十分量のモルヒネが投与されていない，などが挙げられる。そこで日本緩和医療学会では，2000年にEBMに則った癌疼痛治療ガイドラインを作成した[6]。それには積極的な鎮痛手段として神経ブロック療法，放射線治療および外科療法が盛り込まれた。また同じ2000年にRafaelがCancer Controlのなかでinterventional treatment of cancer pain : the fourh step in the World Health Organization analgesic ladder? と題し，第4段階の治療としては①神経ブロック療法，②SCS，③手術療法と記載されている[7]。また，骨転移による椎体圧迫骨折の痛みに椎体形成術の有効性が報告[8]されている。

　以下にinterventionalな治療法としての神経ブロック療法，放射線療法，手術療法について概略し，それらの治療法とSCSの相違点，適応基準の違いなどを検討する。

1）神経ブロック療法

　癌治療における主体は薬物療法ながら，近年，神経ブロックが再評価され，Polatiら[9]は膵癌に対する腹腔神経叢ブロックの有効性を無作為化比較試験で報告している。しかし，報告の大部分は症例報告や専門家の意見である。神経ブロックの臨床研究を無作為化比較試験で行うのは，実際には困難なことが多い。いまだ，薬剤のような明確な適応の基準がないのも原因である。しかし，多数のわれわれの経験から，神経ブロックは成功するとオピオイドの減少に伴う日常生活能（activities of daily living : ADL）の改善，副作用の減少が得られることが多く，優れた除痛法である。最大の長所は，麻薬などのように全身に作用して患者の意識レベルが低下することなく，疼痛か所のみに作用し，患者のADLが改善することである。

　最近は神経破壊薬を用いる代わりに，針の先端に高周波を発生させて，周囲組織を凝固させ該当神経を焼灼遮断する高周波熱凝固法が多くなっている。これは神経破壊薬によるブロックの際の薬剤が予想以上に広がるような合併症がほとんどなく，安全なものとなっている。欠点としては，複数の神経が関係した痛みには多数の神経ブロックが必要であったり，術者の技量や患者の全身状態により効果期間にばらつきがでやすいことが挙げられる。通常，痛みの領域の神経根ブロックに交感神経ブロックを加えることが多い。しかし，血管に富む腫瘍の際は出血を伴いやすく，神経根ブロックはできず，患部支配領域の交感神経節ブロックのみとなり，満足のいく除痛にならないときもある。

2）放射線療法

　放射線療法は直接腫瘍に作用し，疼痛緩和，狭

窄，閉塞症状の改善，止血効果などの作用がある。特に，骨転移に伴う疼痛の改善に有用な治療法であり，無作為化比較試験の報告[10)11)]も多い。骨転移を来しやすい原発巣は肺癌，乳癌，前立腺癌などで，突然の椎体圧迫骨折や長管骨の骨折で発症しやすい。脊髄圧迫症状が起きた際には緊急照射の適応があり，Latiniら[12)]は約90％の疼痛緩和を報告している。また，パンコースト腫瘍への照射で68％の症例で疼痛緩和の報告もある反面，欠点としては放射線被曝による末梢神経損傷で皮膚表面がぴりぴり，じりじりした別の持続痛が加わることがある。

3）外科的療法

本来，外科治療は腫瘍を根本的に切除するのが目的で，疼痛抑制や緩和に主体的に用いられるものではない。また，最近は内視鏡手術など低侵襲手術が増えているが，末梢神経の損傷は避けられず，術後2次的に神経因性疼痛が生じることもある。効果と副作用を十分考慮し，また患者，家族に十分な説明をして，納得を得たのちに施行すべきである。代表的な疾患に，消化器癌の通過障害改善目的の消化器バイパス術や，膵癌による痛みに対しての内臓神経切除術がある。また，骨転移の病的骨折に対し，脊髄圧迫症状やADLの急激な低下が見込まれる場合は，手術適応となる場合がある。しかし，全身状態が不良の患者では，本来痛は減少しても，結果として残された時間が質の低いものとなってしまうこともあることは常に考慮に入れ，十分な検討が必要となる。

2　SCSの適応について

SCSの末梢性の神経因性疼痛に対する有用性の報告は多数あり，本書の他項目を参照されたい。SCSの目的は除痛ではなく，痛みの緩和に伴うADLの改善である。特に，末梢性の痛みに有効である。神経ブロックとの相違点は，刺激頻度，強度を患者自身でコントロールできる点や，SCSでは電池交換を行えば長期間刺激でき，薬剤の過量投与などの危険性はない。化学療法後に生じた神経因性疼痛に有効例の報告[13)]もある。さらに，従来SCSは侵害受容性疼痛には効果なしとされていたが，近年SCSの内臓痛に対する有効な症例報告[14)]もあり，癌性疼痛にも積極的に使用すれば薬剤の減量に伴う副作用の減少，ADLの改善に役立つと思われる。

癌性疼痛の患者で，麻薬などの薬剤使用による傾眠傾向を嫌がる場合がある。最後まで自分らしくありたいと切に願う患者である。そのような症例には，神経ブロック療法やSCSは良い適応となる。

重要なのは神経ブロック，放射線治療，外科治療の適応とSCSの適応をよく見極めて施行することである。SCSはタイミングを逃すことなく，全身状態の良い時期に施行することが重要である。

小川[15)]は，神経ブロックの適応として痛みを伴う癌種であれば，全身状態が良く，予後も半年以上あるときに行うべきで，その後，神経ブロックの効果が減弱した際には薬剤を増量すべきと述べている。SCSも同様と考えてよいであろう。

癌性疼痛でSCSが有効なのは，骨転移の痛みより神経因性疼痛の要素が強いものが有効と思われる。骨の痛みに対する治療では，WHO方式癌疼痛治療法による第1段階，第2段階の治療では効果は低く，早期に第3段階に移行すべきであるが，体動時痛が強いときは神経ブロック，SCS，椎体形成術などを検討することが必要である。また，寺内ら[16)]は痛みのほか，日常生活で入浴や天気，気温など痛みの強さの変動因子から神経ブロックの適応を判断するよう提唱した。神経ブロックで効果があるが，持続時間が短いとか手技的に困難な場合（関与している神経が広範囲に及

表 各治療法の長所・短所

	長所	短所
SCS	自己調節可能，長期間使用できる。	挿入後はMRI撮影ができない。感染時は抜去
神経ブロック	神経因性疼痛に有効。意識レベルに影響しない。	術者の技量に影響される。持続硬膜外ブロックでは在宅での管理が難しい。
放射線治療	骨転移の痛みに有効。	神経因性疼痛の可能性あり。線量に上限あり。
外科療法	全身状態が良ければ効果は大きい。	神経因性疼痛の可能性あり。手術に伴う全身状態の悪化，ADLの低下あり。

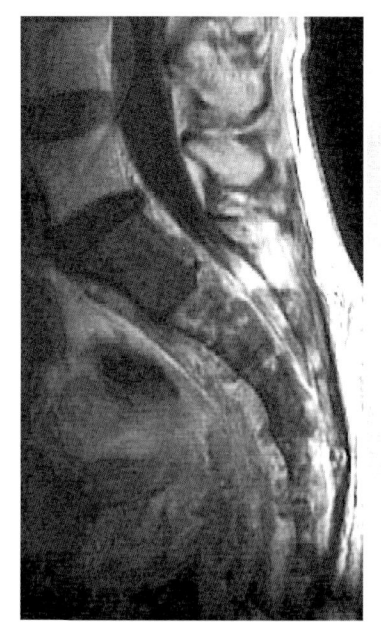

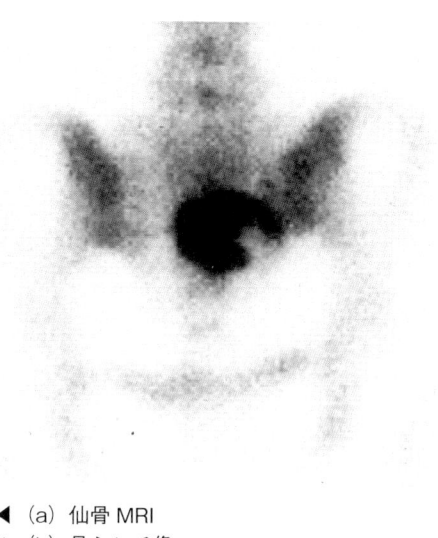

◀ (a) 仙骨MRI
▲ (b) 骨シンチ像
写真1

ぶなど）は，SCSを考慮する。

　SCSは刺激の強弱を患者自身で調節でき，薬剤のような過量投与の副作用もなく自宅で疼痛コントロールすることができる。

　以下に各治療法とSCSの長所・短所を示す（表）。特にSCSは，外科的療法に次いで，全身状態が安定し，患者が十分に病気を理解し，SCSの利点・欠点を納得したうえでの施行が不可欠である。したがって，われわれ医療従事者が癌各種の臨床上の特徴を十分認識することが重要で，患者に今後の予想される症状を説明し，治療法をある程度選択してもらうことが重要である。

III 筆者らの施設でのSCS有効症例

　われわれの施設で経験した癌性疼痛にSCSを使用し有効であった1症例を示す。

　症例は43歳，女性。診断；直腸癌転移性骨腫瘍。経過；直腸癌直後より右臀部痛自覚。その後，右会陰部から大腿後面に熱傷様疼痛が出現した。

　当科紹介受診時，腰仙椎MRIでは仙骨全体に転移があり，S1レベルまで及んでいた（写真1）。S1神経根ブロックを施行（写真2）したが無効であったため，放射線療法目的に放射線科を紹介し，

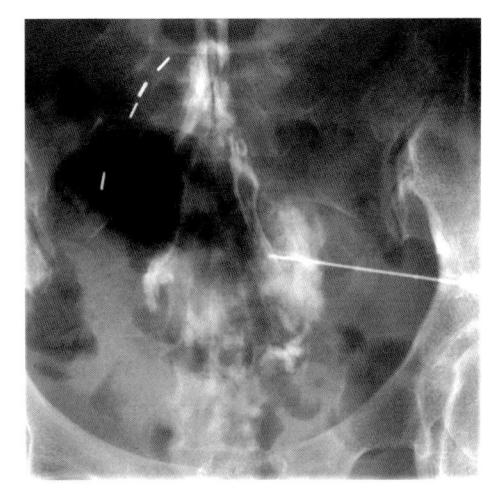

写真2 S1神経根ブロック像

合計65Gy放射線治療を行った。MSコンチンの投与も行ったが，いずれの治療も効果が乏しかった。

しだいに右足先のしびれと右足関節の背屈と足屈の筋力低下が生じ，臀部の激痛も出現した。MSコンチン750 mgに増量したが，痛みの軽減効果は少なかった。再度放射線治療を行ったが，半分終了したところで疼痛軽減効果なく，T10-11留置のSCS電極の植え込みを施行（**写真3**）した。これにより疼痛軽減，右足関節の背屈足屈筋力が改善した。この症例の場合，全身状態の良い時期に積極的な治療を行い，ADLの改善につながったと思われる。

― まとめ ―

癌疼痛でも神経因性疼痛の要素が強いもの，また将来的に強くなることが予想される症例に対しては，オピオイドの増量だけでなく神経ブロック，SCSをできるだけ全身状態のよい時期に考慮すべきである。しかし，その有用性を無作為化比較試験で証明したものは報告されていない。癌の末期で痛みが持続している患者に画一的な適応基準を作ることは困難であり，現時点では症例を積み重ねていくしかないと考えている。癌性疼痛には

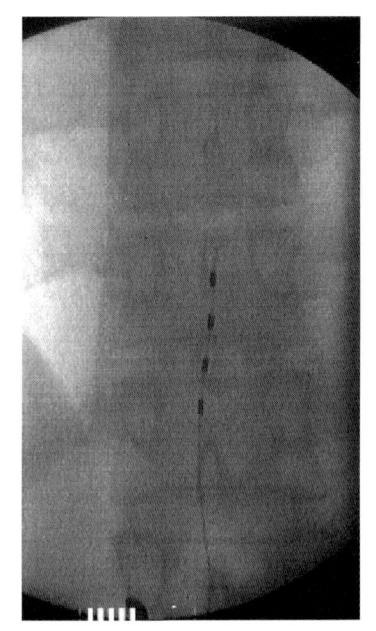

写真3 T11椎体正中部にリード挿入

患者満足度が非常に重要であり，試験的電極挿入（puncture trial）を早期に行い，患者にその刺激が痛み緩和につながることや薬剤量減少に伴う副作用が軽減することを体験していただくことも重要と思われる。

【参考文献】

1) 平賀一陽．本邦における癌性疼痛管理の現状と今後の展望．ペインクリニック 1999；20：479-84.
2) 平賀一陽，武田文和．日本におけるがん疼痛治療の現状と今後の展望―大学病院におけるがん疼痛治療の推移を主に―．緩和医療 1999；1：134-42.
3) Okuyama T, Wang XS, Aketi T, et al. Adequacy of cancer pain manegement in a Japanese cancer hospital. Jpn J Clin Oncol 2004；34：37-42.
4) Vantafridda V, Caraceni A, Gamba A. Field-testing of the WHO guidelines for cancer pain relief ; summary report of demonstrarion projects. Advances in Pain Reseach and Therapy 1990；16：451-64.
5) Grond S, Zech D, Schg SA, et al. Validation or World Health Organization guidelines for cancer pain relief during the last days and hours of life. J Pain Symptom Manage 1991；6：411-22.
6) 日本緩和医療学会がん疼痛治療ガイドライン作成委員会編．がん疼痛治療ガイドライン．東京：真興交易医書出版部；2000.

7) Rafael M. Interventional treatment of cancer pain : the fourth step in the World Health Organization analgesic ladder? Cancer Control 2000 ; 7 : 149-56.

8) Cotton A, Dewatre F, Cortet B, et al Percutaneous Vertebroplasty for osteolytic metastases and myeloma : effect of the percentage of thepercentage of lesion fillig and the leakege of methy methacrlate at clinical follow-up. Radiology 1996 ; 200 : 525-30.

9) Polati E, Finco G, Gotton L, et al. Prospective randomized double-blind trial neurolytic celiac plexus block in patients with pancreatic cancer. Br J Surg 1998 ; 85 : 199-201.

10) Niewald M, Tkocz HJ, Abel U, et al. Rapid course radiation therapy vs more standard treatment ; A radomized trial for bone metastases. Int J Radiat Oncol Biol Phys ; 1996 ; 36 : 1085-9.

11) Rasmusson B, Vehborg I, Jensen AB, et al. Irridiation of born metastases in breast cancer patients ; A randomized study with 1year follow-up. Radiother Oncol 1995 ; 34 : 179-84.

12) Latini P, Maranzano E, Ricci S, et al. Role of radiotherapy in metastatic spinal cord compressin. Radiother Oncol 1989 ; 15 : 227-33.

13) Cata J, Cordella J, Burton A, et al. Spinal cord stimulation relieves chemotherapy-induced pain : A clinical case report. J Painsymman 2004 ; 27 : 72-8.

14) Khan Y, Raza S, Khan E. Application of spinal cord stimulation for the treatment of abdominal visceral pain syndromes : Case reports. International Neuromodulation Society 2005 ; 8 : 14-27.

15) 小川節郎．特集：モルヒネの効かない痛み；硬膜外ブロックと神経破壊薬を用いた神経ブロック．ターミナル・ケア 1995 ; 5 : 115-9.

16) 寺内芳郎, 小島裕子, 笠間　進ほか．症状から見た神経ブロック治療の適応．ペインクリニック 1995 ; 16 : 869-74.

安部　洋一郎，大瀬戸　清茂

IX-2 適応と考えられる疾患

H その他：painful legs and moving toes syndrome

— はじめに —

painful legs and moving toes syndrome（PLMT）は，1971年に英国Cardiff国立病院およびLondon Queen Square国立病院グループの神経内科医Spillaneら[1]によって初めて報告された，まれな症候群である。

本症候群は，臨床症状を主体とした概念であり，特定の単一疾患ではない。

I 病態

男女比は約2：1で，壮年期以降の老年者に発症し[2]，主症状は一側または両側の下腿や足の痛み，不快感と足先の不随意運動を特徴とする。

初発症状は痛みによることが多く，持続的な深在性の疼痛で日内変動を見ることは少なく，灼熱感，電撃痛などと表現される。神経痛のような放散痛はなく，咳，くしゃみ，体位による変化はない。患部を温めたり，冷やしたり，圧迫することで軽減する。

不随意運動は，痛みを伴う前に起こることがあり，足趾の屈伸や内外転，足関節の屈伸を呈する。緩徐で律動的に，stereotypedな連続性の動きで，真似のできない不随動作が多い。精神緊張，随意運動により数秒から数分間は止めることができる。また，睡眠中は消失し，精神緊張により増悪傾向を示す。

このPLMTの病因は，まだ十分には解明されていない。

患者の多くは，腰痛，脊椎症，圧迫骨折，坐骨神経痛，ポリニューロパチー，帯状疱疹による脊髄炎など，脊髄や末梢神経の疾患を有することが多く，そのために後根に上行性刺激が生じ，脊髄の運動ニューロンの活動を引き起こすものと推察されている[3)4]。また，後述する腰部交感神経節ブロックが奏効することがあるが，いかに交感神経が不随運動に関係しているのかは不明ではある。しかし，脊髄内に広く分布するサブスタンスPの作用を介して，脊髄前角細胞の持続的脱分極を引き起こすとの報告，上位の脳幹自律神経中枢，大脳基底核の関与，脊髄以下の障害であり，末梢神経のα系線維が関与しているとする報告[5]，交感神経を介する刺激により侵害受容器からの求心性入力の増加が関与しているとの報告[6]などがある。ベンゾジアゼピン系薬物などで不随運動が抑制されることから，中枢性の異常が関与する可能性も否定できない。具体的にはまだ不明ではあるが，視床または被殻において代謝異常が存在し，影響をもたらしていると推察される[7]。

II 一般的な治療

内服薬では，ベンゾジアゼピン系薬物，非選択性セロトニン受容体作動薬，抗痙攣薬，中枢性筋

弛緩薬の投与が有効とする報告[8]もあるが，長期にわたっての満足な結果は得られていない。クロナゼパムが基本薬として用いられ，ドパミンアゴニストは症状を増悪すると報告[9]されている。

神経ブロック療法では，腰部交感神経節ブロックや硬膜外ブロックが試行されている。その結果，完全または一時的に効果を認めたとする報告[10]や，一方で，皮膚温上昇や発汗の停止などが確認されたが，症状の改善は得られなかったとの報告[11]がある。

III　脊髄電気刺激療法

Takahashiら[12]は，51歳・男性での経験を報告している。両足後面の灼熱感と不随運動を伴っており，痛みは連続的で悪天候のときは歩行が不可能であった。抗うつ薬，抗痙攣薬，ベンゾジアゼピンを含む種々の薬物を内服していたが，症状は軽快せず，むしろ増悪傾向にあった。両下肢の触感は正常，下肢反射は減弱していた。脚の運動と知覚神経伝導検査は正常であった。左の大腿四頭筋と左の前脛骨筋の筋電図は頻繁な刺激を示し，神経異常が示唆された。しかし，腰椎X線写真，CTスキャン，MRIは正常であった。

0.5％メピバカインを用いた硬膜外ブロックで一時的な除痛が得られた。1％メピバカインによる持続硬膜外ブロック，99.5％エタノールでの腰部交感神経ブロックで痛みと不随運動を止めることができた。しかし，1カ月後，徐々に症状が再現したため，脊髄電気刺激療法（spinal cord stimulation：SCS）を試みた。第10-11胸椎の高さに電極を留置し，50サイクル/秒（0.3ms）の通電を1日2回20分行った。通電により，痛みと不随運動は徐々に消失したと報告している。

筆者らも，1症例ではあるが，PLMT症例に対してSCSを行い，疼痛ならびに不随意運動の消失を得ている[13]。

以上より，今後ともPLMT症例に対してSCSは試みてよい治療法と考える。

― おわりに ―

PLMTに関して，確立された治療法はなく，硬膜外ブロックや交感神経ブロックが有効でなくても，SCSが有効である場合や，逆に硬膜外ブロックが有効であっても，SCSが無効である場合も存在する。しかし，SCSでは，長期にわたり症状を改善する可能性があり，PLMTに対して選択する治療法のひとつであると考える。

【参考文献】

1) Spillane JD, Nathan PW, Kelly RE, et al. Painful legs and moving toes. Brain 1971；94：541-56.
2) 小多田英貴．Painful legs and moving toes. 森本昌宏編．ペインクリニックと東洋医学．東京：真興交易㈱医書出版部；2004. p.446-7.
3) Ikeda K, Deguchi K, Touge T, et al. Painful legs and moving toes syndrome associated with herpes zoster myelitis：J Neurol Sci 2004；219：147-50.
4) 葛原茂樹．Restless legs syndrome. 神経内科 1985；22：522-8.
5) 岡本　進，武上俊彦，間野忠明．足指の得意な不随運動と足部の不快感を主張とする症例― Painful legs and moving toes ―．臨床神経 1974；14：829-34.
6) 峠　哲男，石橋利明，鴨田匡史．"Painful legs and moving toes"と両下肢にひろがる有痛性筋攣縮を呈したアルコール性多発ニューロパチーの1例．臨床神経学 1998；38：762-5.
7) 石原哲也，片山宗一，山崎　薫．Painfuk legs and moving toes患者のおける中枢の関与―¹H-MRSを用いた検討―．神経内科 1996；44：480-2.
8) 石　径子，生水尊之，斉藤友久ほか．Painful legs and moving toes患者の治療経験．ペインクリニック 2001；23：110.
9) Sandyk R. Nerurolceptic-induced "Painful legs and moving toes" syndrome successful treatment with clonazepam and bacrofen. J Neuro 1990；11：573-6.
10) Okuda Y, Suzuki K, Kitajima T, et al. Lumbar epidural block for 'painful legs and moving toes' syndrome：a report of three cases. Pain 1997；78：145-57.
11) 竹中元康，飯田宏樹，棚橋徳重．治療に難渋したPainful legs and moving toesの1例．ペインクリニック 1991；12：59-61.

12) Takahashi H, Saito C, Iwata O. Epidural spinal cord stimulation for the treatment of painful legs and moving toes syndrome. Pain 2002 ; 96 : 343-5.
13) 森本昌宏, 河田圭司, 森本悦司ほか. 慢性疼痛に対する経皮的埋め込み脊髄電気刺激療法（PISCES）—適応基準の試案—. 慢性疼痛 1998 ; 17 : 39-44.

岡本　慎司

IX-2 適応と考えられる疾患

I その他：亜急性脊髄視神経障害（SMON）

— はじめに —

　亜急性脊髄視神経障害（subacute-myelo-optico-neuropathy：SMON）[1]は、1960年代にわが国で多発した神経疾患であり、全国各地で集団発生が見られたことから深刻な社会問題ともなった。その後の研究で、整腸剤のキノホルム（clioquinol）による神経毒性が原因であることが明らかになり、70年にキノホルムの製造、販売の停止措置がとられた。以降は新たな発病者は認められていないが、当時、患者数は全国で1万人を超えたと推定され、今なお3000人に近いSMON患者が健康管理手当の受給を受けており、年々高齢化し、平均年齢は80歳に近いとされている。

　これらSMON患者は、さまざまな感覚障害とともに疼痛を訴えることが多く、ペインクリニックを受診する機会も少なくない。本稿では、SMON患者の病態を述べるとともに、脊髄電気刺激療法（spinal cord stimulation：SCS）を中心とした疼痛治療について概説する。

I 病態

　SMONは、キノホルムの服用後、数週間を経て発症するとされており、腹部膨満、腹痛、下痢などの腹部症状が先行し、緑色舌苔、緑色便を見ることもある。引き続いて、特有のしびれ感が足先から始まり、しばしば腹部あるいは胸部にまで上行する。主な症状はこれらのような感覚障害であるが、遅れて下肢筋力低下、痙縮などの運動障害が加わることも多い。重症例では視力障害を来し、視力低下、中心暗点、色覚異常、視神経の萎縮といった症状を認め、脳幹障害による球麻痺での死亡症例も報告されている。

　病理学的には脊髄の側索と後索、視神経ならびに末梢神経に対称性の脱髄性変化を認め、基本的には不可逆性で、回復することはなく、長期経過患者においても同様の強い脱髄性変化が認められるとされている[2]。

　SMON発症後の臨床経過は、急性期の悪化後、ある程度は回復する。その後、非進行性ではあるが、後遺症状が長期にわたり残存する。2003年に行われたSMON長期経過患者に対する調査[3]では、歩行障害などの運動障害や視力障害よりも感覚障害が高率に認められ、なかでも足底付着感、下肢の締め付け、つっぱり感、ジンジン・ビリビリするしびれ感、冷感、疼痛などの異常感覚が97.6％で認められている（表）。また、患者の高齢化に伴い、脊椎や四肢関節での合併症を有する頻度が増加しており、さらに患者の生活の質（quality of life：QOL）を低下させる要因となっている。

表 SMONの感覚異常

感覚異常	内容
1) 表在覚異常	
2) 触覚異常	触覚低下
	触覚過敏
3) 痛覚異常	痛覚低下
	痛覚過敏
4) 下肢振動覚異常	
5) 異常感覚	足底付着感
	しめつけ・つっぱり感
	ジンジン・ビリビリ感
	痛み
	冷感

（小長谷正明, 松岡幸彦, 松本昭久ほか. スモンの現状. 日本醫事新報 2003 ; 4137 : 21-6 より引用）

II 疼痛に対する治療

　前述のように, SMON後遺症としての中核を占める症状は, 痛みやしびれを主とした感覚障害であるが, これらの残存症状に対する有効な根治的治療法は存在せず, 対症療法を主とせざるをえないのが現状である。

　薬物療法としては, 初期にはアデノシン三リン酸（adenosine triphosphate：ATP）とニコチン酸の漸増点滴療法が行われたが, 評価は確立されなかった[4]。現在では, 末梢循環改善や神経再生の促進を期待してビタミンEをはじめとする各種ビタミン製剤, 疼痛を伴う異常感覚に対するカルバマゼピンなどの抗痙攣薬や非ステロイド性抗炎症薬（nonsteroidal anti-inflammatory drugs：NSAIDs）, 痙性麻痺症状に対しては中枢性筋弛緩薬, 膀胱直腸障害では排尿排便改善薬が用いられる。

　また, ノイロトロピン®は, ワクシニアウイルスを接種した家兎皮膚の炎症組織から抽出された非蛋白性の活性物質を主成分とする薬物で, 腰痛症, 頸肩腕症候群などに対して効能が認められており, 臨床で広く用いられている。その注射薬は, 症候性神経痛とともにSMON後遺症状の冷感, 痛み, 異常知覚に対しても保険適応が承認されており, 祖父江ら[5]による多施設二重盲検比較試験の結果, 有用率は58.3％であった。

　その他の治療法としては, 鍼灸治療, 神経ブロック療法（硬膜外ブロック, トリガーポイント注射, 腰部交感神経節ブロック）などが下肢の異常感覚, 疼痛の緩和を目的として施行されるが, 治療効果は十分とはいえない。最近では, これらの治療と併せて日常生活に必要な運動機能を維持, 改善するためのリハビリテーションが中心に行われており, SMON体操なるものも考案されている[4]。

III SMONに対するSCS

　SCSは, 種々の難治性疼痛患者での適応が広く検討されているが, SMON患者に対する試行結果もいくつか報告されている。丸山ら[6]は, 6症例のSMON患者にSCSを行い, 一定の効果を認めた3症例で植え込み式電極を挿入している。その結果, やや有効（30〜70％の除痛効果）が1症例, 無効が2症例であった。しかし, 全症例で鎮痛薬の使用量には変化を認めず, 全体としてSMONに対する効果は少ないと結論している。さらに宇野[7]は, 1症例のSMON患者にSCSを行い, 初期には約1〜2割痛みが軽減したものの, 数週間で無効となったとしている。また, 谷ら[8]は, 6症例の異常感覚を主訴とするSMON患者に2週間, SCSを施行し, 4症例が無効（poor）, 1症例はやや改善を見たものの, 他の治療法の併用を要し（fair）, 1症例が著効（excellent）であり, 著効の1症例に永久埋め込みを施行している。

　SCSは, 1965年のMelzackとWall[9]によるゲートコントロール説に基づいて, 1967年, Sheally[10]が慢性疼痛患者での脊髄後索刺激による除痛に成功したと報告し, 急速に普及した。本

法の除痛機序として，①刺激による脊髄後角の侵害受容細胞の活動の抑制，②脳幹からの下行性抑制系の賦活，③興奮性アミノ酸の分泌抑制やγアミノ酪酸（gamma-aminobutyric acid：GABA）の分泌促進といった神経化学的機序，④血流改善効果などが考えられている[11]。したがって，一般的には神経因性疼痛や虚血痛での除痛効果が高く，その一方で，侵害受容性疼痛や心因性疼痛には効果が認められない。前述のように，これまでの報告をまとめると，必ずしもSMONに対するSCSの成績は良いとはいえない。その理由として，SMONでの疼痛が異常感覚を主とするものであると推察され，また施行時期が発症後十数年を経ており，症状固定の状態であったとも考えられる。しかし，著効症例も認められることから，今後さらに多くの症例を重ねれば，異なった結果となる可能性も否定できない。

【参考文献】

1) 松岡幸彦. 今日のスモン. 医学のあゆみ 2005；213：286.
2) 今野秀彦, 高瀬貞夫. スモンの神経病理学的所見―その再考察―. 神経内科 2005；63：162-9.
3) 小長谷正明, 松岡幸彦, 松本昭久ほか. スモンの現状. 日本醫事新報 2003；4137：21-6.
4) 難病情報センター. スモン　診断・治療指針　http://www.nanbyou.or.jp/sikkan/055_i.htm
5) 祖父江逸郎, 田代邦雄, 花籠良一ほか. SMON（Subacute-myelo-optico-neuropathy）後遺症状の「冷感」および「しびれ感」を中心とする異常知覚に対するノイロトロピン®注射剤の臨床的有用性の検討―多施設二重盲検比較試験―. 臨床医薬 1992；8：833-51.
6) 丸山洋一, 松木美智子, 清水裕幸ほか. 硬膜外脊髄通電の除痛効果―経皮的および埋込式（PISCES®）通電法―. 麻酔 1982；31：122-8.
7) 宇野武司. 硬膜外脊髄通電の5年間の成績. ペインクリニック 1988；9：607-12.
8) 谷　諭, 清水弘之, 石島武一ほか. SMONその他の神経疾患に対する経皮的脊髄硬膜外刺激の経験. 脳神経 1984；36：383-8.
9) Melzack R, Wall PD. Pain mechanisms. Science 1965；150：971-9.
10) Shealy CN, Mortimer JT, Reswick JB. Electrical inhibition of pain by stimulation of the dorsal columns. Preliminary clinical report. Anesth Analg 1967；46：489-91.
11) 柳本富士雄, 森山萬秀, 村川和重. CRPS以外の疼痛に対する脊髄刺激療法. ペインクリニック 2005；26：S283-91.

宇野　洋史

X

経験からの適応基準

X-1 近畿大学医学部麻酔科学教室での経験からの適応基準

―― はじめに ――

　筆者らは，これまでに種々の慢性難治性疼痛症例147症例に対して，脊髄電気刺激療法（spinal cord stimulation：SCS）による疼痛コントロールを試みてきた[1]〜[5]。詳細を表1に示す。これらの経験から得たSCSの適応基準に関する試案につき紹介する。

I　適応症例の選択

　SCSの植え込みを行うにあたって，適応症例の判別には，ドラッグチャレンジテスト[6]を用いている。バルビタールのみが陽性であればpsychologic factorの関与が強いと考えられ，十分な効果を得ることは難しいと思われるが，バルビタールとケタミンの両者に陽性を示した場合にはSCSが著効を示すことが多く，積極的に植え込みを行っている。さらに，SCS電極を挿入する前に試験的に持続硬膜外ブロックを行い，その適応を判定しているが，その結果，硬膜外ブロックが奏効する症例でのSCSの有効率は高い。

　また，SCS puncture trialにより，二期的に植え込みを施行することも試みている。永久植え込みでは1〜2週間の試験通電ののちにジェネレータの植え込みを行うが，試験期間中の感染の発生，入院期間の延長による患者の精神的ストレスなどを考慮しなければならない。そこで，まず第1回目の入院ではpuncture trialを用いて，刺激電極の位置の選択と通電効果の判定を行う。第2回目の入院で刺激電極とジェネレータを同時に植え込むことで，感染の危険性を低下させ，入院期間の短縮によるストレスの軽減が可能となる。しかし，二期的植え込みでは，1度目の電極留置で生じた硬膜外腔の癒着のために，同部位への電極挿入が困難になることも事実である。

表1　筆者らの施設での適応基準

疾患	全症例	植え込み症例	植え込みなし	植え込み率(%)	年齢	罹患期間(年)	植え込み前VAS	3カ月後VAS
FBSS	39	34	5	87.2	55.9±13.4	7.2±5.8	69.1±14.2	25.0±20.8
CRPS	23	17	6	73.9	50.8±13.5	2.7±2.9	78.8±15.0	32.9±31.6
求心路遮断性疼痛	9	7	2	77.8	45.9±14.1	7.2±9.6	87.1±12.5	31.4±15.7
脊髄不全損傷	18	13	5	72.2	61.9±11.6	6.4±8.0	76.2±12.6	25.4±19.8
脊髄完全損傷	8	2	6	25.0	62.5±7.8	4.5±0.7	90.0±14.1	35.0±21.2
幻肢痛	9	7	2	77.8	31.0±24.8	0.7±0.6	74.3±9.8	32.9±30.4
PHN	8	5	3	62.5	75.0±10.6	5.2±4.8	76.0±11.4	34.0±23.0
ASO	4	4	0	100.0	47.3±22.0	4.5±3.4	72.5±18.9	17.5±5.0
多発性硬化症	6	5	1	83.3	50.8±6.9	3.1±2.4	66.0±20.7	28.0±21.7
その他	23	17	6	73.9	55.9±17.6	4.2±4.6	72.9±14.9	38.2±19.1
総合計	147	111	36	75.5	54.1±15.5	5.1±5.7	74.1±14.8	29.6±22.5

その他には会陰部痛や術後痛を含む

II 当科での治療成績

当科での治療成績を表1に示す。

failed back surgery syndrome (FBSS)[7] での有効率が高く, 電極の植え込みを行った直後から pain free の状態を得たとする症例を含めて, 39症例中34症例（87.2％）がジェネレータの永久植え込みを希望した。治療前後での視覚的評価尺度（visual analogue scale：VAS）の変化は 69.1±14.2 が 25.0±20.8 mm であった。

複合性局所疼痛症候群（complex regional pain syndrome：CRPS）[8,9]症例では, SCSに先立って施行した各種の交感神経ブロックが奏効したことにより sympathetically maintained pain と考えられたが, 効果にばらつきが大きい。23症例中17症例（73.9％）で植え込みを行い, 治療前後でのVASの変化は 78.8±15.0 から 32.9±31.6 mm と減少しているものの, 現時点では fair indication としてとらえている。なお, Krainikら[10]は, このCRPS症例の約30％において, SCSにより長期間の除痛効果を確認したと報告している。

求心路遮断性疼痛[4]では, 損傷部位が脊髄から遠位の末梢神経である場合にかぎって, 良好な結果を得た。9症例中7症例（77.8％）で永久植え込みを行い, VAS は 87.1±12.5 から 31.4±15.7 mm であった。なお, 腰神経叢引き抜き損傷後[11]に下肢痛を訴えた症例では, 持続硬膜外ブロック, 全脊髄くも膜下ブロックが無効であったが, SCSにより疼痛の軽快をみた。

脊髄損傷後[12]の麻痺領域に一致して疼痛を訴えた症例では, 不全損傷でかつ局所にアロディニアを認めた場合にかぎり効果を確認した（18症例中13症例, 72.2％）。一方, 完全損傷症例では全く無効であった（8症例中2症例, 25.0％）。脊髄損傷後の痛みの発症に関しては, 求心路遮断性疼痛としての機序, α-amino-3-hydroxy-5-methyl-4-isoxazole propionic acid (AMPA) receptor の関与による中枢痛の存在などが示唆されているが, 陳旧症例ではその鑑別が困難なことが多い。また, 損傷レベルと疼痛を訴える範囲とを画一的にとらえることは不可能であり, 刺激をどの高さで行うかが問題となる。なお, 完全損傷領域に不全損傷部位の有茎組織を移植後, 移植部位に疼痛が起こった症例を経験したが, 元の不全損傷部位組織の神経支配を考慮し通電刺激を行ったところ良好な効果を示した。

幻肢痛[13,14]は, 求心路遮断性疼痛ないしは中枢痛としての側面を持つが, 受傷時の状態ならびに発症後の期間によって, おのおのの要素の関与の度合いが異なると考えられる。9症例中7症例（77.8％）で効果があり, VAS は 74.3±9.8 から 32.9±30.4 mm と減少した。筆者らの経験からは, 発症後の期間を経るにつれて SCS に抵抗性を示す, 受傷後に再手術を繰り返している場合にも抵抗性を示す, との結果を得ている。なお, 坪川ら[15]は, 脳深部電極による視床後外側腹側核（VPL）刺激の臨床効果を報告しているが, 幻肢痛のうち末梢神経損傷に起因する求心路遮断性疼痛様の機序が考えられるものでは75％以上の有効率が得られるが, 一方, 視床痛のような中枢神経損傷に起因するものでは25％前後の有効率を得るにとどまるとしている。

帯状疱疹後神経痛（post-herpetic neuralgia：PHN）[16]では, 8症例中5症例（62.5％）で永久植え込みを希望され, VAS は 76.0±11.4 から 34.0±23.0 mm へと効果を示した。

慢性動脈閉塞症症例[17]では, 4症例すべてにおいて十分な除痛とともに皮膚温の上昇を認め, 治療前後で VAS は 72.5±18.9 から 17.5±5.0 mm へと著明に減少した。

多発性硬化症は6症例中5症例（83.3％）のみではあるが, VAS は 66.0±20.7 から 28.0±21.7 mm

表2 SCSの適応基準—筆者らの経験から—

Good indication
・failed back surgery syndrome（FBSS）
・慢性動脈閉塞症
・多発性硬化症
・間質性膀胱炎

Fair indication
・複合性局所疼痛症候群（CRPS）
・求心路遮断性疼痛（損傷部位が脊髄から遠位の末梢神経の場合）
・脊髄損傷後疼痛（不全損傷症例）
・幻肢痛

Poor indication
・PHNをはじめとする求心路遮断性疼痛（損傷部位が脊髄から近位の末梢神経の場合）
・脊髄損傷後疼痛（完全損傷症例）

Inadequate
・中枢痛
・psychologic factorの関与が強いと考えられる慢性疼痛
・癌性疼痛

表3 JamaerらによるSCSの適応基準

Good indication
・failed back surgery syndrome
・癒着性くも膜炎

Fair indication
・糖尿病性ニューロパチー
・多発性硬化症
・帯状疱疹後神経痛

Poor indication
・内臓痛
・関節痛
・骨腫瘍による痛み

Inadequate
・馬尾症候群
・sympathetically maintained pain
・幻肢痛

へと減少した。これら脱髄疾患での痙縮，膀胱障害に対するSCSの効果に関しては種々の報告があり，Cookら[18]は90％の有効率を得たとしているのに対して，一方，Youngら[19]は30％の症例で自覚症状の若干の軽減を認めたものの，他覚的にはなんら変化がなかったとしている。

また，症例数は多くないものの間質性膀胱炎[20]において良好な治療効果を確認している。間質性膀胱炎はきわめて難治性の疾患であり，激烈な膀胱刺激症状と膀胱壁の潰瘍性病変を呈する。膀胱の収縮痛がその主体であり，この疼痛により膀胱容量の減少を来し，廃用性萎縮へと進展する。したがって，治療の要諦は疼痛による廃用性萎縮と，それによる疼痛の増幅との悪循環を断ち切ることにある。2症例に対してSCSによる除痛を試みたが，2症例とも通電により疼痛が著明に改善し，排尿回数も40回/日が10～12回/日に減った。なお，膀胱の二重神経支配を考えるならば，電極先端の位置の決定に関しては今後の検討を要する。

その他では，頸部脊髄空洞症[21]により強度の疼痛を訴えた2症例に対してSCSを施行し，2症例とも満足のいく除痛効果を確認している。また，psychologic factorの関与が大きいと考えられた会陰部痛（肛門部痛）[22]，子宮体癌術後の局所再発，直腸癌に伴う骨盤転移による痛みを訴えた症例では全く無効であり，inadequateと考えられた。

以上から得たSCSの適応基準についての試案を表2に示す。

III 他施設での適応基準

Jamaer[23]は，自験例130症例での治療効果を疾患別に分類したうえで，SCSの適応基準を示している（表3）。この基準や尾崎ら[24]の報告では，脊髄病変によるものでは無効であることが多いとしているが，筆者らの考える基準とは相反する点が多い。この点に関しては，同一疾患であっても損傷を受けた部位またはそれにより変性が生じたと考えられるレベル，発症後の時期が異なるゆえに画一的判断が困難であることに起因するものと考える。

また村川ら[25]は，慢性疼痛を訴える各種疾患に対してSCSを行い，適応基準を提示している。

各種神経ブロックに鎮痛効果を示す症例でSCSの有効性が高いことから，脊髄より末梢側での疼痛に対して適応としている．結果，末梢血管障害に起因する疼痛や神経因性疼痛（FBSS, CRPSなど）が有効であるとしている．この点では，筆者らの適応基準からも同様の結果を得ており，一致している．

― おわりに ―

SCS は，神経脱落症状を来さない点が大きなメリットであり，従来の除痛法では対処できない慢性疼痛に対する有効な治療法の一つであることに疑いの余地はない．しかし，その個体差が大きいことからも，適応基準が十分には確立されていない．今後，奏効機序ならびにそれぞれの疾患が脊髄のどのレベルで変性を生じているかについての解明が望まれるところである．

【参考文献】

1) 森本昌宏．痛み―日常臨床に役立つQ&A―刺激鎮痛法とはどのようなものですか？ 治療 1993；75：1381-5.
2) 森本昌宏，古賀義久．経皮的埋め込み脊髄電気刺激療法（PISCES）とその臨床効果．LiSA 1998；5：90-5.
3) 森本昌宏，河田圭司，森本悦司ほか．慢性疼痛に対する経皮的埋め込み脊髄電気刺激療法（PISCES）―適応基準の試案―．慢性疼痛 1998；17：39-44.
4) 森本昌宏，蔵 昌宏，古賀義久．ペインクリニックにおける手術療法 経皮的埋め込み脊髄電気刺激療法（PISCES）．ペインクリニック 2002；23：1363-70.
5) 森本悦司，森本昌宏，大中仁彦ほか．ペインクリニック疾患とその治療Ⅱ―経皮的脊髄電気刺激療法（PISCES）の実際―．東洋医学とペインクリニック 1992；22：44-51.
6) 加藤 実．ドラッグチャレンジテスト．森本昌宏編．ペインクリニックと東洋医学．東京：真興交易医書出版部；2004. p.216-7.
7) 森本昌宏，栗岡眞美，森本悦司ほか．Multiple Operated Backによる腰下肢痛患者の治療成績―硬膜外脊髄電気刺激療法を中心に―．ペインクリニック 1992；13：544-8.
8) 森本悦司，白藤達雄，森本昌宏ほか．難治性カウザルギー患者に対する経皮的脊髄通電療法．東洋医学とペインクリニック 1991；21：161-6.
9) 森本昌宏，森本悦司，栗岡眞美ほか．ペインクリニック疾患とその治療Ⅶ―反射性交感神経性萎縮症の病態と治療―．東洋医学とペインクリニック 1992；22：231-41.
10) Krainik JU, Thoden U. Dorsal column stimulation. In : Wall PD, et al., editors. Textbook of pain. Edinburgh : Churchill Livingstone ; 1984. p.701-5.
11) 森本昌宏，中野弘行，森本悦司ほか．ペインクリニック疾患とその治療 XXI―腰神経叢引き抜き損傷による右下肢痛に対しPISCESが奏効した症例―．東洋医学とペインクリニック 1996；26：174-8.
12) 森本昌宏，森本悦司，森本眞美ほか．脊髄損傷後の疼痛に対する経皮的埋め込み脊髄電気刺激法の臨床効果．ペインクリニック 1996；17：249-52.
13) 森本昌宏，河田圭司，口分田理ほか．幻肢痛の発症機序を考える―経皮的埋め込み脊髄電気刺激療法を施行した症例の分析から―．慢性疼痛 1999；18：111-4.
14) 森本昌宏，蔵 昌宏．幻肢痛に対する神経刺激療法の現状 脊髄電気刺激療法．ペインクリニック 2001；22：753-9.
15) 坪川孝志，片山容一，平山晃康ほか．視床痛に対する大脳皮質運動領野の刺激による治療．医学のあゆみ 1989；151：625-6
16) 森本昌宏．帯状疱疹と帯状疱疹後神経痛―疫学・病態・診断・治療―．鍼灸 OSAKA 1996；12：109-24.
17) 前川紀雅，森本昌宏．慢性動脈閉塞症―閉塞性動脈硬化症の病態・診断・治療―．鍼灸 OSAKA 2006；22：23-8.
18) Cook AW, Taylor JK, Nidzgorski F. Functional stimulation of the spinal cord in multiple sclerosis. J Med Eng Technol 1979 ; 3 : 18-23.
19) Young RF, Goodman SJ. Dorsal spinal cord stimulation in the treatment of multiple sclerosis. Neurosurgery 1979 ; 5 : 225-30.
20) Messing EM, Stamey TA. Interstitial cystitis, early diagnosis, pathology and treatment. Urology 1978 ; 12 : 381-92.
21) 蔵 昌宏，森本昌宏，河田圭司ほか．頸部脊髄空洞症での強度の疼痛に対してPISCESが奏効した1症例．慢性疼痛 1999；18：122-4.
22) Grimaud JC, Bouvier M, Naudy B, et al. Manometric and radiologic investigations and biofeedback treatment of chronic idiopathic anal pain. Dis Colon Rectum 1991 ; 34 : 690-5.
23) Jamaer L, van Buyten JP, Maeyaert J, et al. Evaluation of 130 patients who were given spinal cord stimulation for relief of chronic nonmalignant pain. Forth International Symposium : The Pain Clinic. Kyoto, 1990.
24) 尾崎文教，小倉光博，中 大輔ほか．神経因性疼痛に対する脳脊髄電気刺激療法．慢性疼痛 1997；16：108-16.
25) 村川和重．脊髄電気刺激療法の適応を考える：持続する痛みには頸部硬膜外ブロックも．LiSA 2003；10：48-51.

前川　紀雅，森本　昌宏

X-2 兵庫医科大学病院ペインクリニック部での経験からの適応基準

― はじめに ―

痛み治療の原理の多くは，種々の方法により疼痛伝導路における痛覚刺激の伝達を抑制して，中枢への入力を阻害することを目的としている．神経ブロックのように直接的な神経伝達の遮断を図るものから，種々の鎮痛薬のように間接的な抑制作用を機序とするものもあるが，いずれも刺激伝達に対しては抑制的な作用を中心とする方法である．一方，脊髄電気刺激療法（spinal cord stimulation：SCS）は，一見，これらとは異なり，脊髄を電気刺激することにより，痛みの軽減を図る方法である．しかし，SCS の奏効機序に関する研究が進むとともに，詳細は他項に譲るが，脊髄後角における抑制性神経伝達物質を介する疼痛刺激の抑制が有力な作用機序として注目されており，薬物療法や神経ブロック療法と本質的な機序においては根本的な違いのない治療法と考えられ，その適応においては他の治療法との関連が重要となる．臨床的には，本法が最初に Shealy ら[1]によって胸壁の癌性疼痛に対する除痛効果が報告されて以来，さまざまな痛みの治療に用いられてきた．しかし，当初は手技の確立や装置の信頼性などともに，適応基準の問題から長期間にわたる成功症例は少なかった．その後，しだいに手技の進歩や装置が改良され，一方では適切な患者選択が行われるようになるに従って，長期成功率も徐々に向上し，現在では約 70% とされている．このように，SCS を用いて有効な除痛効果を得るには，適応基準を適切に設定することがきわめて重要となる．

本稿では，SCS によって有用な除痛効果を得

表1 兵庫医科大学病院ペインクリニック部における脊髄電気刺激療法の適応基準

●疼痛機序の診断
　オピオイド療法に反応しない
　　→　侵害受容性疼痛ではない
　推測できる機序により症状が説明可能である
　　→　神経因性疼痛もしくは虚血性疼痛
●患者選択
　問題となる心理的な要因がない
　薬物嗜癖がない
　疾病利得や保障の問題が解決可能である
　SCS の鎮痛効果に過剰な期待をしない
●鎮痛効果の予測
　疼痛発現機序が脊髄より末梢である
　神経ブロックに反応が良好である
●刺激装置の植え込み
　試験刺激により満足すべき鎮痛効果を認める
　患者がリスクや合併症を理解して植え込みを希望する
　器具の取り扱いの理解が可能である

るために，兵庫医科大学病院ペインクリニック部で設定している適応基準（表1）について述べる．

I　SCS が適応となる痛み

癌患者の疼痛への臨床使用から始まった SCS は，当初には種々の原因によって生じた難治性疼痛の治療に適用された．ところが，前述のように良好な鎮痛効果を認める患者は必ずしも多くなかった．さらに，SCS の施行症例の治療成績が集積されるに伴い，程度の差はあるものの，あらゆる慢性疼痛に鎮痛作用が認められるのではなく，難治性疼痛の中でも神経障害に起因する疼痛には有効であるが，侵害受容性の疼痛には鎮痛作用が期待できないことが明らかになってきた[2]．

さらに，詳細な検討から神経因性疼痛であっても，原因となる疾患の種類や発生部位，症状などによってSCSの鎮痛効果が異なることも判明した。Nasholdら[3]によると，SCSがもっとも有効であったのは知覚神経障害を伴った灼熱痛で，Dooley[4]は血管攣縮を伴った疾患にも非常に有効であったと報告している。したがって，疼痛機序としては，神経因性疼痛とともに虚血性疼痛に対する有効性が確認されている。また，最初に有効性が認められた癌性疼痛については，神経障害性の要素が含まれている場合には有効性が認められている[5)6)]。

　このように，SCSの施行にあたっては，対象となる患者が有する痛みの機序を的確に判断することが必要である。しかし，SCSの適応となる難治性疼痛の患者においては，しばしば複数の機序による痛みによって構成されていることがあり，その場合にはSCSによって軽減する可能性のある痛みと，効果が期待できない痛みを厳密に区別する必要がある。そして，SCSの適応を決定するにあたっては，あらかじめ鎮痛効果が期待できる痛みとそうでない痛みを予測して，十分なインフォームドコンセントを行うことが重要である。疼痛機序に関して，特に留意すべき点は，侵害受容性の要素がどの程度含まれているかの判断である。すなわち，侵害受容性の要素が多ければ多いほど，SCSによる除痛効果はきわめて限定的となり，患者の満足度も非常に低下する。したがって，侵害受容性の因子の関与が大きいと推測される患者に対するSCSの適応は，きわめて慎重になる必要がある。しかし，慢性疼痛の患者が有する痛みの機序を的確に診断するのは決して容易ではないので，病歴ならびに治療歴，そして神経学的所見などから総合的に判断せざるをえないが，当部では薬効能試験（drug challenge test：DCT）による各種薬物に対する反応性も参考としている。

　特に，オピオイドに対する反応性は侵害受容性の要素を判断するうえでは，非常に参考となる。すなわち，モルヒネを用いたDCTにより，著明に視覚的評価尺度（visual analogue scale：VAS）の減少が認められる場合には，侵害受容性の要素が大きいと推測されることから，SCSによる良好な鎮痛効果は期待できないので，SCSの適応からの除外が示唆されると考えるわけである。したがって，筆者らはSCSの適応を考慮する患者に対しては，DCTを必ず施行し，オピオイドに良好に反応しVASが著明に低下する症例にはSCSを適用せず，オピオイド療法を施行している。その他の薬物に対する反応性とSCSの効果の関連については，明確なエビデンスは認められておらず，統一した見解はないのが現状である。

　神経因性疼痛モデルを用いたSCSの動物実験において，触刺激に対してはアロディニア様の逃避反応の閾値低下を示すが，SCSによってこの反応は抑制され，効果は20分間の刺激で1時間持続することから，SCSはAβ線維の広作動域ニューロン（wide dynamic range neuron：WDRN）への異常な投影を選択的に阻害すると考えられる[7]。また，神経障害によりアロディニアを示すラットの後角WDRNは活動性が亢進し，SCSにより過剰な活動性は減少することから，非侵害刺激に対する脊髄後角WDRNの興奮性はSCSにより正常化されると推測される[8]。これらから，WDRNの活動性を抑制する可能性のあるNaチャネルブロッカーの投与に反応する痛みに対しては，SCSの効果が期待できる可能性が示唆される。しかし，リドカインやフレカイニドを用いたDCTを施行しているものの，現状ではこれらの薬物によるDCTの結果とSCSによる鎮痛効果との間に，明らかな関連性を認めるエビデンスは確認できていない。

　また，脊髄後角での抑制系〔γアミノ酪酸（gamma-aminobutyric acid：GABA），glycine系〕の賦活がSCSの鎮痛機序のひとつと考えられる

ことから[9)～12)]，GABA-B 作動薬であるバクロフェンの髄腔内投与により鎮痛効果が得られる場合は，SCS が有効である可能性が高いと考えられている[13)]。しかし，現在，本邦では経口薬のバクロフェンのみの臨床使用が可能であり，SCS の適応決定にあたり，髄腔内投与の効果を調べることは困難である。近々に，痙性に対するバクロフェンの髄腔内投与が認可される予定であり，バクロフェンの作用と SCS の効果の相関についても，今後，さらなる検討が必要である。

II SCS の有効性の予測について

現時点では，あらかじめ SCS の効果を正確に予測することは決して容易ではない。SCS の効果を予測する手段として，経皮的電気刺激（transcutaneous electrical nerve stimulation：TENS）が有効な患者では，同じ刺激鎮痛法であるので，SCS に反応する可能性が高いといわれたこともある。しかし，TENS の作用機序には，オピオイド鎮痛も介していると推測される部分もあり，ある種の急性痛や筋性疼痛にも有効である。しかも，TENS に全く反応しない患者でも SCS が有効な場合が少なくない。こうしたことから，TENS と SCS は，同じように刺激鎮痛法であるが，鎮痛メカニズムは全く同一とは考えられず，TENS の効果を SCS に直接当てはめることは無理である。したがって，SCS の効果を予測する材料としては，TENS で得られる情報はわずかな参考程度にとどまることから，当ペインクリニック部では SCS の適応に先立って，TENS の効果の確認は行っていない。そのため従来は，前述のように DCT による各種薬物に対する反応などを参考に SCS の効果を予測せざるをえなかった。

しかし，DCT の反応から侵害受容性疼痛に関する除外は高い信頼性で可能であるものの，適応となる神経障害性に発現している痛みは病態が複雑であり，機序も多彩であることから，ただちに SCS の効果を予測することはきわめて困難であった。そこで，筆者ら[14)]は SCS の対象症例を硬膜外ブロックなどの神経ブロックに対する反応の違いから 2 つのグループに分け，それぞれのグループに対する SCS の効果を検討した。神経ブロックに対する反応性の違いについては，一過性であっても神経ブロック（硬膜外ブロック，神経根ブロックなど）によって疼痛の軽減が見られた failed back surgery syndrome（FBSS）6 症例，外傷性頸椎ヘルニア 3 症例，複合性局所疼痛症候群（complex regional pain syndrome：CRPS）4 症例，脊損後疼痛（不全麻痺）1 症例，腰部脊柱管狭窄症 2 症例，レイノー病 1 症例，閉塞性動脈硬化症 2 症例の計 19 症例の神経ブロック反応症例群と，神経ブロック（持続硬膜外ブロック，くも膜下ブロックなど）によっては疼痛の軽減が不十分であった CRPS 5 症例，脊髄腫瘍術後下肢痛 1 症例，帯状疱疹後神経痛 1 症例，脊椎術後疼痛 2 症例，腰部脊柱管狭窄症 2 症例の計 11 症例の神経ブロック反応不良症例群に分け，それぞれのグループに対する SCS の効果を比較検討した。その結果，神経ブロックに反応が見られた 19 症例については，全症例において SCS の試験刺激によって満足すべき疼痛の軽減が認められ，患者の希望に基づいて刺激装置を植え込み，全症例が慢性刺激へと移行した。ところが，神経ブロックに対する反応が不十分であった 11 症例においては，SCS の試験刺激で 7 症例が除痛効果を全く認めず，4 症例は疼痛の軽減が不十分であったものの，患者の強い希望によって刺激装置の植え込みを行った。しかし，結果的には種々の理由により 3 症例は早期に装置を除去し，慢性刺激に至ったのは 1 症例のみであった。このように，神経ブロックに対する反応と SCS による痛みの軽減効果を比較したところ，神経ブロックによって明ら

かな疼痛の軽減が認められない患者の多くには，SCSによる鎮痛効果が期待できないことが明らかとなった。この結果から示唆されることは，神経ブロックによる脊髄への刺激入力の遮断によって疼痛の軽減が認められない症例に関しては，SCSの有効性が期待できない可能性が高いということである。したがって，痛みの発現機序が脊髄より末梢に存在する痛みに対しては，SCSが鎮痛効果を示す可能性が高いと推測している。また，交感神経ブロックが有効なCRPSにはSCSの有効性が高いとの報告[15]もあり，神経ブロックによる交感神経遮断が有効な痛みにもSCSの効果が期待できると考えられる。

これらのことから，当ペインクリニック部では種々の神経ブロックに対する反応性から，SCSによる鎮痛効果を次のように推測している。①SCSによるもっとも高い鎮痛効果が期待できるのは，交感神経ブロックによって長時間にわたり，明らかに軽減する痛みである。②次にSCSによる鎮痛効果が期待できるのは，硬膜外ブロックにより長時間にわたって疼痛が軽減する場合である。③また，硬膜外ブロックにより一時的にしろ著明に疼痛が軽減する症例でも，SCSによる鎮痛効果はかなり期待できる。④しかし，硬膜外ブロックによっては完全な除痛が得られず，くも膜下ブロックによってのみ除痛が得られる場合は，SCSによる鎮痛効果はかなり限定的となる。⑤さらに，くも膜下ブロックによっても完全な除痛が得られない場合には，SCSによる鎮痛効果はほとんど期待できない。筆者らは，神経ブロックに対する反応性を参考に，これらの基準からSCSの鎮痛効果を予測してSCSの適応を決定しているが，患者の強い希望によって④の硬膜外ブロックでは鎮痛効果が得られず，くも膜下ブロックによってのみ除痛が得られる患者にSCSを施行した経験からは，こうした患者は決してSCSに適しているとはいいがたい。SCSの施行により満足すべき鎮痛効果を得るには，神経ブロックに対する反応は少なくとも①から③の交感神経ブロック，もしくは硬膜外ブロックにより，著明に疼痛が軽減する場合が最適な適応と考えられる。

III 患者選択について

痛みの病態からSCSの効果が期待できる機序と診断できた患者の中から，さらに適応となる患者を的確に選ぶことにより，SCSを有効に用いることが可能となる[16]。患者を適切に選択する基準としては，推測できる痛みの機序によって現在の症状が説明可能であることが不可欠であり，可能性のある保存的な治療がすでに試みられたが，無効であった症例である。したがって，後述するが，疼痛治療の中でのSCSの位置付けも，きわめて重要となる。また，問題となる心理的な要因がなく，鎮痛薬などの薬物嗜癖がない患者である。しばしば，疑問視せざるをえない程度の鎮痛効果にもかかわらず，ケタミンやオピオイドが長期連用されている慢性疼痛の患者に遭遇するが，こうした患者にはただちにSCSを適用しがたい。SCS療法の施行にあたっては，試験刺激により満足すべき鎮痛効果が得られ，しかも患者がリスクや合併症を理解して植え込みを希望するなどの基準を参考にして判断している。

心理学的な評価を適切に行うことは決して容易ではないが，きわめて重要な要素となるので無視できない[17]。筆者らは，心理テストなどをルーチン化して行ってはいないが，SCSの適用から除外しなければならない心理的要因としては，顕著な自殺願望，凶暴性，高度な未治療のうつ病，重症で未治療な不安障害，境界領域の性格異常などが指摘[18]されている。さらに，注意を要する心理的な状態には，VASを100/100以上と表現するような過剰な痛みの訴え，性格的な問題，社会

性の欠如，非現実的な期待，器具の取り扱いが理解不能，疾病利得や訴訟の問題などである[19]。

慢性疼痛の患者には，しばしば疾病利得や保障の問題を抱えていることがあり，これらの問題も無視できない。これまでの経験では，これらの問題を有したままでSCSを施行すると，必ずしも満足すべき治療効果が得られにくいという印象を持っている。したがって，これらの問題は可能なかぎり，SCSの実施前に決着をつけておくことが勧められる。

また，SCSの治療効果に対して，過剰な期待を持つ患者の対応にも注意を要する。SCSにより得られる効果としては，決して無痛になるのではなく，疼痛の軽減を目的としていることを繰り返し強調して，十分に理解してもらうことが必要である。

IV 適応疾患について

SCSが有効であったと報告されている患者のほとんどは，前述のように神経系自身の損傷が原因とされる痛みと虚血による痛みである。また，神経因性疼痛で躯幹や四肢の痛みであっても，脊髄上位が起源である場合は，SCSには反応しにくい。SCSに関する報告を集計し，反応が良好であった痛みをMeyerson[20]は表2のように分類している。

これらの中でも代表的なものに，腰下肢痛（FBSSを含む）ならびにCRPS，末梢血管障害（peripheral vascular disease：PVD）が挙げられる。当ペインクリニック部では，最近の3年ほどの間に100症例あまりに対して刺激装置の植え込みを行って，慢性刺激によるSCS療法を行っている（図）。疾患別の内訳では，脊椎疾患（FBSSを除く非手術例）が33症例ともっとも多く，次いでFBSSが28症例，CRPSが22症例，PVD

表2 Meyersonの分類

1. 末梢神経と神経根の病変
    1) 外傷後ニューロパチー
        ①末梢病変
        ②複合性局所疼痛症候群（complex regional pain syndrome：CRPS），または交感神経依存性疼痛（sympathetically maintained pain：SMP）
        ③切断後痛（断端痛と幻肢痛）
        ④神経叢損傷（外傷，放射線，悪性疾患）
    2) 神経根症
        ①帯状疱疹後神経痛
        ②腰下肢痛（くも膜炎や硬膜外腔の線維化による根性痛）
2. 脊髄病変
    1) 痛みを伴う脊髄損傷
    2) コルドトミー後の感覚異常
    3) 多発性硬化症
3. 末梢血管障害（peripheral vascular disease：PVD）

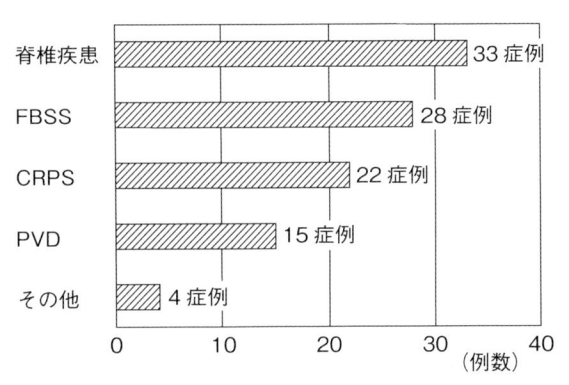

図 最近3年間余に兵庫医科大学病院ペインクリニック部でSCSの植え込みを行った症例
脊椎疾患：FBSSを除く非手術症例，FBSS：failed back surgery syndrome，CRPS：complex regional pain syndrome，PVD：peripheral vascular disease

疾患	症例数
脊椎疾患	33症例
FBSS	28症例
CRPS	22症例
PVD	15症例
その他	4症例

が15症例，その他が4症例となっている。脊椎疾患としては脊柱管狭窄症がもっとも多く，椎間板ヘルニアなどの変性疾患が含まれているが，いずれも神経ブロック療法による治療効果に限界が認められた患者である。また，脊椎疾患においては，刺激装置の植え込みを行わず，puncture trialの状態で一時的にSCS療法を行い，疼痛の軽減により刺激装置の植え込みを必要としなかったものも数症例経験している。同様に，一時的な

SCS療法により疼痛の軽減を認めた帯状疱疹の遷延痛に関しては，他の項に詳細が記載されているので参考にされたい．

PVDに対するSCS療法に関しては，PVDの病期によって疼痛機序が複雑となることから，SCSの治療効果に影響を及ぼす．すでに潰瘍形成や指趾が壊死に陥っている場合には，虚血性疼痛のみではなく，強い侵害受容性疼痛や再灌流痛も加わることから，SCSだけでは十分な鎮痛効果が得られない．PVDに対するSCSについての詳細は他項に譲るが，当ペインクリニック部では，こうしたPVD患者に対しては，侵害受容性疼痛が十分にコントロールできた状態でSCSの適応を考慮するようにしている．

V 疼痛治療におけるSCSの位置付け

SCSの保険適用に際しては，薬物，手術，神経ブロック療法が無効な難治性疼痛が適応とされている．そのため，これまでは種々の治療法を十分に試みても全く無効であった，きわめて難治性の痛みがSCSの治療対象となってきた．また，薬物や神経ブロック療法に比較すると，皮膚切開を必要とする従来の試験刺激法は侵襲性が高いことから，きわめて難治性の高い患者に対して，最終的に試みられる傾向にあったことも影響して，本邦でのSCSの有効性は決して高くなかった．しかし，puncture trialを用いることにより，低侵襲で有効性の評価が可能となっており，現在は，筆者らはほぼ全症例をこの方法で試験刺激を行っている．また，神経ブロックによっては，一時的な疼痛の軽減が見られるものの，神経ブロックから離脱できないような症例に対しては，SCSの高い有効性が示唆されており，puncture trialを組み合わせることにより，比較的早期の積極的な試験刺激が有効性を高めると考えている．医療経済面からの検討でも，SCSによる難治性疼痛の治療によって経済的な利点がもたらされることから[21]，難治性疼痛に対するSCSをインターベンショナルな疼痛治療の中で，神経ブロック療法の次のステップとして，適切に位置付けることが重要と考えている．

【参考文献】

1) Shealy CN, Mortimer TJ, Reswick JB. Electrical inhibition of pain by stimulation of the dorsal column. Anesth Analg 1967 ; 46 : 489-91.
2) Meyerson B, Linderoth B, Lind B. Spinal cord stimulation in chronic neuropathic pain. Lakartidningen 1991 ; 88 : 727-32.
3) Nashold BS, Friedman H. Dorsal column stimulation for control of pain. Preliminary report on 30 patients. J Neurosurg 1972 ; 36 : 590-7.
4) Dooley DM. Demyelinating, degenerative and vascular disease. Neurosurgery 1977 ; 1 : 220-4.
5) Hoppenstein R. Electrical stimulation of the ventral and dorsal columns of the spinal cord for relief of chronic intractable pain : preliminary report. Surg Neurol 1975 ; 4 : 187-94.
6) Larson SL, Sances A, Riegel DH, et al. Neurophysiological effects of dorsal column stimulation in man and monkey. J Neurosurg 1974 ; 41 : 217-23.
7) Meyerson BA, Ren B, Herregodts P, et al. Spinal cord stimulation in animal models of mononeuropathy : effects on the withdrawal response and the flexor reflex. Pain 1995 ; 61 : 229-43.
8) Yakhnitsa V, Linderoth B, Meyerson BA. Spinal cord stimulation attenuates dorsal horn neuronal hyperexcitability in a rat model of mononeuropathy. Pain 1999 ; 79 : 223-33.
9) Simpson RK, Robertson CS, Goodman JC, et al. Recovery of amino acid neurotransmitters from the spinal cord during posterior epidural stimulation : A preliminary study. J Am Paraplegia Soc 1991 ; 14 : 3-8.
10) Cui J-G, Linderoth B, Meyerson BA, et al. Effects of spinal cord stimulation on touch-evoked allodynia involve GABAergic mechanisms. Pain 1996 ; 66 : 287-95.
11) Cui J-G, Sollevi A, Linderoth B, et al. Adenosine receptor activation suppresses tactile hypersensitivity and potentiates spinal cord stimulation in mononeuropathic rats. Neurosci Lett 1997 ; 223 : 173-6.
12) Stiller CO, Cui J-G, O'Connor WT, et al. Release of GABA in dorsal horn and suppression of tactile allodynia by spinal cord stimulation in neuropathic rats. Neurosurgery 1996 ; 39 : 367-75.
13) Taira T, Kawamura H, Tanikawa T, et al. Effect of spinal

intrathecal administration of baclofen on central pain of supraspinal origin. Pain Res 1994 ; 9 : 49-54.
14) 村川和重, 森山萬秀, 植木隆介ほか. 脊髄刺激療法による痛みの治療. 機能的脳神経外科 2005 ; 44 : 246-50.
15) Hord ED, Cohen SP, Cosgrove GR, et al. The predictive value of sympathetic block for the success of spinal cord stimulation. Neurosurgery 2003 ; 53 : 626-32.
16) 村川和重. 硬膜外脊髄刺激療法が役立つのはどのような疼痛患者なのか—適応疾患と選択基準について. ペインクリニック 2000 ; 21 : 508-17.
17) Beltrutti D, Lamberto A, Barolat G, et al. The psychological assessment of candidates for spinal cord stimulation for chronic pain management. Pain Pract 2004 ; 4 : 204-21.
18) Nelson D. Psychological selection criteria for implantable spinal cord stimulators. Pain Forum 1996 ; 5 : 93-103.
19) Olson K. The value of multiple sources of data in decision making. Pain Forum 1996 ; 5 : 104-6.
20) Meyerson BA. Electrical stimulation of the spinal cord and brain. The management of pain. 2nd ed. Philadelphia : Lea & Febiger ; 1990. p.1862-77.
21) Willis KD. A simple approach to outcomes assessment of the therapeutic and cost-benefit success rates for spinal cord stimulation therapy. Anesth Clin North Am 2003 ; 21 : 817-23.

村川　和重, 森山　萬秀, 柳本富士雄

XI

四肢の虚血に対する脊髄電気刺激療法

XI 四肢の虚血に対する脊髄電気刺激療法

― はじめに ―

脊髄電気刺激療法（spinal cord stimulation：SCS）は，慢性動脈閉塞症や狭心症に見られる虚血性疼痛の治療に有用である[1]。これまでSCSが適応とされてきた慢性動脈閉塞症には，閉塞性動脈硬化症（arteriosclerosis obliterans：ASO），レイノー病またはレイノー症候群，バージャー病，凍傷といった疾患が挙げられる[2,3]。通常，慢性動脈閉塞症に伴う虚血性疼痛の治療には，薬物療法，神経ブロック，血行再建術などが適用されるが，これらの治療に反応しないときは肢切断術が行われる。一方，保存療法では症状が改善せず，血行再建術の適応でもない患者にSCSを適用すると痛みが和らぎ，肢切断術を行わなくてすむことがある[4]。欧州では，このような重症虚血肢に対するSCSの効果について無作為比較対照研究が実施され，どのような患者にSCSを用いるとよいかということが明らかになってきている[5,6]。

SCSの適応疾患は大多数がASOであり，SCSの成績がはっきりしているのもASOであるため，ASOについて詳しく述べることにする。他の疾患については簡単に触れ，最後にSCSによる微小循環の改善機序について紹介する。

I 閉塞性動脈硬化症

1 疾患の概要

慢性動脈閉塞症の原因疾患でもっとも多いのはASOである。ASOは，全身性に動脈硬化が進行した50歳以上の男性に発症することが多い。ASO患者の60％以上は，10年以内に死亡するが，死亡原因のほとんどは虚血性心疾患と脳血管障害である[7]。血管壁に生じた粥状硬化から，大動脈や中動脈が狭窄または閉塞して虚血症状が現れる。虚血症状は下肢に現れることが多く，その重症度はFontaineによりI～IV度に分類されている。I度は無症状，冷感，しびれ感，II度は間歇性跛行，III度は安静時疼痛，IV度は虚血性潰瘍，壊死である。間歇性跛行は筋肉の痛みであり，歩行時に，ふくらはぎ，足の甲，大腿，臀部にこの痛みが現れる。休むと痛みはなくなり，再び歩けるようになるが，病状の進行とともに歩行距離は短くなる[8]。間歇性跛行は，腰部脊柱管狭窄症にも見られるので鑑別が必要である。安静時疼痛は，夜間，横になっているときに現れることが多く，痛みを避けるため椅子に眠る患者もいる。病状が進行すると，安静時疼痛は持続するようになる。間歇性跛行や安静時疼痛といった虚血性疼痛は，ターニケットを持続的に膨らませたときに生じる痛みに似ている。すなわち，時間経過とともに組織酸素分圧の低下，代謝産物の蓄積，侵害受容器の刺激，中枢神経系への伝達が進行し，痛みが増強する[8]。安静時疼痛が現れるようになると組織への酸素供給が危機的な状態と考えられ，FontaineIII・IV度に相当するものは重症虚血肢と定義される[2]。

重症虚血肢には，虚血性疼痛，侵害受容性疼痛，神経因性疼痛などの痛みが混在する[3]。虚血性疼痛は侵害受容性疼痛であるためSCSは無効と思

われるが，実際にはSCSがもっとも有効な痛みである。間歇性跛行や安静時疼痛は深部組織の虚血による痛みでありSCSに反応するが，潰瘍や壊疽の痛みは炎症性の侵害受容性疼痛であるためSCSに反応しない。虚血性末梢神経障害や糖尿病性神経障害を伴うことがあるが，これらは神経因性疼痛であるためSCSに反応する。これまでの研究により，SCSによって虚血性疼痛が和らぐのは，微小循環の改善によるものであることが示されている[2][3]。

2 従来からの治療

ASOでは全身性の動脈硬化が背景にあるため，その増悪因子である喫煙をとめ，高血圧，糖尿病，高脂血症，肥満などを治療しなければならない[7]。Fontaine I・II度の場合は，運動療法，禁煙，薬物療法の適応と考えられる。末梢血流を改善するために，抗血小板薬，プロスタグランジン製剤などの薬物が使用される。Fontaine III・IV度の場合は，痛みを治療するために，非ステロイド性抗炎症薬，時にはオピオイドも必要となる。薬物による疼痛管理が困難であれば，硬膜外ブロックを利用するとよい。血行再建が可能であれば，経皮経管的血管形成術や血管バイパス手術が適用される。血行再建術の適応でない患者には外科的交感神経切除が実施されてきたが，今はこれに代わって腰部交感神経アルコールブロック，胸腔鏡下胸部交感神経切除が行われるようになった。これらの治療を行っても虚血症状が改善しないこともあり，症状が悪化すれば肢切断術の適応となる。しかし，従来からの治療法に反応しない重症虚血肢の患者にSCSを適用すると痛みが和らぎ，切断せずにすむことがある。近年，血管内皮細胞増殖因子の遺伝子治療，骨髄幹細胞や末梢血幹細胞を用いた細胞治療といった血管再生医療にも取り組まれているが，一般には普及していない。

3 重症虚血肢に対するSCSの適応

重症虚血肢の治療にSCSを使用する目的は，痛みを和らげることと可能なかぎり罹患肢を救肢することである[2]。重症虚血肢に伴う痛みのうち虚血性疼痛，すなわち間歇性跛行を伴った安静時疼痛が，SCSによる治療の第一目標である。SCSによって虚血性疼痛が和らぐのは，微小循環が改善するためと考えられている[3]。微小循環が改善し，組織の虚血状態が除かれれば，救肢できる可能性も出てくる。また，肢切断を免れないにしても，より遠位端での切断ですむかもしれない。虚血性潰瘍があっても3 cm^{2}以下であれば，治癒する可能性もある[10]。欧州では慢性動脈閉塞症に伴う虚血症状を改善するために以前からSCSが使用されているが，中でもASOによる重症虚血肢の治療にもっとも利用されてきた[2]。われわれも，薬物療法や神経ブロックに反応せず，血行再建術の適応もない四肢血行障害の治療にSCSを適用し，これによって十分な鎮痛効果を得ることができ，小さな潰瘍は治癒することを報告した[4]。本邦では，今のところ重症虚血肢の治療にSCSが利用される機会は少ないが，今後は増えるかもしれない。

1976年，Cookら[11]は，四肢血行障害の治療にSCSが有用であることを初めて報告している。交感神経切除術や血管バイパス術を受けても症状が改善しない患者にSCSを行い，疼痛軽減と潰瘍治癒を認めている。1980年代から欧州を中心にSCSが四肢血行障害の治療に利用されるようになり，安静時疼痛の軽減，歩行距離の延長，皮膚潰瘍の治癒，救肢率の向上などSCSの有用性が示されてきた[10][12]。しかし，これらの研究ではSCSを用いた疾患は一様でなく，疾患の病期もさまざまであったため，確固たる証拠に基づいてSCSの有用性が示されているわけではない[2]。そ

表1　SCSの適応基準

1. 間歇性跛行＋安静時疼痛
2. 血行再建術が不可能または禁忌
3. 保存療法が行き詰った状態
4. 予測生存期間が3カ月以上
5. 潰瘍があっても直径3cm以下
6. 足背部TcpO$_2$が10〜30mmHgの間
7. TcpO$_2$の差が坐位と臥位で15mmHg以上
8. 試験刺激で安静時疼痛の軽減，TcpO$_2$の上昇

（Simpson BA, Meyerson BA, Linderoth B. Spinal cord and brain stimulation. In : McMahon SB, Koltzenburg M, editors. Textbook of pain. 5th ed. China : Elsevier Churchill Livingstone ; 2006. p.563-82 参照）

表2　SCSの除外基準

1. 予測生存期間が3カ月以下
2. 意識レベルが低下
3. 虚血性潰瘍が大きい
4. 壊疽が湿潤している
5. 緊急切断術が必要になる
6. 感染が進行している

（Simpson BA, Meyerson BA, Linderoth B. Spinal cord and brain stimulation. In : McMahon SB, Koltzenburg M, editors. Textbook of pain. 5th ed. China : Elsevier Churchill Livingstone ; 2006. p.563-82 参照）

こで，治療対象となる疾患を均一にするために重症虚血肢を定義する試みが始まった。

1992年，欧州のワーキンググループは，糖尿病を伴っていないASO患者で，安静時疼痛や虚血巣の存在に加えて足関節血圧が50mmHg以下または足趾血圧が30mmHg以下のものを重症虚血肢としている[2]。Spincemailleら[13]は，この定義に基づき血行再建術の適応がないASO患者を対象として無作為比較対象研究を行い，鎮痛効果と救肢効果について薬物療法と薬物療法＋SCSを比較しているが，両者に有意差はなくSCSの有用性を示すことはできなかった。

一方，血行再建術の適応がない重症虚血肢の患者を対象に，微小循環の指標である経皮酸素分圧（TcpO$_2$）測定値を取り入れて無作為比較対照研究が行われるようになり，TcpO$_2$が一定基準を満たした患者でSCSの有用性が示されてきた[5)6)]。また，適応基準が合致した比較対照研究を集めて分析した結果，保存療法＋SCSでは保存療法だけに比べ，有意な救肢効果が得られている[14]。同時に，SCSによって鎮痛薬の使用量は有意に減少し，FontaineⅡ度に移行する率も高くなる。このように血行再建術の適応がない重症虚血肢の治療にSCSは有用であるが，実際に適用するときはSCSに関連する費用や合併症についても考慮しなければならないと結論している。

1）SCSを適応するときは，微小循環を評価すべきである

FontaineⅢ・Ⅳ度＋足関節血圧50mmHgまたは足趾血圧30mmHg以下という重症虚血肢の定義をもとにSCSを適応しても，SCSが保存療法より有用であるという証拠は見出せなかった[13]。一方，血行再建術の適応がない重症虚血肢の患者で，微小循環の指標であるTcpO$_2$の測定値が一定基準を満たしているものでは，SCSのほうが保存療法より有用であることが分かった[5)6)]。これらの研究結果をもとに提案された適応基準と除外基準を表1と表2に示す[3]。微小循環を組み入れた適応基準に従ってSCSを適用した場合，75〜80％の患者によい成績が得られる[2]。試験刺激で十分な鎮痛効果が得られ，同時にTcpO$_2$が上昇する患者では救肢率が高い[6]。したがって，刺激装置を植え込む前に，試験刺激で微小循環が改善するかどうかを調べる必要がある。

2）SCSは，微小循環を改善し，虚血性疼痛を和らげる

糖尿病がありFontaineⅢ・Ⅳ度の虚血症状を呈す患者においても，試験刺激で足背部TcpO$_2$が上昇する患者では十分な鎮痛効果が得られ，救肢率も高い[9]。SCSによる刺激感覚が痛み部位に

幅広く重なり，罹患肢が暖かくなる患者ではTcpO$_2$が上昇するが，足関節／上腕血圧比（systolic ankle/brachial pressure index：ABPI）や足趾血圧に変化はない[9]。このことは，SCSが微小循環を改善して虚血性疼痛を和らげることを意味している。また，ABPIや足趾血圧は，重症虚血肢の診断には有用であるが，SCSの効果判定には向いていないことも意味している。微小循環を評価する方法には，レーザードプラー検査，TcpO$_2$測定，顕微鏡による毛細血管の観察などが挙げられる。しかし，これまでの研究からSCSの適応基準に採用されているのはTcpO$_2$である。本邦ではどの施設でもTcpO$_2$が測定できるとはかぎらないので，今すぐ役に立つものではないが，あえてTcpO$_2$について述べることにする。

3）TcpO$_2$は，SCSに反応する患者を選別するのに有用である

Ubbinkら[5]は，血行再建術の適応でない重症虚血肢の患者を治療開始前のTcpO$_2$測定値から3群に分け，救肢率についてSCS＋薬物療法と薬物療法を比較している。その結果，治療法に関係なく30 mmHg以上の群は救肢率が高く，10 mmHg以下の群は救肢率が低かった。しかし，TcpO$_2$が10～30 mmHgの群は，薬物療法＋SCSのほうで救肢率が高かった[5]。したがって，治療開始前のTcpO$_2$が10～30 mmHgの患者にSCSを適応すべきと考えられる。Gersbachら[15]は，重症虚血肢の患者を対象にして治療開始前に循環系の検査を行い，どのパラメータがSCSの救肢率を予測するのに役立つかを調べている。この研究で，坐位TcpO$_2$が臥位TcpO$_2$より15 mmHg以上高いと救肢率は88％と高く，15 mmHg以下であれば救肢率は12％と低いことが分かった[15]。このことから，治療開始前にTcpO$_2$を測定し，坐位TcpO$_2$が臥位TcpO$_2$より15 mmHg以上高い患者にSCSを適応すべきと考えられる。Amannら[6]が多施設で実施した前向き比較対照研究は，血行再建術の適応でない重症虚血肢の患者でTcpO$_2$が30 mmHg以下のものに試験刺激を行い，その反応から3群に分けて比較している。SCSの刺激感覚が痛み部位に75％以上重なり，十分な鎮痛効果が得られるものをSCS適合群としている。もし，TcpO$_2$が10 mmHg以下であっても，試験刺激で20 mmHg以上になるものはSCS適合群に含めている。この条件に合わないものをSCS非適合群とし，この群に対して保存療法だけ行った群とSCSを適応した群の2つに分けている。その結果，SCS適合群の12カ月後の救肢率は，SCS非適合群に比べて有意に高かった。このことから，TcpO$_2$が30 mmHg以下の患者に試験刺激を行い，刺激感覚が痛み部位に幅広く重なって十分な鎮痛効果が得られるものにSCSを適応すべきと考えられる。もし，TcpO$_2$が10 mmHg以下であっても，試験刺激で20 mmHg以上になればSCSを適応してよいと思われる。

II レイノー病またはレイノー症候群

レイノー現象は，足より手に現れることが多い。寒冷や感情興奮が刺激となり，細動脈が攣縮して指末端が蒼白になる。引き続いて，動脈攣縮の一部解除と血液の脱酸素化によりチアノーゼが現れ，反応性充血により発赤が見られるようになる。レイノー現象が現れても基礎疾患がないものがレイノー病であり，男性より女性に多く，ほとんど40歳までに発症する[8]。これと反対に，基礎疾患があるものをレイノー症候群と呼ぶ。膠原病，振動病，胸郭出口症候群などの疾患にレイノー現象が併発することがあり，また抗癌薬などの薬物でレイノー現象が引き起こされることもある。

誘発因子である寒冷や感情興奮を避けることが

第一であり，喫煙は中止すべきである．薬物療法には，抗血小板薬，プロスタグランジン製剤，カルシウム拮抗薬などが利用される．星状神経節ブロック，胸腔鏡下胸部交感神経切除も有用である．レイノー病またはレイノー症候群の治療にSCSを用いた研究でSCSの有用性が報告[16)17)]されている．

III バージャー病

バージャー病患者の90％以上は，40歳以下の喫煙男性である[8)]．その病態は，四肢動脈の炎症と血栓形成であり，末梢動脈が閉塞されると虚血症状が現れる．動脈閉塞の多くは下腿動脈より末梢に見られるが，上肢の末梢動脈に起きることもある．血栓性静脈炎を併発して静脈が閉塞されると，指趾にチアノーゼが現れる．

治療の第一は禁煙である．薬物療法には，抗血小板薬，プロスタグランジン製剤が使用される．四肢末梢の動脈閉塞であるため血行再建手術の適応は少ない．動脈閉塞が下肢のときは腰部交感神経アルコールブロック，上肢のときは胸腔鏡下交感神経切除術が適用される．これらの治療で虚血症状が改善しないときは，SCSを適応するとよいことがある．バージャー病患者29名でSCSの効果を調べた後向き臨床研究は，SCSにより下肢$TcpO_2$の胸部$TcpO_2$に対する比が上昇し，平均4年間の観察で救肢率が93.1％と高いことを示している[18)]．また，これらの患者29名のうち21名は，禁煙を守っていなかった．

IV 凍傷

四肢が冷凍されると末梢循環が停止する．この状態が数時間続くと，組織代謝や組織構築が変化し，凍傷となる[2)]．凍傷の程度により，元に回復するものから，肢切断を余儀なくされるものまである．保存療法や交感神経ブロックで虚血症状が改善しない場合，SCSの適応が考えられる．凍傷の治療にSCSを利用すると，痛みが和らぎ，回復も早まるであろうし，切断を免れないにしても，より末梢の切断ですむかもしれない[2)]．

V SCSによる微小循環の改善機序

SCSによる微小循環の改善機序として，交感神経抑制と求心線維の逆行性刺激が提唱されている[3)]．Linderothら[19)]の一連の研究から，交感神経節のニコチン受容体と末梢の$α_1$受容体を介する血管収縮性の交感神経活動がSCSによって抑制され，末梢血管が拡張すると考えられている．Croomら[20)]は，SCSにより一次求心線維が刺激されて興奮し，この興奮が逆行性に伝わり，末梢にカルシトニン遺伝子関連ペプチド（calcitonin gene-related peptide : CGRP）が分泌されて血管が拡張すると考えている．最近は，逆行性刺激に関する研究が進んでいるため，これらの研究を紹介する．

Croomら[20)]は，麻酔ラットを用いてL1-2レベルで後索刺激し，足底の皮膚血流が増加することを観察している．この血流増加は，L3-5の後根切除で見られなくなるが，T10-12やT13-L2の後根切除の影響は受けていない．また，この血流増加は，CGRP拮抗薬によって見られなくなるが，サブスタンスP（substance P : SP）拮抗薬の影響は受けていない．このことから，彼らは，SCSによって後根内の求心線維が刺激され，その興奮が逆行性に伝わって末梢にCGRPが放出され，皮膚血管が拡張すると考えている[20)]．

Tanakaら[21)]は，麻酔ラットを用いて筋収縮閾値の30，60，90％強度で後索刺激し，レーザー

ドプラーを用いて足底の皮膚血流を観察している。脛骨神経をカプサイシン処理しておくと，90％強度の後索刺激で生じる血管拡張は抑制されたが，30と60％強度のときの血管拡張は影響を受けていない。

さらに，脛骨神経の逆行性混合活動電位を測定し，後索刺激の強度がいずれの場合でも太径および小径有髄線維の活動を観察している。また，後根の逆行性混合活動電位を記録し，後索刺激が筋収縮閾値の90％のときにC線維の活動を観察している。この結果から，SCSによる血管拡張は，刺激強度が弱いときは有髄線維が関係し，筋収縮閾値に近づくとC線維も関係すると考えている。同じくTanakaら[22]は，麻酔ラットを用いて筋収縮閾値の90％強度で持続的な皮膚血管の拡張が引き起こされることを観察し，この血管拡張が交感神経抑制によるものか，または求心線維の逆行性刺激によるものかを調べている。その結果，SCSによる血管拡張は後根切除で見られなくなったが，自律神経節遮断薬であるヘキサメトニウムの影響は受けなかった。このため，SCSによる血管拡張は，求心線維の逆行性刺激によるものと結論している[22]。

【参考文献】

1) Erdek MA, Staats PS. Spinal cord stimulation for angina pectoris and peripheral vascular disease. Anesthesiol Clin North America 2003 ; 21 : 797-804.
2) Spincemaille GH. Spinal cord stimulation in peripheral vascular disease. In : Simpson BA, editor. Electrical stimulation and the relief of pain. Vol 15. Amsterdam : Elsevier ; 2003. p.131-42.
3) Simpson BA, Meyerson BA, Linderoth B. Spinal cord and brain stimulation. In : McMahon SB, Koltzenburg M, editors. Textbook of pain. 5th ed. China : Elsevier ; 2006. p.563-82.
4) 菅 涼子, 宇野武司, 高崎眞弓. 手術適応にならない四肢血行障害：硬膜外刺激電極埋込術が奏効した血行障害. ペインクリニック 2002 ; 23 : 798-804.
5) Ubbink DT, Spincemaille GH, Prins MH, et al. Microcirculatory investigations to determine the effects of spinal cord stimulation for critical leg ischemia : the Dutch multicenter randomized controlled trial. J Vasc Surg 1999 ; 30 : 236-44.
6) Amann W, Berg P, Gerschbach, et al. Spinal cord stimulation in the treatment of non-reconstructable stable critical leg ischemia : results of the European Peripheral Vascular Disease Outcome Study (SCS-EPOS). Eur J Vasc Endovasc Surg 2003 ; 26 : 280-6.
7) 金子英司, 下門顕太郎. 手術適応にならない四肢血行障害：薬物療法. ペインクリニック 2002 ; 23 : 761-8.
8) Cohen RI. Peripheral vascular disease. In : Warfield CA, Bajwa ZH, editors. Principles and practice of pain medicine. 2nd ed. New York : McGraw-Hill ; 2004. p.518-27.
9) Petrakis E, Sciacca V. Prospective study of transcutaneous oxygen tension (TcpO$_2$) measurement in the testing period of spinal cord stimulation in diabetic patients with critical lower limb ischemia. Int Angiol 2000 ; 19 : 18-25.
10) Broseta J, Barbera J, de Vera JA, et al. Spinal cord stimulation in peripheral arterial disease. A cooperative study. J Neurosurg 1986 ; 64 : 71-80.
11) Cook AW, Oygar A, Baggenstos P, et al. Vascular disease of extremities. Electric stimulation of spinal cord and posterior roots. N Y State J Med 1976 ; 76 : 366-8.
12) Jacobs MJ, Jorning PJ, Beckers RC, et al. Foot salvage and improvement of microvascular blood flow as a result of epidural spinal cord electrical stimulation. J Vasc Surg 1990 ; 12 : 354-60.
13) Spincemaille GH, Klomp HM, Steyerberg EW, et al. Pain and quality of life in patients with critical limb ischemia : results of a randomized controlled multicentre study on the effect of spinal cord stimulation. ESES study group. Eur J Pain 2000 ; 4 : 173-84.
14) Ubbink DT, Vermeulen H, Spincemaille GH, et al. Systematic review and meta-analysis of controlled trials assessing spinal cord stimulation for inoperable critical leg ischaemia. Br J Surg 2004 ; 91 : 948-55.
15) Gersbach P, Hasdemir MG, Stevens RD, et al. Discriminative microcirculatory screening of patients with refractory limb ischaemia for dorsal column stimulation. Eur J Vasc Endovasc Surg 1997 ; 13 : 464-71.
16) Robaina FJ, Dominguez M, Diaz M, et al. Spinal cord stimulation for relief of chronic pain in vasospastic disorders of the upper limbs. Neurosurgery 1989 ; 24 : 63-7.
17) Francaviglia N, Silvestro C, Maiello M, et al. Spinal cord stimulation for the treatment of progressive systemic sclerosis and Raynaud's syndrome. Br J Neurosurg 1994 ; 8 : 567-71.
18) Donas KP, Schulte S, Ktenidis K, et al. The role of epidural spinal cord stimulation in the treatment of Buerger's disease. J Vasc Surg 2005 ; 41 : 830-6.
19) Meyerson BA, Linderoth B. Spinal cord stimulation : mechanisms of action in neuropathic and ischaemic pain. In : Simpson BA, editor. Electrical stimulation and the relief of pain. Vol 15. Amsterdam : Elsevier ; 2003. p.161-82.

20) Croom JE, Foreman RD, Chandler MJ, et al. Cutaneous vasodilation during dorsal column stimulation is mediated by dorsal roots and CGRP. Am J Physiol 1997 ; 272 : H950-7.
21) Tanaka S, Barron KW, Chandler MJ, et al. Role of primary afferents in spinal cord stimulation : characterization of fiber types. Brain Res 2003 ; 959 : 191-8.
22) Tanaka S, Komori N, Barron KW, et al. Mechanisms of sustained cutaneous vasodilation induced by spinal cord stimulation. Auton Neurosci 2004 ; 114 : 55-60.

宇野　武司

XII

狭心症に対する脊髄電気刺激療法

XII 狭心症に対する脊髄電気刺激療法

― はじめに ―

　冠動脈疾患（coronary artery disease：CAD）存在下で，従来の狭心症治療，すなわち薬物治療，血管内治療，外科的治療が適切に行われたにもかかわらず，狭心症状の軽減が得られない慢性的な状態は難治性狭心症と定義される。欧米では，こうした難治性狭心症患者に対する脊髄電気刺激療法（spinal cord stimulation：SCS）が広まり，有用性に関する研究結果を徐々に蓄積しつつある。狭心症に対するSCSは単に狭心痛を軽減するのみでなく，心筋虚血も改善させる。一方，心筋虚血の警告信号である狭心痛を完全に奪うことがないことからも，安全かつ有用な治療法であると考えられている。今後，本邦においても難治性狭心症患者は増加すると思われ，これらに対するSCSの適応を視野に入れていく必要がある。

　SCSは，これまで30年間以上臨床使用され，今日，特に欧米では適切な患者選択と手術適応を十分に検討したうえで難治性狭心症などの虚血性疼痛に対してSCSが施行されている。狭心症におけるSCSの正確な作用メカニズムは解明されていない。狭心症に対するSCSに関して，自施設での治療経験はなく国内における症例報告すら見当たらないが，ヨーロッパなどではその有効性に関して多くの質の高い研究がなされている。本章では，それらの報告をまとめ，狭心症に対するSCSついて概説する。

I 狭心症と一般的治療

　1999年，American Heart Associationは狭心症を"労作や感情的ストレスで増悪する，胸，あご，肩，背中，あるいは腕の不快によって特徴づけられる臨床的症候群"と定義した[1]。これらの症状は，心臓における酸素需要と供給の不均衡によって引き起こされ，一般に器質的血管閉塞あるいは血管攣縮の結果である。これらの一般的治療は，侵襲的または非侵襲的方法に分けられる。

　非侵襲的治療，すなわち薬物治療が無効な場合，経皮経管的冠動脈形成術（percutaneous transluminal coronary angioplasty：PTCA）や冠動脈バイパス術（coronary artery bypass graft：CABG）などの侵襲的治療が選択される。重篤な冠動脈狭窄患者への侵襲的治療では，生存率改善と心機能改善が得られる可能性がある。

　非侵襲的治療・薬物治療には，酸素消費量減少目的にβ遮断薬やカルシウムチャネル遮断薬が，酸素供給増加目的に硝酸薬とカルシウムチャネル遮断薬が使用されている。血管内皮機能改善目的にスタチンやアンギオテンシン変換酵素阻害薬が用いられ，クマリン系薬剤と抗血小板薬が冠動脈血栓を避けるために使用されている。

II 難治性狭心症

　CAD存在下で，上述の従来治療が適切に行わ

表 長期フォローアップ（平均13.2カ月）におけるSCSの臨床効果

	Baseline	Follow-up	P value
Total angina episodes	10.2 ± 8.1	3.2 ± 4.4	0.00000
Angina episodes at rest	6.01 ± 7.7	2.0 ± 4.4	0.00007
Angina episodes with effort	4.0 ± 5.1	1.2 ± 2.0	0.00003
Nitroglycerin tablets	8.9 ± 7.9	2.0 ± 3.8	0.00000
CCS angina class	3.4 ± 0.7	2.2 ± 1.0	0.00000
Hospital admissions	2.0 ± 2.1	0.6 ± 1.1	0.00000
Days spent in the hospital	20.0 ± 22	2.2 ± 5.1	0.00000

（Di Pede F, Lanza GA, Zuin G, et al. Immediate and long-term clinical outcome after spinal cord stimulation for refractory stable angina pectoris. Am J Cardiol 2003 ; 91 : 951-5 より引用）

れたにもかかわらず，狭心症状の軽減が得られない慢性的な状態は難治性狭心症と定義される[2)3)]。難治性狭心症患者は，冠動脈疾患の病歴が長く，複数のCABGやPTCAの治療歴を有し，平均年齢63歳で，左室駆出率減少を伴っており，生活の質（quality of life : QOL）は著しく低下し，毎年，何回もの入院と疼痛コントロールを必要とする。アメリカで240万人の患者がこの基準を満たし，毎年約100,000人ずつ増加している[4)5)]。欧米では，このような難治性狭心症患者の狭心痛を軽減する治療のひとつにSCSが位置している。

III 狭心症および心筋虚血に対するneuromodulationの効果

難治性狭心症患者を対象とした無作為化研究においてSCSは，狭心症発作回数の減少，短時間作用性硝酸薬の消費量減少，および運動容量増加とQOL改善を示した。運動容量増加およびQOL改善は5年間，60％の患者で見られ，有益な効果は患者の80％で少なくとも1年続くとされている[6)7)]（表，図1）。

また，数多くの研究で，心筋虚血の軽減はSCS刺激中の心電図変化や運動負荷テストによって証明されている。Chauhanら[8)]は，SCS中の冠血流速度増加をドプラーを用いて証明した。こうしたSCSによる心筋虚血の改善効果は，血流が損な

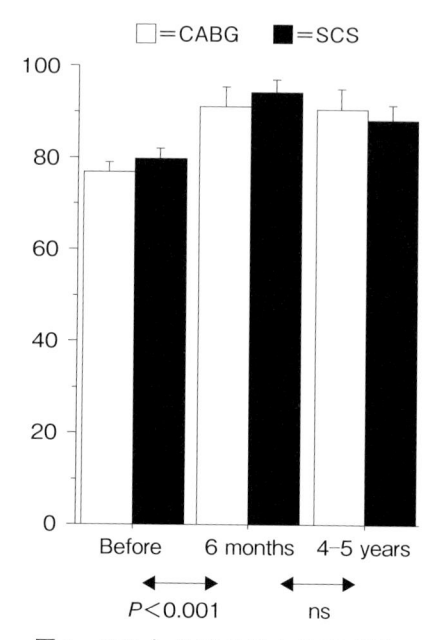

図1 SCSとCABG後のQOL変化
quality of life questionnaire-angina pectoris（QLQ-AP）: SCS前，6カ月後と4-5年後
CABG = coronary artery bypass grafting, SCS = spinal cord stimulation
CABG vs SCS : 群間差なし
error bars : ±1 SEM
（Ekre O, Eliasson T, Norrsell H, et al. Electrical stimulation versus coronary artery bypass surgery in severe angina pectoris. Long-term effects of spinal cord stimulation and coronary artery bypass grafting on quality of life and survival in the ESBY study. Eur Heart J 2002 ; 23 : 1938-45 より引用）

われた組織への血流再分布・心筋局所血流の均一化によって心筋酸素消費量が減少することによるとの説が有力である[9)~11)]。ポジトロン断層撮影

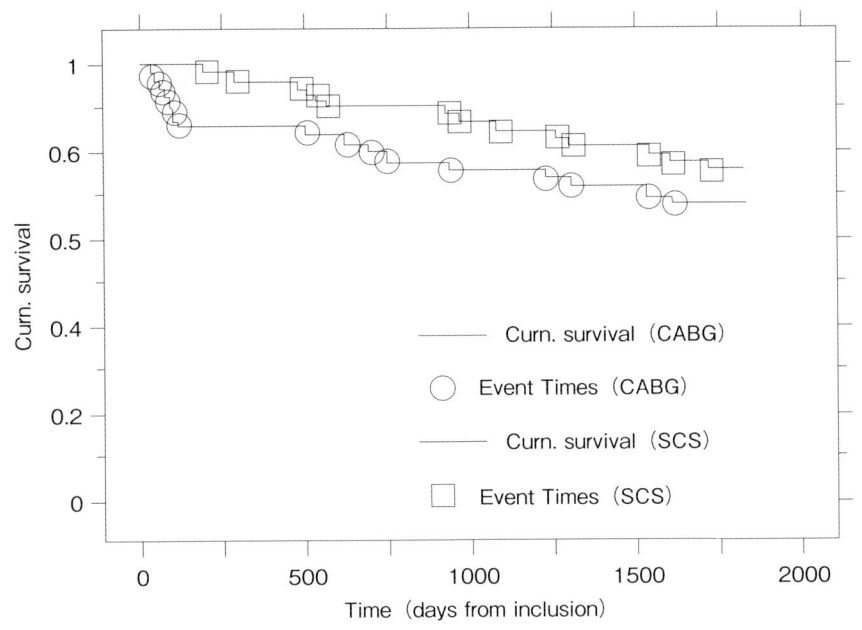

図2 重症狭心症患者におけるCABGとSCSの5年間の累積生存率
Kaplan-Meier曲線
CABG versus SCS : ns.
CABG = coronary artery bypass grafting, SCS = spinal cord stimulation
(Ekre O, Eliasson T, Norrsell H, et al. Electrical stimulation versus coronary artery bypass surgery in severe angina pectoris. Long-term effects of spinal cord stimulation and coronary artery bypass grafting on quality of life and survival in the ESBY study. Eur Heart J 2002 ; 23 : 1938-45 より引用)

(positron emission tomography : PET)を用いて難治性狭心症患者の心筋局所血流を測定した研究では，SCSを6週間使用したあとに心筋局所血流の均一化が観察され，狭心症発作回数減少，硝酸薬消費量減少，トレッドミル耐容能増加が認められている[11]。

SCSが狭心痛を軽減させることで，患者からの"警告信号"を奪っていることが懸念されるが，SCSは狭心症閾値を高めて疼痛軽減をもたらす一方で，急性心筋梗塞時にはもとのままの疼痛知覚が残っていることが示されている。517人の患者の後ろ向き研究では，死亡率増加はなく，ホルター心電図で検知された重要な虚血イベントを患者は自覚しえたという[12]。

Mannheimerら[13]はCABGによって症状が軽減した患者を対象としてSCSとCABGを比較し，両者の治療効果が同等であることを示した。この研究では6カ月後，SCS群とCABG群で症状軽減に有意差はなかったが，SCS群で死亡率と脳血管罹病率が有意に低かった。SCSはCABGより明らかに費用効率が良く，5年後の死亡率には群間差はなかった[14]（図2）。

IV 狭心症に対するSCSの作用メカニズム

心拍数変動を解析した研究で，SCSは心臓交感神経活動を抑制するとの報告[15]がある一方で，自律神経調節に変化はないとする報告[16]もある。現在，広く受け入れられている仮説は，SCSは主に心筋の酸素需要と供給の間のバランスに影響を与える，というものである。これには側副血行

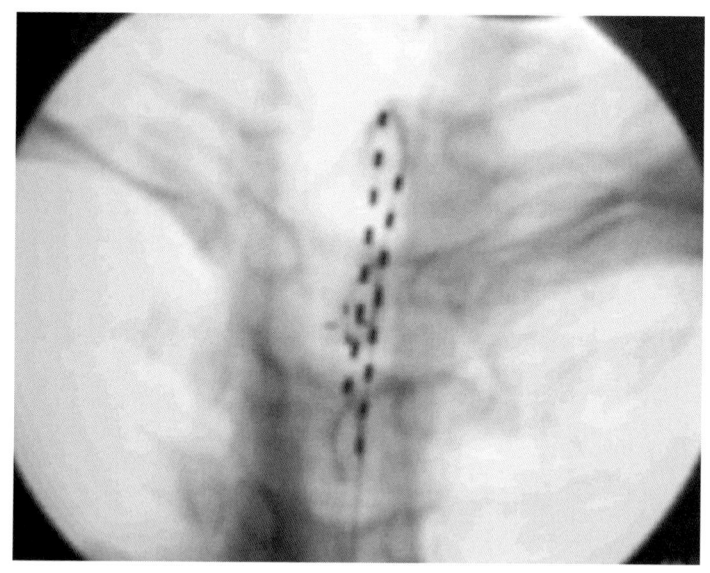

図3 狭心症に対する脊髄刺激
1本目のリード（8極）がC7・T1中線上で，2本目のリード（8極がT1・T2中線の5mm左側で行われている。
(Deer TR, Raso LJ. Spinal cord stimulation for refractory angina pectoris and peripheral vascular disease. Pain Physician 2006 ; 9 : 347-52 より引用)

路の漸増，血管新生，虚血効果を減少させる複雑なプレコンディショニングなどが含まれている[6]。Mannheimerら[9]は，SCS治療中の難治性狭心症患者に右房ペーシングを行い，SCS使用中はより高い狭心症閾値が見られたが，ペーシングレートを上げるとSCS使用中でも狭心症状が認められることを報告した。同時に，この研究はSCSによる虚血時の心筋酸素消費量減少と乳酸産生改善を証明している。SCS治療中の難治性狭心症患者を対象とし，48時間心電図とその間の狭心症状の平均値をSCS使用時と非使用時で比較した研究[17]では，心電図上の虚血負荷は非使用時に比べ使用時で有意に低下し，狭心症発作回数は非使用時5.5回から，使用時1回まで減少し，硝酸薬消費量は3錠から0.3錠に減少している。このようにSCSは狭心痛閾値は高めるものの，心筋虚血が進行すると狭心痛は必ず現れるため，SCSが狭心痛をマスクすることはない。したがって，SCSによって狭心痛が軽減する理由は，SCSによる侵害受容伝達の遮断ではなく，心筋虚血の改善であると考えられる。

また，SCSは心臓レベルで遠心性および求心性の神経投射を活性化する。この活性化はさまざまな内因性物質（エンドルフィン，ノルエピネフリン，ニューロキニンなど）を放出させ，虚血エピソードの間，心筋を安定させる。これらの利益は耐性形成することなく，何年間も維持される。

Foremanら[18]は，イヌを用いた研究でSCSが心筋固有ニューロンの虚血誘発性興奮を調節することを明らかにした。また，他の調査研究では，このSCSによる心筋固有ニューロンの虚血誘発性興奮抑制は脊髄刺激中止後にも認められることが示された[19]。このことは，狭心症においてSCSは通電時のみでなく，通電後にも効果がある可能性を示唆している。

こうした冠血流の改善や心筋酸素消費量の減少などに加えて，直接的な疼痛遮断などが関与することでSCSは抗狭心症・虚血減少作用を発揮し

ていると考えられている。

V 狭心症に対するSCS植え込み術

　難治性狭心症に対する電極植え込み術は，他のSCSと同様の手技である。局所麻酔下に，通常T4～T8レベルから経皮的に硬膜外針を刺入し，抵抗消失法により硬膜外腔を確認したのち，カテーテル電極を通し，X線透視装置を用いて先端がT1レベルに達するまで進める。その後，術中刺激で適切な部位の刺激感覚を得るとよい。電極の適切な位置決めはSCSの成功に不可欠で，この方法が心臓から発生した狭心症状がどの脊髄分節を刺激しているかを確認する唯一の方法である。ほとんどの患者において電極先端をT1またはT2レベルの背側硬膜外腔に位置させると，狭心痛のエリアをほぼカバーする刺激感覚を得ることが可能である。狭心痛を感じる部位に刺激感覚が重なるように電極を上下左右に微調節して最適な位置に置く必要がある（例，図3）。SCS無効の最多原因のひとつが不適切な電極位置である。合併症は通常，感染，リードの迷入，刺激装置そのものの障害などが見られるが，発生頻度は数％未満で永久的な後遺症の報告はない[6)7)]。

― おわりに ―

　SCSは難治性狭心症患者の効果的な治療であることに疑いなく，自己調節鎮痛（patient-controlled analgesia）かつ可逆的な治療法である。合併症率は低く，深刻な心臓イベントをマスクすることもない。SCSの作用メカニズムは複雑で，多くの部位で作用するようである。

　難治性狭心症において，SCSは心筋虚血改善に基づいてQOLと狭心痛を改善させうる有効な治療手段である。本邦においても難治性狭心症患者は今後増加すると思われ，これらの患者に対するSCSの適応を視野に入れていく必要がある。

【参考文献】

1) Gibbons RJ, Chatterjee K, Daley J, et al. ACC/AHA/ACP-ASIM guidelines for the management of patients with chronic stable angina : a report of the American College of Cardiology/American Heart Association Task Force on Practice Guidelines (Committee on Management of Patients with Chronic Stable Angina). J Am Coll Cardiol 1999 ; 33 : 2092-197.

2) Eliasson T, Augustinsson LE, Mannheimer C. Spinal cord stimulation in severe angina pectoris ― Presentation of current studies, indications and clinical experience. Pain 1996 ; 65 : 169-79.

3) Jessurun GA, Ten Vaarwerk IA, DeJongste MJ, et al. Sequelae of spinal cord stimulation for refractory angina pectoris. Reliability and safety profile of long-term clinical application. Coron Artery Dis 1997 ; 8 : 33-8.

4) Holmes DR Jr. Treatment options for angina pectoris and the future role of enhanced external counterpulsation. Clin Cardiol 2002 ; 25 : 22-5.

5) Mukherjee D, Bhatt DL, Roe MT, et al. Direct myocardial revascularization and angiogenesis―How many patients might be eligible? Am J Cardiol 1999 ; 84 : 598-600.

6) Deer TR, Raso LJ. Spinal cord stimulation for refractory angina pectoris and peripheral vascular disease. Pain Physician 2006 ; 9 : 347-52.

7) Di Pede F, Lanza GA, Zuin G, et al. Immediate and long-term clinical outcome after spinal cord stimulation for refractory stable angina pectoris. Am J Cardiol 2003 ; 91 : 951-5.

8) Chauhan A, Mullins PA, Thuraisingham SI, et al. Effect of transcutaneous electrical nerve stimulation on coronary blood flow. Circulation 1994 ; 89 : 694-702.

9) Mannheimer C, Eliasson T, Andersson B, et al. Effects of spinal cord stimulation in angina pectoris induced by pacing and possible mechanisms of action. BMJ 1993 ; 307 : 477-80.

10) Hautvast RW, DeJongste MJ, ter Horst FJ, et al. Angina pectoris refractory for conventional therapy ― Is neurostimulation a possible alternative treatment? Clin Cardiol 1996 ; 19 : 531-5.

11) Mobilia G, Zuin G, Zanco P, et al. Effects of spinal cord stimulation on regional myocardial blood flow in patients with refractory angina. A positron emission tomography study. G Ital Cardiol 1998 ; 28 : 1113-9.

12) TenVaarwerk IA, Jessurun GA, DeJongste MJ, et al. Clinical outcomes of patients treated with spinal cord stimulation for therapeutically refractory angina pectoris. The Working Group on Neurocardiology. Heart 1999 ; 82 : 82-8.

13) Mannheimer C, Eliasson T, Augustinsson LE, et al. Electrical stimulation versus coronary artery bypass surgery in se-

vere angina pectoris : the ESBY study. Circulation 1999 ; 97 : 1157-63.
14) Ekre O, Eliasson T, Norrsell H, et al. Electrical stimulation versus coronary artery bypass surgery in severe angina pectoris. Long-term effects of spinal cord stimulation and coronary artery bypass grafting on quality of life and survival in the ESBY study. Eur Heart J 2002 ; 23 : 1938-45.
15) Moore R, Groves D, Nolan J, et al. Altered short term heart rate variability with spinal cord stimulation in chronic refractory angina : evidence for the presence of procedure related cardiac sympathetic blockade. Heart 2004 ; 90 : 211-2.
16) Hautvast RW, Brouwer J, DeJongste MJ, et al. Effect of spinal cord stimulation on heart rate variability and myocardial ischemia in patients with chronic intractable angina pectoris — A prospective ambulatory electrocardiographic study. Clin Cardiol 1998 ; 21 : 33-8.
17) DeJongste MJ, Haaksma J, Hautvast RW, et al. Effects of spinal cord stimulation on myocardial ischaemia during daily life in patients with severe coronary artery disease. A prospective ambulatory electrocardiographic study. Br Heart J 1994 ; 71 : 413-8.
18) Foreman RD, Linderoth B, Ardell JL, et al. Modulation of intrinsic cardiac neurons by spinal cord stimulation : implications for its therapeutic use in angina pectoris. Cardiovasc Res 2000 ; 47 : 367-75.
19) Armour JA, Linderoth B, Arora RC, et al. Long-term modulation of the intrinsic cardiac nervous system by spinal cord neurons in normal and ischaemic hearts. Auton Neurosci 2002 ; 95 : 71-9.

高田　正史，北條美能留，三好　宏

XIII

運動機能異常症に対する脊髄電気刺激療法

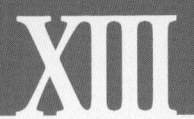

XIII 運動機能異常症に対する脊髄電気刺激療法

― はじめに ―

　運動機能異常症に対する外科的治療法は，視床および大脳基底核群への定位脳手術による凝固術が主体であった。その後1980年代の脳深部電気刺激療法の出現により，世界的に運動機能異常症に対する電気的刺激療法が注目され，現在においてその有効性は確立されたものとなっている。そのなかで脳深部電気刺激療法の2000年から最近までの5年間の報告状況は，1,300件の報告があり，このうち"不随意運動を含めた運動機能異常症"に関する報告は653件で約50％を占めている。これに対し脊髄電気刺激療法関連では，同じく5年間で270件の報告があるが，そのほとんどが痛みに関するもので，このうち"不随意運動を含めた運動機能異常症"に関する報告は14件のみと非常に少数である[1]。その内訳は，"痙縮"との関連を論じた脊髄電気刺激療法であった。現在，海外をはじめ本邦においても運動機能異常症に対しては，脊髄刺激療法よりも脳深部刺激療法や末梢神経手術が行われることが圧倒的に多く，運動機能異常症に対しての脊髄電気刺激療法の適応はかなり限定されるものと考えられる。

　一方，1973年に，Cook & Weinsteinが多発性硬化症の患者で疼痛管理の目的で脊髄刺激を行い，四肢の痙性や運動機能異常などの症状が改善したと報告したことが運動機能異常症に対する脊髄刺激の始まりで，その後Dooleyらによる変性疾患による運動失調症，Gildenbergらによる痙性斜頸への応用など，海外では多くの文献的報告がなされてきた事実がある[2]。こういった背景を知っておくことは，臨床に携わっているものとしては重要であると考える。そこで本章では，痙縮，痙性斜頸，ジストニアなどの運動機能異常症に対する脊髄電気刺激療法についてまとめてみる。

I 痙縮に対する脊髄電気刺激療法

　1973年，Cook & Weinsteinは，多発性硬化症の患者で対麻痺と腰部痛に対し除痛の目的で脊髄刺激を行ったところ，下肢の挙上が可能になったと報告した[3]。さらにCook[4]は，1976年に70症例の多発性硬化症に対して脊髄刺激を行い，痙縮，不随意運動，排尿障害，呼吸障害が90％の症例で改善したと報告した。その後，1985年に，Gybels & Van Roost[5]は不随意運動やジストニアに対する脊髄刺激の効果をreviewしているが，その中で痙縮に対しての報告が多数見られ，その症例数は1000症例に上る。これらを痙縮，運動機能，膀胱機能，全般的改善度に分類し，また文献の信頼度をCritical（筋力，筋緊張，痙縮などにつき詳細に検討しているもの），Large（30症例以上のまとまった報告），Total（その他の報告）の3種類に分け，それぞれの改善度をNo(no change)，F(fair)，G(good)，VG(very good)で評価した（表）。これらの結果からは，排尿機能改善が40～50％ともっとも高く，ついで痙縮の改善が20～30％，全体的な改善は15～40％程度にとどまったとしている。

　その後，数多くの痙縮症例に対して脊髄刺激が行われたが，その効果については有効[6)7)]とする意見と無効[8]とする意見が対立し，現在でもその

表 痙縮に対する脊髄刺激の効果

	痙縮改善				運動機能改善				膀胱機能改善				全般的改善度			
	No	F	G	VG	No	F	G	VG	No	F	G	VG	No	F	G	VG
Critical	44	35	0	21	60	12	18	10	68	16	16	0	36	17	21	26
Large	39	21	22	18	40	14	26	19	44	18	20	18	37	25	12	27
Total	36	24	25	15	38	15	30	17	49	14	20	17	35	17	20	28

No：不変，F：軽度改善，G：中等度改善，VG：著効（%）
Critical：詳細な評価を加えている文献，Large：30症例以上のまとまった報告，Total：その他の報告
(Gybels J, Van Roost D : Spinal cord stimulation for spasticity. In : Sindou M, Abbott R, Keravel Y, editors. Neurosurgery for spasticity. Wien : Springer-Verlag ; 1991. p.73-81 より改変引用)

結論は得られていない。しかし，脊髄刺激によって臨床的に痙縮が著明に緩和され，さらに脊髄刺激がH-reflexの回復曲線に影響を及ぼして回復を促進し，誘発電位を改善するという事実[9]からも，痙縮に対して脊髄刺激がなんらかの影響を及ぼすことは間違いない。一方で全く反応の見られない症例が存在するのも事実であり，今後，適応疾患や障害部位，刺激の方法，刺激部位ににについて，どのような場合に効果があるのかをさらに検討する必要がある。

1 刺激の条件

刺激頻度（周波数）に関しては，初期には，疼痛の治療に用いられる100 Hz以下の低頻度刺激が痙性の緩和に用いられていた。しかし，1982年に，Waltzが100〜1400 Hzでその有効性を示し[10]，Hugenholtzら[11]も，1988年に，至適周波数は500〜1450 Hzであるとした。現在，振戦やパーキンソン病などの不随意運動症に対して臨床的に用いられる電気刺激の周波数は高くても185 Hzまでであり，100 Hz以下の低頻度刺激からこの程度の高頻度刺激までは試みる必要はあると考えられる。

また，刺激強度に関しては，1986年に，Dimitrijevic[12]が強い刺激では痙性が悪化し，弱い刺激では緩和されると指摘している[12]。

2 刺激の部位

多くの脊髄損傷症例に対する脊髄刺激の結果より，電極の部位は脊髄損傷のレベルよりも高位にするよりは，尾側に留置したほうが痙性緩和作用は強く，胸腰部の脊髄膨大部に留置した場合に最大の効果が得られるとする報告[12)13)]がある。しかし，反対の意見[14]もあり，結論は現在も出ていない。

3 刺激の作用機序

脊髄電気刺激が痙縮を緩和する機序についての科学的根拠は，現在のところ得られていないのが現状ではあるが，現在，考えられている脊髄刺激による生化学的効果について説明する。脊髄刺激は蛋白質や巨大分子の合成やシナプス終末への移送を刺激する。また，髄液中でのγアミノ酪酸（gamma-aminobutyric acid : GABA）が脊髄刺激で上昇することは注目すべき点であろう[15]。baclofenはGABA-B受容体に作用し著明に痙縮を緩和して，その髄腔内投与は臨床応用され確立された治療法となっている。したがって，脊髄電気刺激が内因性のGABAを放出させることにより痙性の緩和を来すとの推論は有力である[16]。また，Simpsonら[17]は動物実験で脊髄刺激によって髄液中のグリシンが著明に上昇することを報告

し，脊髄刺激の痙性緩和作用を抑制性伝達物質のひとつであるグリシンによって説明した。グリシンの作用点に baclofen が作用するとの報告もあり，このグリシンが脊髄のレンショウ細胞の伝達物質でもあるために，脊髄刺激による痙性緩和作用はグリシン受容体を介していると考えられている。おそらく，これらの神経伝達物質が，痙縮によって亢進した反射弓の求心路に抑制をかけ，また侵害刺激の入力に抑制をかけて痙縮を抑制するものと考えられる。

4 まとめ

1985年，Gybels & Van Roost[18]は，痙縮に対する脊髄電気刺激療法の効果は20～40％程度とした。その報告の妥当性と痙縮に対する末梢神経手術（peripheral neurotomy, selective posterior rhizotomy），および baclofen の髄腔内投与（本邦でもようやく 2006 年 4 月に保険適応の認可を受けることができたことは朗報である）による治療法の存在のために，脊髄電気刺激療法の適応はかなり限定されると考えられる。

脊髄電気刺激は，脳血管障害や頭部外傷による遷延性意識障害に効果を有するために，今後は遷延性意識障害があり，有害な痙縮を併せ持った症例に対してリハビリテーションや介護を容易にするという目的で適応があるのではないかと考える。

II 痙性斜頸に対する脊髄電気刺激療法

痙性斜頸は，頸部筋群の異常収縮により頭位の異常あるいは不随意運動を来す症候名である。以前は心因が大きく関与するといわれていたが，現在では頸部に限局する局所性ジストニアが大半を占めると考えられるようになってきたが，その病因は決して単一ではなく，種々の病因が挙げられている。その中で精神的なもの，捻転ジストニアの一初発症状，副神経の血管圧迫症状と考えられているものは，一応，脊髄電気刺激から除外する必要がある。

本疾患に対する治療の始まりは，Gildenberg が痙性斜頸を緊張性頸反射の異常ととらえ，異常な反射を来している反射弓や反射弓の求心路に外部から適度な電気刺激を与えれば斜頸を改善させられるのではと考えたことに端を発する。従来から痙性斜頸の外科的治療として行われてきた脊髄後根切断術，前根切断術とは異なる非破壊的治療として，脊髄刺激での治療を試み，1977年，1978年にその有効性を報告[19)20]した。1981年には，relaxation training に始まり，biofeedback，経皮的電気刺激（transcutaneous electrical nerve stimulation : TENS），脊髄電気刺激，頸髄前根・副神経切断へと非侵襲的治療から侵襲的外科的治療へ移行する治療計画を作成し，29症例で治療効果の検討を行った[21]。このうち脊髄刺激については，29症例中くも膜下腔への電極挿入とテスト刺激を行ったのは22症例で，15症例においてその有効性を認めた。これら15症例中の14症例に皮下刺激装置の埋め込みを行い，14症例中4症例で著効，7症例で有効，3症例で無効という結果であった。最終的には有効症例の最長経過観察期間は9年で，46症例中の11症例（24％）で脊髄刺激による他覚的な症状改善を得たことになる。

また1985年に，Waltz らは63症例の痙性斜頸の23症例（36.5％）でほぼ完全に症状の消失を認め，20症例（31.8％）に症状の改善を認めたと報告[22]している。本邦では，山本ら[23]が同様に痙性斜頸に対する脊髄硬膜外刺激の長期経過についての有効性を検討し，29％の著効と35％の有効を報告した。さらに特徴として，痙性斜頸のうち horizontal type で lying down test, touch response test により症状の改善が得られる症例でもっとも効果的であると報告[23]した。

1 刺激の条件

　Gildenbergら[19)〜21)]は，痙性斜頸の脊髄電気刺激治療の特徴として，通常の50〜100 Hzよりも1,100 Hz以上のきわめて高頻度の刺激が有効であると報告している。またWaltzら[22)24)]は，500〜700 Hz以上の刺激周波数で有効な結果を得ている。これに対して山本ら[23)]は，胸鎖乳突筋の筋電図による相反性抑制の改善を利用した至適刺激頻度の決定との方法を用いて，胸鎖乳突筋の筋電図放電がもっとも少なくなる状態を指標にして，至適刺激頻度は120 Hzであると結論付けた。この条件は他の報告と異なり興味深い。刺激周波数の違いの意味は現在も不明であるが，刺激頻度の脊髄への電気生理学的効果は今後さらに検討する必要がある。

2 刺激の部位

　Gildenbergら[19)〜21)]は，刺激電極の位置はC1・C2レベルの位置であることが必要であることを指摘し，Waltzら[22)24)]はC2・C3レベルの位置に設置，山本ら[23)]も同様にC2・C3レベルに電極設置しており，刺激部位は上位頸髄としてよいと考えられる。

3 刺激の作用機序

　痙性斜頸に対する脊髄刺激の作用機序についても種々の考えがあるが，いずれも仮説の段階である。現在は痙性斜頸が局所性ジストニアの一型ととらえられていることより，ジストニアの病態，すなわち運動系のみの障害ではなく，大脳基底核での感覚情報の出入力を含めた情報処理障害，大脳皮質での感覚処理機能の変容，皮質での辺縁抑制機構の障害とその結果生じる拮抗筋間での相反性抑制の消失，大脳基底核にプログラムの主座があると考えられる運動サブルーチンの消耗異常などが多層的に関与する感覚運動統合システムの異常と考えることができる[25)]。いずれにせよ脊髄刺激は，種々のメカニズムを介して，これらの感覚運動統合システムの機能異常の一部に修復的な影響を与えていると考えられる。

4 まとめ

　痙性斜頸は頸部の局所ジストニアであると理解されており，薬物治療とともに異常収縮筋へのボツリヌス毒素局所注射が治療の第一選択であると考える[26)27)]。ボツリヌス毒素が効果のない場合やさまざまな理由で継続できない場合には，選択的末梢神経遮断術が安全かつ有効な治療として認められており，約80％の症例で有効である[28)〜30)]。痙性斜頸に対する定位脳手術による凝固術は，かつて数多く行われてきたが，両側の手術が必要であり合併症も問題となるため，脳深部刺激が行える現在では推奨できない[31)]。また，痙性斜頸に対する淡蒼球などの脳深部刺激は，症例報告が散見されるものの，その意義は確立されていない[32)33)]。

　脊髄硬膜外電気刺激の有用性は20％程度と報告されていたが，現時点では，追試で有効性を認めたとする最近の報告はなく，ボツリヌス毒素局所注射や選択的末梢神経遮断術を越える有効性はないため，その適応はボツリヌス毒素治療の効果が認められない症例で，侵襲的外科的治療が受けられない症例に限られるのではないかと考える。

III ジストニアに対する脊髄電気刺激療法

ジストニアに対する脳外科的治療として、捻転ジストニアには定位視床凝固手術の対象となることが報告されている。また、従来用いられてきた視床凝固手術に替わって脳深部刺激療法が注目されている。特に遺伝性原発性全身性ジストニア（DYT 1）に対する淡蒼球内節（GPi）の慢性電気刺激が有効であることが広く知られるようになり、これを契機として二次性ジストニアに対する同様のGPi刺激も積極的に試みられるようになっている。したがって、ジストニアの現在の基本的外科的治療は、淡蒼球への脳深部刺激療法が主体となるものと考えられる。

一方で、脊髄電気刺激の有効性も報告されている。Waltzら[34]は、129症例のジストニアに対する脊髄刺激療法についての報告を行い、初期の単極電極では40%程度の改善率を、4極電極の刺激では70%の改善率を認め、全体では58%の症例に改善を認めたとしている。さらに、四肢のジストニアよりも頸部や体幹のジストニアに有効であったとしている[34]。しかし、Waltzらのきわめて高い有効性の報告に対して、ほとんど有効性を認めないとする反対意見[35,36]も多い。この報告結果の違いの原因は、ジストニアの診断の難しさによるものと考えられる。ジストニアは、病因や罹患筋分布などの違いにより、さまざまなタイプに分類される。おのおののタイプにより治療法、手術目標については多様性があるために、いまだその選択について確立されていないのが現状である。

現時点での治療適応をまとめると、全身性ジストニアや体軸性ジストニアなどの広範な罹患筋分布を示す症例に対しては、淡蒼球電気刺激術の選択が推奨される。書痙などの上肢に限局した局所性ジストニアには、視床凝固術で治療可能である。

ジストニアに対する脊髄電気刺激療法は、有効な症例が存在することは事実であり、低侵襲的な治療として侵襲的な治療の前治療として適応を考慮するが、個別のジストニアの病態についての検討を行ったうえで慎重に導入するのが重要であると考える。

参考文献

1) 金　章夫. 不随意運動に対する脊髄刺激療法. ペインクリニック 2005 ; 26 : 385-94.
2) 平　孝臣. 脊髄刺激療法のすべて. 東京：にゅーろん社；1994.
3) Cook AW, Weinstein SP. Chronic dorsal column stimulation in multiple sclerosis : preliminary report. NY State J Med 1973 : 73 : 2868-72.
4) Cook AW. Electrical stimulation in multiple sclerosis. Hosp Pract 1976 ; 11 : 51-8.
5) Gybels J, Van Roost D. Spinal cord stimulation for modification of dystonic and hyperkinetic condition. A critical review. In : Eccles JC, Dimitrijevic ME, editors. Recent achievements in restorative neurology. 1. Upper motor neuron functions and dysfunctions. Basel : Karger ; 1985. p.56-70.
6) Milan R, Dimitrijevic ME, Faganel J. Spinal cord stimulation for the treatment of movement disorders. In : Lazorthes Y, Upton A, editors. Neurostimulation. New York : Mt. Kisco ; 1985. p.147-72.
7) Dimitrijevic MM, Dimitrijevic MR, Illis LS, et al. Spinal cord stimulation for the control of spasticity in patients with chronic spinal cord injury : I. Clinical observations. Cent Nerv Syst Trauma 1986 ; 3 : 129-44.
8) Gottlieb GL. Evaluation of cervical stimulation for chronic treatment of spasticity. Neurology 1985 ; 35 : 699-704.
9) Sedwick EM, Illis LS, Tallis RC, et al. Evoked potentials and contingent negative variation during treatment of multiple sclerosis with spinal stimulation. J Neurol Neurosurg Psychiatry 1980 ; 43 : 15-24.
10) Waltz JM. Computerized percutaneous multilevel spinal cord stimulation in motor disorders. Appl Neurophysiol 1982 ; 45 : 73-92.
11) Hugenholtz H, Humphreys P, McIntyre WMJ, et al. Cervical spinal cord stimulation for spasticity in cerebral palsy. Neurosurgery 1988 ; 22 : 707-14.
12) Dimitrijevic MR, Illis LS, Nakajima K, et al. Spinal cord stimulation for control of spasticity in patients with chronic spinal cord injury. II. Neurophysiologic observations. Central

Nerves System Trauma 1986 ; 3 : 145-52.

13) Campos RJ, Dimitrijevic MM, Sharkey PC, et al. Epidural spinal cord stimulation in spastic spinal cord injury patients. Appl Neurophysiol 1987 ; 50 : 453-4.

14) Gybels J, Van Roost D. Spinal cord stimulation for spasticity. In : Sindou M, Abbott R, Keravel Y, editors. Neurosurgery for spasticity. Wien : Springer-Verlag ; 1991. p.73-81.

15) Ketelaer P, Swartenbroeckx G, Delterne P, et al. Percutaneous epidural dorsal cord stimulation in multiple sclerosis. Acta Neurochir (Wien) 1979 ; 49 : 95-101.

16) Linderoth B, Stiller CO, Gunasekera L, et al. Release of neurotransmitters in the CNS induced by spinal cord stimulation : Experimental studies, in The XIth Meeting of World Society for Stereotactic and Functional Neurosurgery. Ixtapa, Mexico. Abstract, 1993. p.5.

17) Simpson BA, Robertson CS, Goodman JC, et al. Recovery of amino acid neurotransmitters from the spinal cord during posterior epidural stimulation : A preliminary study. J Am Paraplegia Soc 1991 ; 14, 3-8.

18) Gybels J, van Roost D. Spinal cord stimulation for spasticity. Adv Tech Stand Neurosurg 1987 ; 15 : 63-96.

19) Gildenberg PL. Treatment of spasmodic torticollis with dorsal column stimulation. Acta Neurochir Suppl 1977 ; 24 : 65-6.

20) Gildenberg PL. Treatment of spasmodic torticollis by dorsal column stimulation. Appl Neurophysiol 1978 ; 41 : 113-21.

21) Gildenberg PL. Comprehensive management of spasmodic torticollis. Appl Neurophysiol 1981 ; 44 : 233-43.

22) Waltz JM. Spinal cord stimulation : a quarter century of development and investigation : a review of its development and effectiveness in 1,366 cases. Stereotact Funct Neurosurg 1997 ; 69 : 288-99.

23) 山本隆充, 笠井雅彦, 大島秀規ほか. 長期 follow-up の結果からみた痙性斜頸における脊髄刺激療法の意義. 機能的脳神経外科 1998 ; 37 : 93-4.

24) Waltz JM, Scozzari CA, Hunt DP. Spinal cord stimulation in the treatment of spasmodic torticollis. Appl Neurophysiol 1985 ; 48 : 324-38.

25) 日崎高広, 梶 龍兒. 攣縮性斜頸の病態. 神経内科 2000 ; 53 : 1-8.

26) Balash Y, Giladi N. Efficacy of pharmacological treatment of dystonia : evidence-based review including meta-analysis of the effect of botulinum toxin and other cure options. Eur J Neurol 2004 ; 11 : 361-70.

27) Skogseid IM, Roislien J, Claussen B, et al. Long-term botulinum toxin treatment increases employment rate in patients with cervical dystonia. Mov Disord 2005 ; 20 : 1604-9.

28) Bertrand CM. Selective peripheral denervation for spasmodic torticollis : surgical technique, results, and observations in 260 cases. Surg Neurol 1993 ; 40 : 96-103.

29) Braun V, Richter HP. Selective peripheral denervation for the treatment of spasmodic torticollis. Neurosurgery 1994 ; 35 : 58-62 (discussion 62-3).

30) Cohen-Gadol AA, Ahlskog JE, Matsumoto JY, et al. Selective peripheral denervation for the treatment of intractable spasmodic torticollis : experience with 168 patients at the Mayo Clinic. J Neurosurg 2003 ; 98 : 1247-54.

31) Loher TJ, Pohle T, Krauss JK. Functional stereotactic surgery for treatment of cervical dystonia : review of the experience from the lesional era. Stereotact Funct Neurosurg 2004 ; 82 : 1-13.

32) Eltahawy HA, Saint-Cyr J, Poon YY, et al. Pallidal deep brain stimulation in cervical dystonia : clinical outcome in four cases. Can J Neurol Sci 2004 ; 31 : 328-32.

33) Kiss ZH, Doig K, Eliasziw M, et al. The Canadian multicenter trial of pallidal deep brain stimulation for cervical dystonia : preliminary results in three patients. Neurosurg Focus 2004 ; 17 : E5.

34) Waltz JM, Andreesen WH, Hunt DP. Spinal cord stimulation and motor disorders. Pacing Clin Electrophysiol 1987 ; 10 : 180-204.

35) Broseta J, Garcia-March G, Sancbez-Ledesma MJ, et al. High-frequency cervical spinal cord stimulation in spasticity and motor disorders. Acta Neurochir Suppl 1987 ; 39 : 106-11.

36) Goetz CG, Penn RD. Efficacy of cervical cord stimulation in dystonia. Adv Neurol 1988 ; 50 : 645-9.

内山 卓也

XIV

遷延性意識障害に対する脊髄電気刺激療法

XIV 遷延性意識障害に対する脊髄電気刺激療法

― はじめに ―

筆者らは，遷延性意識障害に対して積極的な治療を行ってきた。実際にいわゆる植物症から離脱できた症例も多数経験した。しかし，現実には急性期を乗り切りはしたが，重篤な後遺症を来した症例は，積極的な治療の対象とされていないことがほとんどであろう。そして，患者家族は，精神的，経済的にさまざまな困難を抱え込むことになる。

このような背景のもとに，積極的治療のひとつとして，脊髄後索電気刺激（dorsal column stimulation：DCS）が遷延性意識障害のある症例に有効であることを見い出してきた。本稿では，DCSの手術適応，術前検査，手術方法について述べる。

I 意識障害について

MoruzziとMagoumがネコを用いた実験において，下部延髄，橋，中脳，視床下部，視床に及ぶ網様体が大脳への投射路を持ち，視床を介して大脳全体を興奮させ，これにより覚醒状態に大きな影響を及ぼしているとした，上行性網様体賦活系（ascending reticular activating system：ARAS）との概念を提唱し，これが意識の中枢と考えられている[1]。

意識障害といっても，軽い錯乱から昏睡まで，その程度は広い。そのために実際には，患者の反応性の障害を意識障害として評価している。意識障害には，覚醒反応と認知反応との2つの要素があり，筆者らが広く用いているグラスゴー昏睡尺度や日本式昏睡尺度（3-3-9方式）では，外界からのさまざまな刺激による開眼反応の有無で覚醒の状態を評価し，言語反応や運動反応をもって刺激に対する意味のある反応の有無で認知の状態を評価している[2,3]。

また，いわゆる植物症の定義であるが，現在，わが国では1979年に，鈴木，児玉らによって提唱された定義が広く用いられている。筆者らは，遷延性意識障害に対する客観的把握，臨床成績の評価の指標として，日本意識障害学会のスケールを使用している。これは，状態スケール（10項目，10点満点）と反応スケール（5項目，20点満点）の2つにより評価するものである[4]（表1，表2）。

II 脊髄後索電気刺激（dorsal column stimulation：DCS）

本治療法は，慢性疼痛のコントロールや片麻痺の痙性を軽減する目的で使用されていた。ところが，これらの作用以外に，反応や表情などが明ら

表1 日本意識障害学会の状態スケール（0-10点）

十分な自発呼吸がある。
自発開眼がある。
開閉眼のパターンがある。
嚥下運動がある。
無意味ながらも四肢の自発運動が認められる。
表情の自発変化がある。
無意味ながらも発声を認める（気管切開の場合，発声を予想される）。
周囲への関心を示す。
合目的的運動がある（意志を伝えようとする行動，表情があればよい）。
自発的な意味のある発語を行う。

表2 日本意識障害学会の反応スケール（5項目20点満点）

開眼反応	4	言語刺激（呼びかけ）に応ずる開眼および閉眼
	3	言語刺激（呼びかけ）に応ずる開眼のみ
	2	大きな音や揺り動かすような刺激により開眼
	1	痛み刺激により開眼
	0	全く開眼反応がない
発声反応	4	いろいろな刺激に対する一貫性のある会話での応答
	3	いろいろな刺激に対する単純な文章での応答
	2	いろいろな刺激に対する単語での応答
	1	いろいろな刺激に対する発声
	0	全く発声反応がない
運動反応	4	言語刺激に応ずる合目的的運動（うなずき，握手および離握手）
	3	痛み刺激に対する合目的的運動（払い退けるような反応）
	2	痛み刺激に対する逃避反応（四肢を引っ込める反応）
	1	痛み刺激に対する屈曲反射ないし姿勢反射
	0	全く運動反応がない
視覚反応	4	視覚刺激に対する一貫性のある眼球運動および注視
	3	視覚刺激に対する瞬目反応
	2	視野の中をゆっくり移動する視覚刺激に対する追視反応
	1	視野ないし視覚刺激に対する頭部ないし眼球の定位反応
	0	全く視覚反応がない
情動反応	4	いろいろな刺激に対する豊かな感情表現
	3	いろいろな刺激に対する表情の反応
	2	痛み刺激に対する表情の反応
	1	痛み刺激に対する自律神経反応
	0	痛み刺激に全く反応しない

かに良くなり，活発さが出てくることを経験した。電気刺激によって神経伝達物質や脳血流量などに変化が認められることは知られており，これを遷延性意識障害に応用したことが，この治療法の始まりである[5]。

1 適　応

筆者らがDCSを導入して治療した症例は200症例を超えるが，それらを原疾患，年齢，画像所見，術前の局所脳血流量を検討すると，有効症例（従命反応出現）の多くに共通点を見い出した。表3に示したものを手術適応と仮定している。しかし，残念ながら例外もいくつか認められ，完成されたものではない。適応を決定するにあたっては，遷延性意識障害患者の脳における残存機能の程度の把握が不可欠である。いまだ，障害領域の程度と広さ，脳萎縮の程度，局所脳血流量の程度でしか論じられているにすぎない。今後，個々の残存機能の程度を明らかにしていくことは，きわめて重要である。

表3 DCSの当施設における手術適応

若年者
頭部外傷症例
画像所見で著しい脳萎縮，ダメージが少ない
SPECT（r-CBF定量）20 ml/100 g/min 以上

2 術前検査

術前に意識障害の程度の把握と，脳内における障害部位，機能的評価を行う必要がある。臨床症状は，前述した日本意識障害学会の意識障害ス

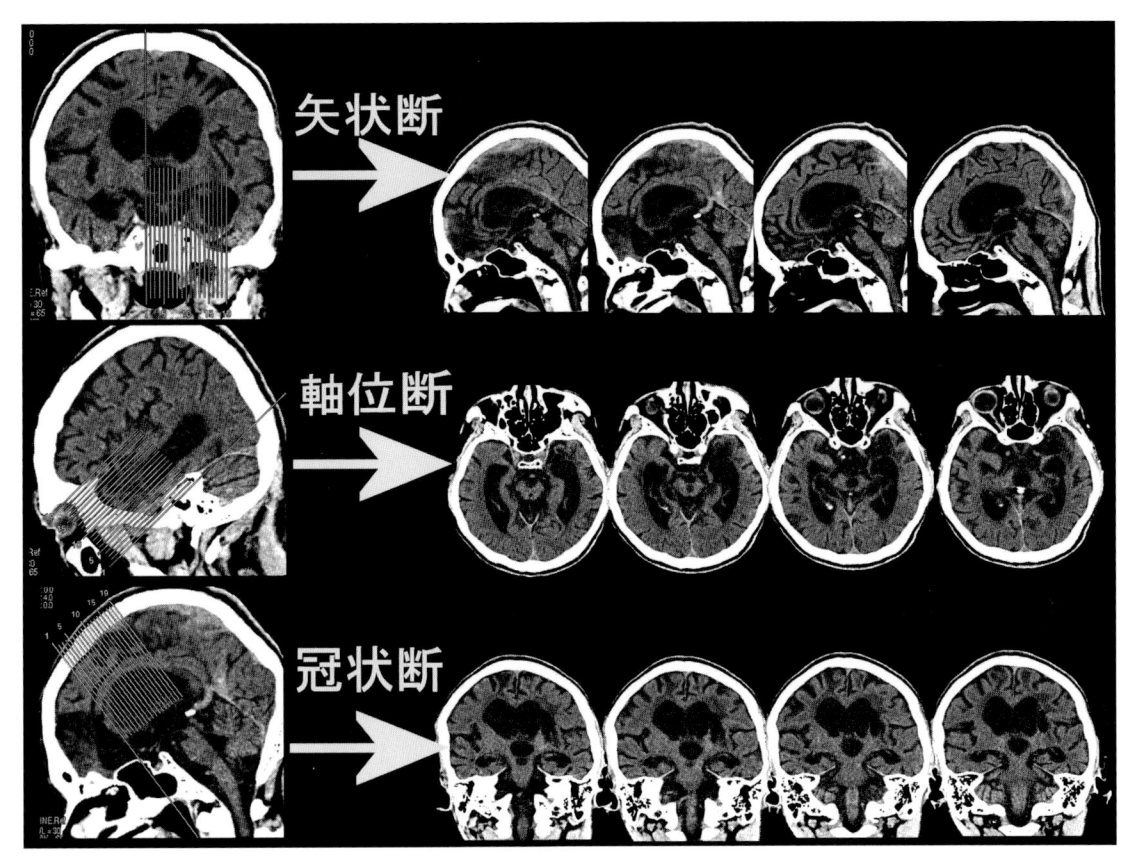

図1 海馬スペシャルCTの画像

ケールを使用して評価する。遷延性意識障害は，詳細に検討すれば同一症状ではないことがよく分かる。従命反応や合目的的運動はなくても，喜怒哀楽に近いような感情や表情の反応がある症例には，DCSの有効症例が多い傾向にある。

次に画像評価であるが，放射線科の協力を得て，マルチスライスCTを用いて，脳幹，中脳，視床下部，海馬，視床にターゲットを絞って2mmスキャンする方法で検索している。筆者らはこれを"海馬スペシャルCT"と呼んでいる。MRIに比べれば画質は落ちるが，撮影時間は約50秒足らずであり，患者の鎮静は必要ない。また，電極植え込み後も検査することができる，優れた方法である。特に大脳レベルでの萎縮が少ないような，びまん性軸索損傷での評価に効果を発揮する（図1）。

単一光子放出型コンピュータ断層撮影（single photon emission computed tomography：SPECT）やポジトロン断層撮影（positron emission tomography：PET）による機能的検査は，画像評価と同様に必要である。筆者らはSPECTを使用している。核種をヨードアンフェタミン（iodoamphetamine：^{123}I-IMP）を用いARG法で局所脳血流量（regional cerebral blood flow：rCBF）を定量している。これは機能検査としてPETと良く相関するデータが得られるためである。ROIは竹内らが開発したthree dimensional stereotaxic ROI template（3DSRT）を使用している[6]。もともとECDのためのテンプレートであったが，解剖学的整合性は高く，解剖学的整合性に乏しいSPECTの弱点をこれで補っている。3DSRT導入以前から，DCSの術前検査として，局所脳血流量の定量は重要視してきた。DCSの有効症例の多くは，大脳レベルでのrCBFが

3DSRT

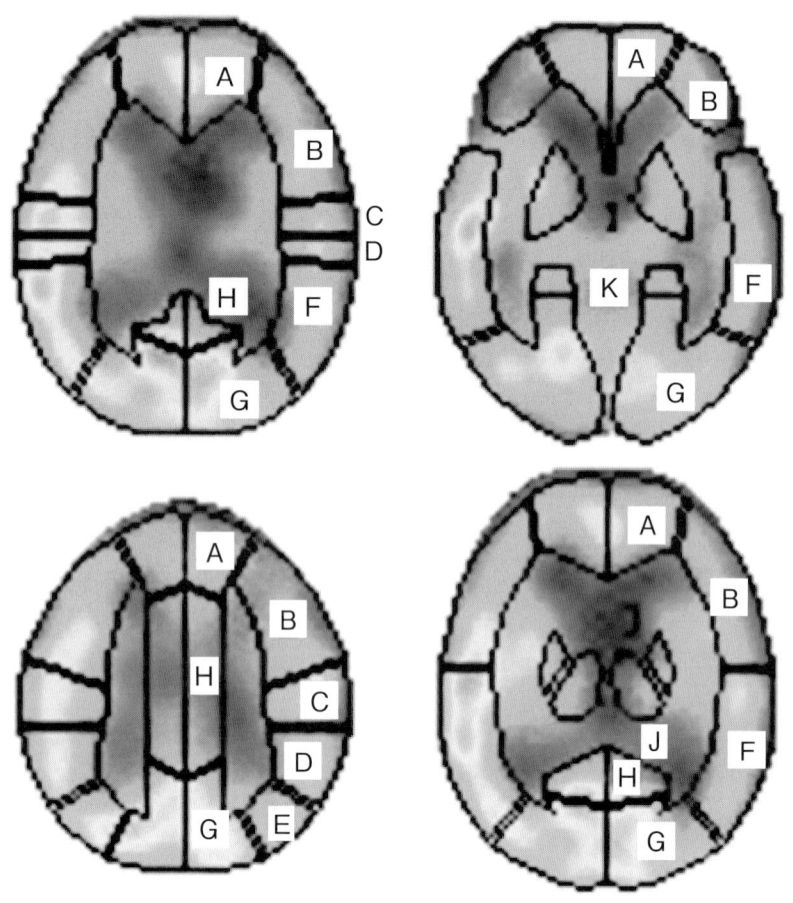

図2 SPECT（IMP）での3DSRT

ROI番号	部位
A	脳梁辺縁
B	中心前
C	中心
D	頭頂
E	角回
F	側頭
G	後大脳
H	脳梁周囲
I	レンズ核
J	視床
K	海馬
L	小脳半球

20 ml/100 g/min以上の症例であり（われわれの施設のrCBFの正常値は40 ml/100 g/min前後である），これをベースに脳幹，海馬などを詳細に検討している。大脳レベルのrCBFが正常値の50％以上あることが，DCSの適応を決めるひとつの基準であることに間違いなさそうである。また，SPECTにおける正常基準値は，各施設，機器によって違うため，放射線科医とよく相談していただきたい[7)8)]（図2，図3）。

3 手術

手術は，図に示すように，全身麻酔科で頸部を屈曲させ，後頸部をよく伸ばした腹臥位で行う。遷延性意識障害患者の多くは，四肢に拘縮，変形を伴っており，十分な体位がとれないこともあるが，頸部に注意して，手術中においては体の除圧など工夫しなければならない（図4，図5）。

本来，硬膜外電極挿入は，透視下，局所麻酔で十分だが，患者の協力が得られないこと，変形・拘縮などの理由から，トータルの安全性，簡易性は全身麻酔のほうが高いと考える。

まず，後頸部に第7頸椎棘突起上縁より5 cmの正中切開を加える。筋肉を剥離したのち，第5頸椎の椎弓切除を行う。第5頸髄レベル硬膜外，正中から電極を頭側に向けて挿入し，第2・3・4頸髄レベルに留置する。もし，外傷などによる頸椎の変形が強く，電極を硬膜外に挿入できない場

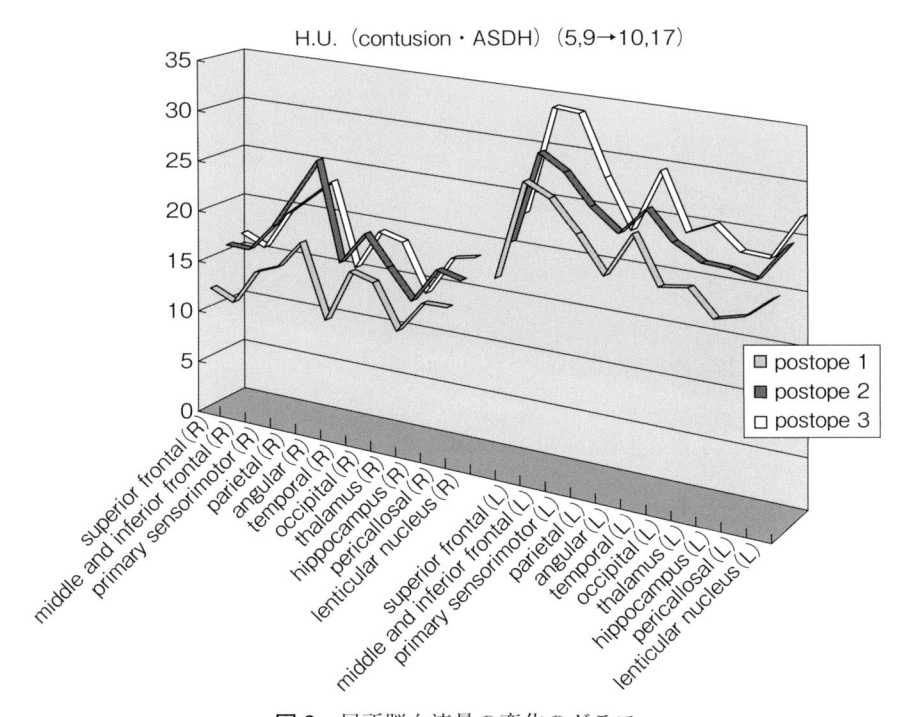

図3 局所脳血流量の変化のグラフ
脊髄後索電気刺激（DCS）治療経過の指標として，rCBFを脳の各部位での変化を検討している。

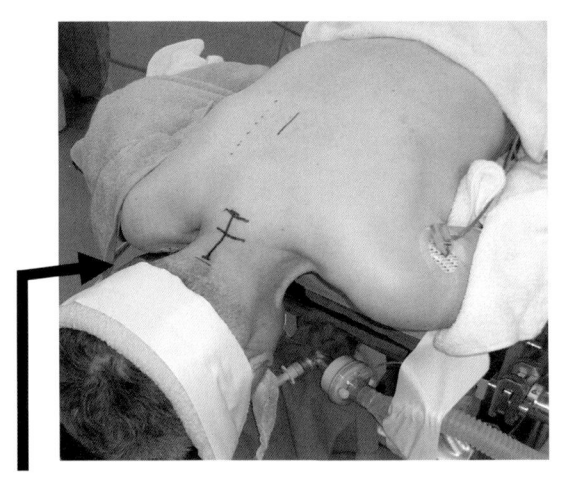

刺激電極設置部位

図4 植え込み手術における体位
腹臥位で後頸部に5cm程度の皮膚切開を行う。

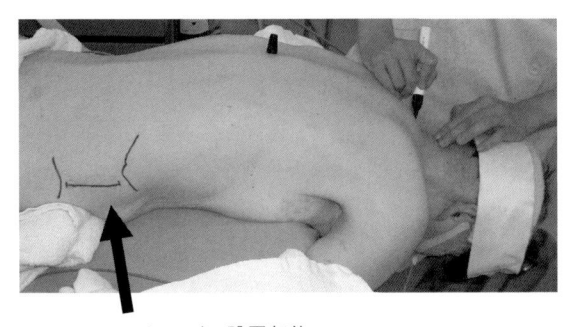

レシーバー設置部位

図5 植え込み手術における体位
側腹部皮下にバッテリー，レシーバーを挿入する。

合は，第2から5頸椎に椎弓切除を行い，電極を硬膜に直接縫合すればよい。次にリード線を背部の皮下に通し，側腹部皮下に埋め込んだバッテリー，レシーバーと接続する。通常，左側腹部皮下にバッテリー，レシーバーを埋め込むが，胃瘻などが左寄りなどのときは，右側に埋め込んでもなんら問題はない。これらは，手術侵襲自体は少なく，全身状態の把握がしっかりなされており，術中は愛護的操作を心がければ安全な手術である。ただし広義の異物挿入手術であるので，創部感染には細心の注意を払わなければならない。また創部治癒後には，完全植え込み式なので，入浴など日常生活には支障はなく，感染の危険も少ない。なお，機材はMedtronic社製アイトレルシ

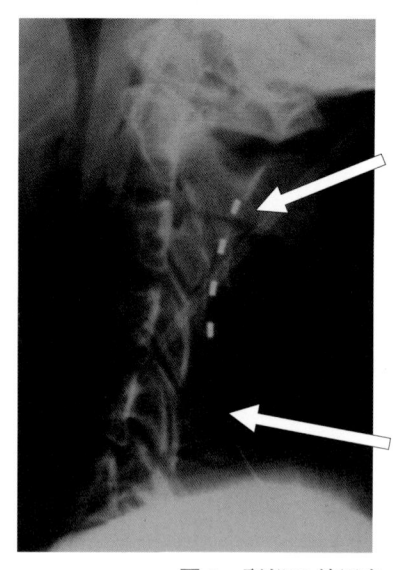

図6 頸部X線写真
電極が挿入されていることが分かる。

図7 システムの全体像

4 電気刺激の方法と効果判定

　患者の全身状態や創部に問題がなければ，術後3-7日目より刺激を開始する。

　電極の頭側を負極，体側を陽極として，amplitude 2.0–3.0 V，rate 70 Hz，pulse width 120 μsec，サイクルモードを選択して15分間刺激，15分間休止を日中繰り返す。電気刺激というと，痛かったり，しびれたりと連想してしまうが，慢性疼痛における脊髄電気刺激療法での刺激が痛みを伴わないように，本刺激療法でも患者に苦痛を与えたりするものではない（表4）。

　DCSの効果は，患者の臨床症状の改善によって判定される。しかし，それを数値化することは困難である。そこで筆者らは，有効症例の基準として，改善の程度によってexcellentとpositiveに分けた。

　excellentは，従命反応出現（意思疎通が可能），発語，嚥下運動の出現（経口摂取可能）である。これらの出現は，すなわち植物症からの離脱を意味する。

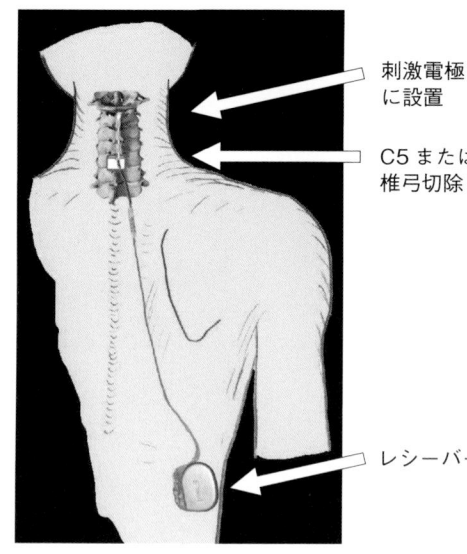

表4 DCSの刺激条件

amplitude	2.0–3.0 V
rate	70 Hz
pulse width	120 μsec
cycle mode	15 min ON　15 min OFF

　刺激時間は午前中から約10時間。連日刺激を続けている。必ず夜間は刺激をオフにしている。

　次にpositiveは，刺激に対する表情や感情の変化（喜怒哀楽），覚醒，睡眠のリズムの出現，追視，注視の出現である。これらの出現は，医療従事者および患者家族が，今までに比べ好ましい変化が起きていると理解できるレベルである（表5）。

　これらの基準をもとに，電気刺激開始1年から2年後に効果を判定している。2001年から2005年の筆者らの症例を例に挙げると，刺激後1年から2年で効果判定が可能であった症例は，外傷29症例，低酸素脳症16症例，脳血管障害18症例，計63症例（男性41症例，女性22症例）であった。excellentは16症例（25％），positiveの33症例を入れれば，70％以上になんらかの有用性を認めている。

　DCSは，短期間刺激するものではなく，少な

表5 有効症例の基準（どのような変化を評価しているか）

※ excellent
　従命反応出現（意思疎通可能）
　発語
　嚥下運動が可能（経口摂取可能）

※ positive
　刺激に対する表現や感情の変化（喜怒哀楽）
　追視・注視の出現
　覚醒・睡眠のパターン出現

くとも1年以上は継続する必要があり，筆者らは効果判定の時期を初め6カ月後に設定していたが，6カ月を過ぎて臨床症状が改善する症例も多いため，現在は1年から2年に延長して効果を判定するようにしている．筆者らの症例で，DCSを開始して，5年目に従命反応や合目的的運動が出現した50歳代の男性を経験したこともあり，筆者らの1年から2年後で判断することが本当に正しいかどうかは，さらに症例を追跡調査していかなければならないと考えている[10)～13)]．

― まとめ ―

遷延性意識障害に対する治療として，DCSについて述べた．筆者らは積極的治療の一環として，現在までに200症例以上の手術を行ってきた．そして，全症例ではないが，多数の有効症例を報告してきた．その効果発現のメカニズムは，いまだ完全には解明されていない．今後さらなる解明が望まれる．また，本治療法は保険適応がなされておらず，自費での入院，治療となるため，高額な負担が患者，その家族にのし掛かることになる．一日でも早く，なんらかの公的な援助を筆者らは熱望している．そして，L-ドーパ，アマンタジンなどの薬物療法やリハビリテーションと組み合わされた，遷延性意識障害の集学的治療のひとつとしての確立を目指したい．

【参考文献】

1) Moruzzi G, Magoun HW. Brain stem reticular formation and activation of the EEG. Neuropsychiaty Clin Neurosci 1995 ; 7 : 251-7.
2) 片山容一．意識障害．Clin Neuroscience 1999 ; 17 : 54-6.
3) Jennet B, Teasdale G. Aspects of coma after severe head injury. Lancet 1977 ; 23 : 878-81.
4) Matsui T. Proposal of new scoring system for chronic state of distured consciousness. STC 1996 ; 5 : 53-60.
5) Kanno T, Kamei Y, Yokohama T. Effects of neurostimulation on reversibility of neuronal function. Neuro Surg 1988 ; 16 : 157-63.
6) Takeuchi R, Yonekura Y, Katayama S, et al. Usefulness of a three dimensional stereotaxic ROI template on anatomically standardized ^{99m}Tc-ECD SPECT. Eur J Nucl Med 2002 ; 29 : 331-41.
7) John ER, Prichep LS, Friendman J, et al. Neurometrics : computer-assisted differential diagnosis of brain dysfunction. Science 1988 ; 293 : 162-9.
8) Okuma I, Onouchi K, Yamaguchi S, et al. Examination of regional CBF (cerebral blood flow) in PVS (persistent vegetative state) with 3D-SRT (3 dimensional stereotaxic region of interest template) ― preliminary report ―. STC 2004 ; 12 : 9-17.
9) Okuma I, Onouchi K, Kaito T, et al. Indication for dorsal column stimulation (DCS) therapy. STC 2003 ; 11 : 39-43.
10) Kamei Y, Kanno T, Yokoyama T. Analysis of cerebrospinal fluid amine metabolites in vegetative state patients after spinal cord stimulation. STC 1993 ; 1 : 29-38.
11) John ER, Ahu H, Prichep LS, et al. Developmental equations for the electroencephalogram. Science 1980 ; 210 : 1255-8.
12) John ER, Friedman J, Prichep LS, et al. Validity, utility and limitations of nurometric evaluation in children. In : Rothenberger A, editor. Event-related potentials in children, basic concepts and clinical applications, 6. Developments in neurology. Amsterdam : Elsevier Publishers ; 1982. p.11-33.
13) John ER, Prichep LS, Easton P. Basic concepts methods and results of norm construction. In : Remond A, editor. Handbook of electroencephalography and clinical neuropisiology, 10. Amsterdam : Elsevier Publishers ; 1987. p.449-95.

森田　功，尾内　一如，神野　哲夫

XV

血圧コントロールシステムとしての脊髄電気刺激療法

XV 血圧コントロールシステムとしての脊髄電気刺激療法

── はじめに ──

われわれの生命維持にとって，もっとも重要な要素のひとつである血圧はさまざまな体内，対外の要因に影響を受ける。そのため姿勢の変化や，その他の要因で起こった血圧の低下や上昇が引き起こされる状態に陥った場合には，圧受容器から延髄，交感神経系あるいは血圧関連ホルモンなどを介する受容器反射系のフィードバック機能によって概ね恒常的に維持している（図1）[1)2)]。しかし，周術期においては麻酔薬や手術操作の影響で圧受容器反射系の正常な機能が破綻したり，出血などの影響のために予期せぬ急激な血圧の変動が引き起こされることがある。そのため周術期には，麻酔科などの専門医が吸入麻酔薬の調整による麻酔深度の管理，輸液の調整による細胞外液量の管理，心拍出や血管収縮に大きく関与するカテコラミン系の薬物の投与，腎機能の管理などを行う必要がある。そのため管理にあたっては，高度な専門的知識と熟練が必要とされている。しかし，これらの管理法による血圧コントロールは治療開始から血圧上昇までの応答時間が長いため想定される血圧低下に対しては先行して薬物などの投与を行うなどの対応ができるものの，不測の血圧低下などには対応しにくい問題があり，神経系の素早い応答を使った血圧管理手段の開発が望まれるところである。

電気的な刺激を用いて神経系を刺激することで人体の機能を制御する試みについては，functional electrical stimulationとして以前より行われており[3)4)]，すでに実用化されている心臓ペースメーカのような広く普及しているものから，電気刺激によって脊髄損傷患者を歩行させるような試みまでさまざまである。いずれも刺激をどこに与えるか（神経なのか？ 筋なのか？ など）ということに加えて，どこからターゲットの情報を得て制御するか，その制御方法はどのようにするかということが問題となってくる。血圧コントロールを電気的な手法でコントロールする試みとして，われわれはこれまでに中枢性に圧受容器反射系障害モデル動物を用いた実験を行い，動脈圧をリアルタイムで抽出し，それに基づいてコンピュータ解析によって必要に応じて交感神経系を刺激するシステムを開発してきた[5)〜7)]。

一方，硬膜外腔を電気刺激し，脊髄の電位を記録する脊髄誘発電位測定法は本邦で開発された手法であり[8)]，脊髄腫瘍などの腫瘍摘出時の脊髄モニタリング法として広く普及している。われわれは，頸椎手術時の責任高位診断を行う方法として本法を応用してきたが[9)10)]，その際，硬膜外腔を

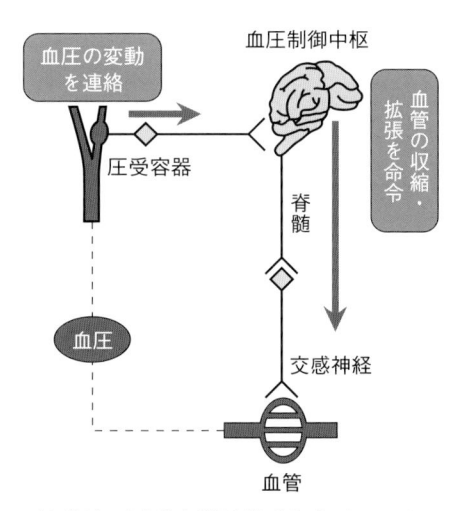

図1 健常時の圧受容器反射系と血圧コントロール

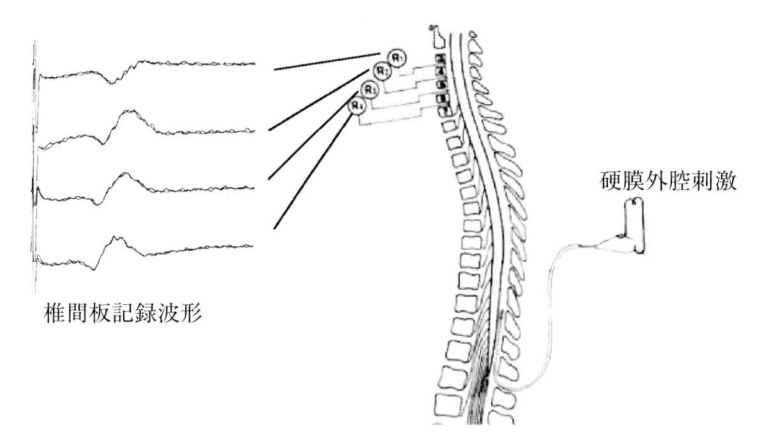

図2 脊髄硬膜外腔刺激法による脊髄刺激と脊髄記録による脊髄誘発電位波形

電気刺激すると血圧の上昇効果が見られることをこれまでの多数の症例から経験してきた（図2）。そこで今回われわれは，この現象を応用して，硬膜外からの脊髄刺激を刺激法として用い，末梢動脈内においた動脈ラインを用いて血圧をオンラインモニターとして使用することで，コンピュータ制御により自動的に血圧をコントロールするシステムの開発を行い，臨床応用を行ってきた。

I 脊髄刺激による血圧管理システムの実際

1 制御に関するパラダイム

血圧の制御は
①外因によって影響を受けた血圧の変化を動脈ラインからリアルタイムで取り出す
②コンピュータで血圧補正に必要な脊髄刺激の頻度を算出させる
③脊髄硬膜外電極を用いて脊髄を刺激することで腹部静脈を収縮させ，プールされていた血液を体循環に押し込むことで血圧を上昇させる
④その効果をリアルタイムで取り出す
というネガティブフィードバックの論理回路を作成して行った（図3）。

2 血圧情報のサンプリングと脊髄刺激法

被検者の上肢または下肢の動脈ラインを確保してオンタイムで動脈圧情報を取り出し，制御用コンピュータにオンラインで情報入力が行われるようにした。また，中心静脈ラインを確保して中心静脈圧をモニターした。次に第10～12胸椎部硬膜外腔に硬膜外電極双極カテーテル電極（ユニークメディカル社製）を挿入し，脊髄が電気的に刺激されることを確認した。その際，脊髄運動閾値（1～10 mA）を測定し，のちに行う血圧コントロールシステムで使用する刺激強度はその1.5倍に設定した。また，的確な位置に電極が挿入され刺激されているかについては，X線写真を用いて確認を行った（図4）。

手術開始後，麻酔のため血圧制御中枢が機能不全に陥った状態においては動脈ラインからの動脈圧情報をコンピュータが検出し，コンピュータからの指令であらかじめ第10-12胸椎部硬膜外腔に挿入していた硬膜外電極カテーテル電極で，胸髄を介して腹部交感神経を刺激することで自動血圧制御を試みた。

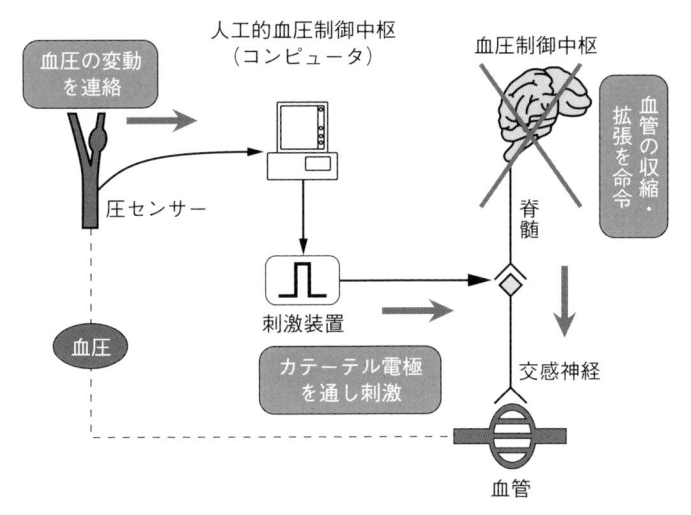

図3 周術期には本来備わっている圧受容器反射系が正常に機能しないため，体内に埋め込んだ血圧センサーから収縮期-拡張期血圧を感知し，自動血圧コントロールシステムを用いて脊髄硬膜外腔から交感神経を刺激して血圧をコントロールする。

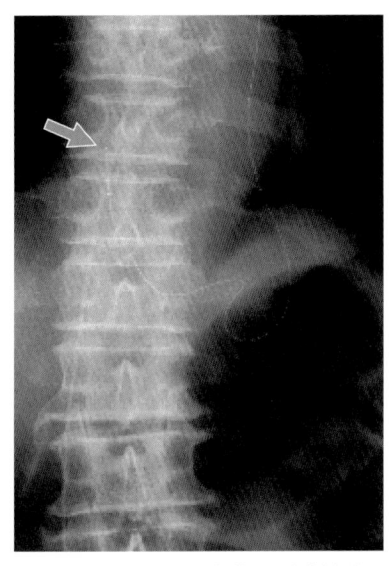

図4 第11/12胸椎高位の硬膜外腔に設置された。

3 対　象

整形外科手術患者33名（46〜84歳，男性19症例，女性14症例）を対象とした。内訳は頸椎症性脊髄症30症例，変形性膝関節症3症例である。

4 麻酔方法

麻酔方法は，フェンタニルで導入後，吸入麻酔薬であるイソフルランもしくはフェンタニルを用いたニューロレプト麻酔（NLA麻酔）で維持麻酔を行った。なお，術中は筋弛緩薬であるベクロニウムで不動化を行った。

以上の準備のあと，手術体位を確保して手術を開始し，周術期自動血圧管理システムの検証を以下の検討項目について行った。

5 検証項目

①脊髄硬膜外ランダム刺激時の血圧応答から，脊髄刺激時のステップ応答関数の算出

②脊髄刺激時のノルアドレナリンの血中濃度測定

③下肢止血帯であるターニケットを解除したときに起こる血圧低下をわれわれの開発したシステムが自動的に血圧管理を行うことができるかの検

証試験

④通常のイソフルラン麻酔およびフェンタニルを用いた NLA 麻酔における比較

6 血圧低下実験の方法

下肢手術の際に用いる止血帯（以下ターニケット）は，約 350 mmHg の圧で空気を入れて膨張させると出血の非常に少ない手術を行うことができる。しかし，長時間作動させたのち脱気し，止血を解除するとターニケットの部分より末梢では単に出血が急に引き起こされるだけでなく，かえって血管が拡張した結果，急激な血圧低下が引き起こされることが知られているので，この変化について検証し，本システムで血圧補正ができるかどうかについて検証した（図7，図8参照）。

II 結　果

1 ステップ応答関数の算出

脊髄硬膜外をランダム刺激することにより，1 Hz の刺激がどれだけの速度でどれだけの血圧を上昇させる効果があるかを算出した。その結果，ランダム刺激の刺激強度を 5〜20 mA の強さ（運動神経の刺激閾値の 3〜5 倍）として刺激を行うと，1 症例を除く全症例において有意な血圧上昇が観察された。ランダム刺激から算出したステップ応答関数では，脊髄刺激により速やかな動脈圧上昇が得られ，14 ± 5 秒で定常状態の 90% に達し，ゲインは 1.0 ± 0.3 mmHg/Hz であることが分かった（図5）。

2 血中ノルアドレナリン濃度

硬膜外刺激前後で抽出した血中のノルアドレナリンの濃度は，刺激前が 150 ± 38 pg/ml，刺激後が 162 ± 33 pg/ml であり，有意な変化は認めなかった（図6）。

3 自動血圧管理検証

一般に下肢手術時に使う大腿部のターニケットを解放すると，概ね 10〜20 mmHg の血圧低下が引き起こされることが知られている。本実験系において大腿部のターニケットを解放すると，25 ± 7 mmHg の血圧低下が引き起こされた。一方，本システム下では血圧は 30 秒以内に全症例ターニケット解除前の基準レベルに補正しえた（図7，図8）。

4 吸入麻酔と NLA 麻酔法の比較

維持麻酔として NLA 麻酔を用いて疼痛コントロールを行った 3 症例においても，イソフルラン麻酔と同様に脊髄硬膜外刺激によって血圧上昇効果が観察され，血圧コントロールシステムが正常に稼働した。NLA 麻酔症例において，特に刺激強度および頻度を高くしないと血圧上昇効果が見られないというような傾向は認めなかった。

III 考　察

今回の研究では，胸部脊髄に設置したカテーテル電極をコンピュータ制御でコントロールすることで実験的に低下した血圧を正常範囲に復帰させることが可能であることが分かった[11]。この血圧応答は，的確に電気刺激が行われた症例において

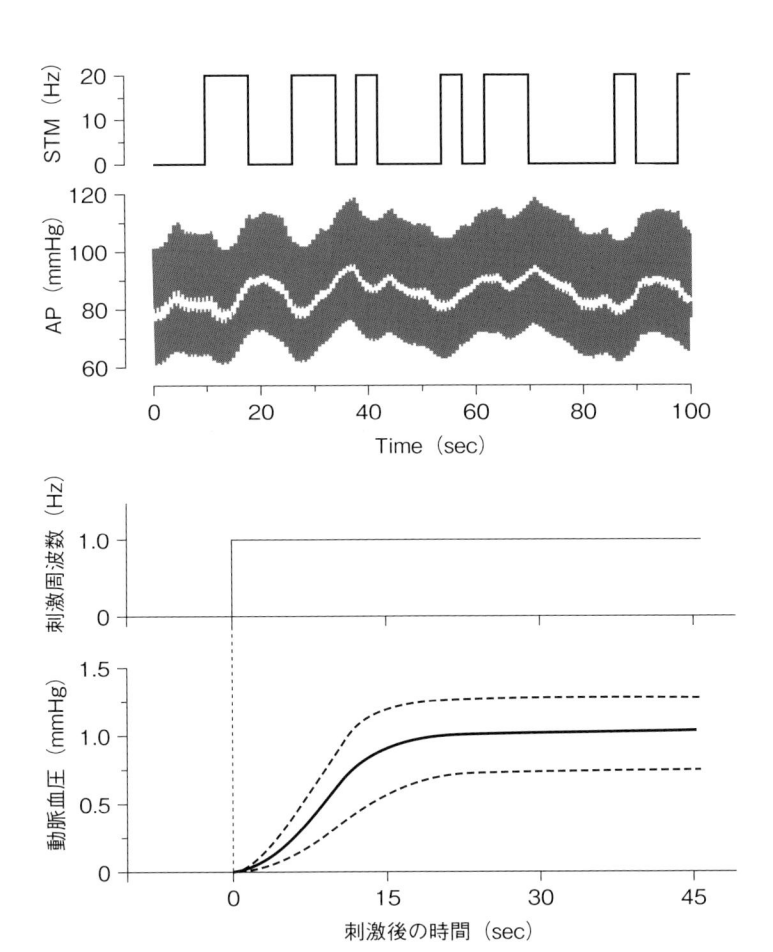

図5 ランダム刺激に対する血圧応答（上図）とステップ応答曲線（下図）

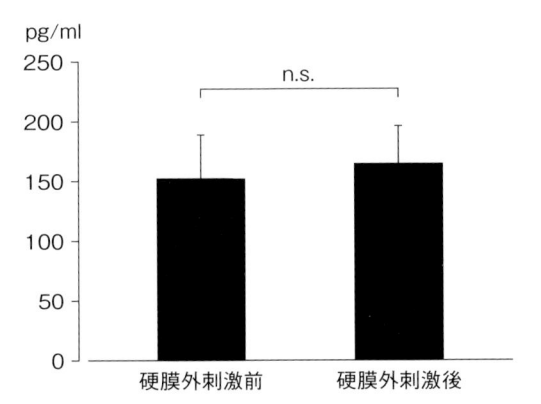

図6 硬膜外刺激前後の静脈内カテコラミン濃度

は応答時間から考えてきわめて俊敏であること，血中カテコラミン濃度の変化が見られないことから本システムで引き起こされる血圧上昇はカテコラミン系を介さない血圧上昇効果であることが考えられた。また，NLA 麻酔時にも同様の血圧上昇効果が認められることは，この効果が痛みなどの侵害刺激による反射でなく，脊髄刺激→交感神経系亢進といった neural network によって引き起こされているものと考えられた。このことは，今回の方法で見られる血圧上昇効果がより自然なメカニズムで行われている血圧上昇に近いことを示唆するものとも考えることができる。

これまで，ICU 患者などの重篤な心肺障害時にはしばしば血圧低下が起こり，アドレナリン，ノルアドレナリン，ドパミンといった薬物の長期間投与を余儀なくされていたが，その結果としてこれら薬物に対する感受性の低下が引き起こされることが問題点となっていた。筆者らの方法で血圧コントロールを行うことで，このような薬物の

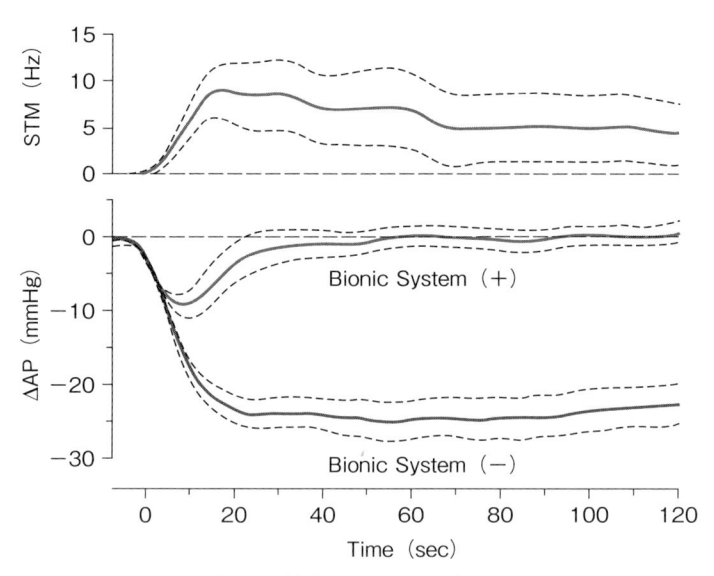

図7 ターニケット解除に伴う血圧降下と自動血圧コントロールシステム（Bionic System）による血圧補正

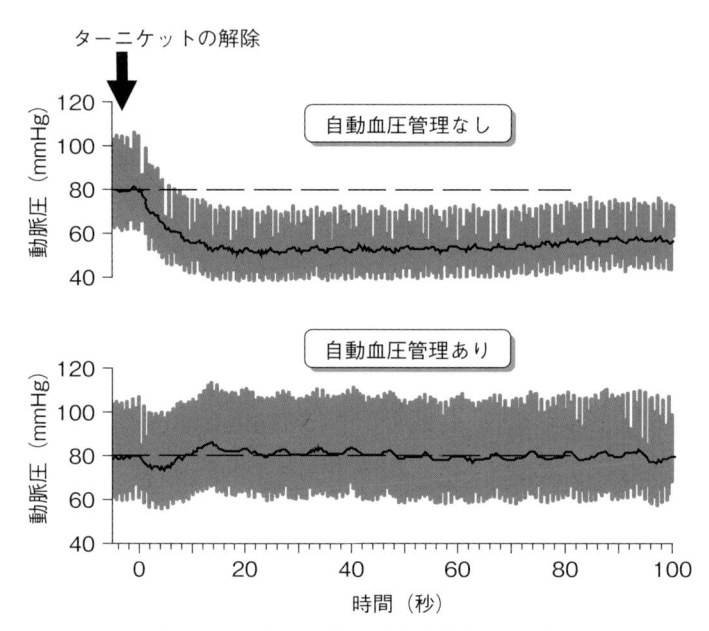

図8 72歳，男性：頸椎症性脊髄症例

　術前から左下肢に装着したターニケットを解除すると，自動血圧コントロールなしでは平均血圧は80から60へと約20 mmHg低下し，血圧低下はしばらく持続した（上図）。
　一方，本症例に対して自動血圧管理システムを適応すると，血圧の低下が抑制され20秒程度で定常状態に復帰した（下図）。

使用に付随して起きる問題点については解決もしくは軽減できる可能性があるのではないかと考えられる。

脊椎脊髄手術時に行われる硬膜外刺激法による脊髄モニタリング法は，本邦では広く行われている手技である[12]。筆者らの施設においては，脊髄

モニタリングに加えて，頸椎手術時の責任高位診断法として用いてきており，硬膜外電極の挿入などによるトラブルは起きていない．脊髄そのものに及ぼす安全性についても，これまで多くの施設で行われた臨床研究において，一定の刺激強度の範囲内であれば問題ないことが検証されている．しかしながら，今回，筆者らが開発した血圧コントロールシステムにおいては，場合によっては長時間の脊髄刺激が行われることになる．したがって今後は，このような場合の使用における脳・心臓・腎臓，肝臓などの臓器血流量の安全性の検証をさらに行う必要があると考えていて，現在，心血流について検証する臨床研究を施行している．

周術期の患者に適応するには非常に簡便な部分がある本法であるが，現在，適応範囲を脊髄損傷後の起立性低血圧患者や自律神経機能異常によって血圧低下が起こるような患者に応用を広げていっている[13]．しかし，このような適応の拡大については，さらなる問題点があると考えている．それは，①血圧情報をリアルタイムで取り出すためには動脈内にカテーテルを入れておくことが必要であること，②刺激装置が大きく現時点では体内植え込みができるようなものが作製されていないこと，③脊髄の直接の電気刺激は筋弛緩薬などを用いないと患者の体動が引き起こされてしまうためである．したがって今後は，①血圧情報を体内植え込み型の装置で取り出す技術や，②刺激装置をペースメーカのように小型化し，かつ③必要であれば刺激のターゲットを腹部交感神経にする必要があるものと考えている．

― まとめ ―

本自動血圧コントロールシステムは

①血圧の補正時間が早いため低血圧状態に伴う合併症が防げる

②薬物を使用しないので薬物による副作用が予防できる

③従来の麻酔法と併用することで麻酔管理が容易になる

④血中ノルアドレナリン濃度の上昇を認めない

ことが検証された．今後は広い適応の獲得が必要であり，脳，心臓，腎臓，肝臓などの臓器血流量の検証，長時間の脊髄刺激によるケミカルメディエータ，電極間抵抗，システムの安全性などのさらなる検証を行う必要があると考えている．

本システムは，本来，血圧制御をつかさどる交感神経の脊髄を介して刺激することで効果器官である血管を収縮させて昇圧を行うものである．電気的な制御が可能であるため，反応時間が早く，かつコンピュータ制御による管理が可能となるという特徴があり，周術期管理の手法として広く応用できる可能性がある．

【参考文献】

1) Guyton AC, Coleman TG, Granger HJ. Circulation : overall regulation. Annu Rev Physiol 1972 ; 34 : 13-46.
2) Robertson D. Diagnosis and management of baroreflex failure. Primary Cardiol 1995 ; 21 : 37-40, 44.
3) Okuma I, Hayashi J, Kaito T, et al. Functional electrical stimulation (FES) for spinal cord injury. Acta Neurochir Suppl 2003 ; 87 : 53-5.
4) Saito H. Evolution of surgery for tetraplegic hands in Japan. Hand Clin 2002 ; 18 : 535-9, viii.
5) Yanagiya Y, Sato T, Kawada T, et al. Bionic epidural stimulation restores arterial pressure regulation during orthostasis. J Appl Physiol 2004 ; 97 : 984-90.
6) Sato T, Kawada T, Sugimachi M, et al. Bionic technology revitalizes native baroreflex function in rats with baroreflex failure. Circulation 2002 ; 106 : 730-4.
7) Sato T, Kawada T, Shishido T, et al. Novel therapeutic strategy against central baroreflex failure : a bionic baroreflex system. Circulation 1999 ; 100 : 299-304.
8) Fujioka H, Shimoji K, Tomita M, et al. Spinal cord potential recordings from the extradural space during scoliosis surgery. Br J Anaesth 1994 ; 73 : 350-6.
9) Tani T, Ushida T, Yamamoto H, et al. Waveform analysis of spinal somatosensory evoked potential : paradoxically enhanced negative peaks immediately caudal to the site of conduction block. Electroencephalogr Clin Neurophysiol 1998 ; 108 : 325-30.

10) Ushida T, Tani T. The spinal cord evoked potential by computer simulation : elucidation of killed-end potentials and augmentation caused by the conduction block phenomenon. Nippon Seikeigeka Gakkai Zasshi 1994 ; 68 : 207-20.
11) Yamasaki F, Ushida T, Yokoyama T, et al. Artificial baroreflex : clinical application of bionic baroreflex system. Circulation 2006 ; 113 : 634-9.
12) Tamaki T, Takano H, Takakuwa K. Spinal cord monitoring : basic principles and experimental aspects. Cent Nerv Syst Trauma 1985 ; 2 : 137-49.
13) 山崎文靖, 牛田享宏, 横山武志ほか. 脊髄刺激による血圧制御. 自律神経 2007 ; 44 : 236-42.

牛田　享宏, 山崎　文靖
横山　武志, 佐藤　隆幸

XVI

関連領域での電気刺激療法

XVI-1
末梢神経刺激（難治性疼痛）

── はじめに ──

　身体の一部を電気的に刺激して病態を改善しようとする試みは，整形外科でも古くから研究され，実用化されているものも少なくない。経皮的に末梢神経に電気刺激を行い，痛みを和らげる方法（transcutaneous electrical nerve stimulation：TENS）は日常診療でもよく用いられている。麻痺した筋肉を電気刺激して筋収縮を起こし，日常生活動作の改善を図る報告もある。さらには，骨癒合の遅れている骨折部を電気刺激して，骨形成を誘導することも実用化されている。

　筆者は難治性疼痛に対し，経皮的ではなく直接に末梢神経を刺激して，痛みを軽減しようと試みているので紹介する。本邦での報告はないが，米国では約30年前から行われており[1]，すでに難治性疼痛のひとつの治療手段として定着している[2,3]。

I　適　応

　末梢神経刺激療法（peripheral nerve stimulation：PNS）の適応疾患は，末梢神経損傷後の難治性疼痛で，多くは複合性局所疼痛症候群（complex regional pain syndrome：CRPS）type Ⅱに該当する。CRPS type Ⅱ以外では，絞扼性神経障害の術後に症状が持続する症例や，一部の断端痛にも適応がある。損傷された末梢神経の支配域を広範に越えて痛みがある場合には適応はなく，損傷された末梢神経領域に痛みが限局しているものが良い適応である。

　当然ながらPNSより簡便な他の治療が優先されるべきで，それらが無効であった症例にPNSを検討する。脊髄電気刺激療法（spinal cord electrical stimulation：SCS）とPNSのどちらを優先するかについては議論があるので，後で考察する。刺激装置の操作を行わなければならないので，理解力の乏しい者，重大な精神科的疾患を有する者は適応外である。装置植え込み後はMRIの撮影が禁忌となるので，頻繁にMRI検査が必要な合併症を持つ者も適応外である。局所麻酔薬による診断的神経ブロックで一時的に完全に除痛されることを条件にしている報告[4]もあるが，刺激療法と神経ブロックの作用は異なるので厳格にしなくてもよいと考えている。

II　手術方法

　麻酔方法を除けば，基本的にはSCSと同じ手順で治療を進める。使用する機器もSCSと同一のものであるが，電極は平板タイプのものを使用する。まず全身麻酔下に神経の損傷部より中枢の正常な部位で（手の神経損傷であれば上腕部で），当該末梢神経を展開して数センチ露出する（図1-①）。神経の走行に沿うように刺激電極を留置するが，電極が直接に神経と接触しないように周辺の筋膜で電極を覆って（SCSでの硬膜の役割：図1-②③④）から神経周囲の軟部組織に固定する（図2）。当該神経を展開後は神経周囲での操作だけで，神経自身にはなんらの操作も加わらない。次に電極リードを体外延長線と接続し，接続部を皮

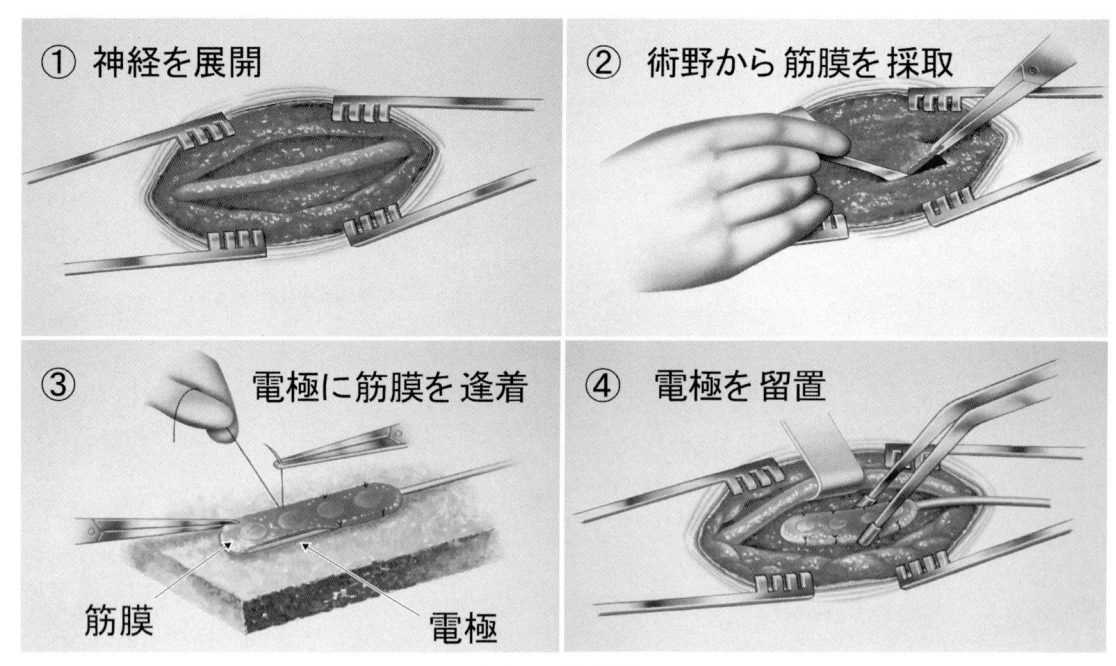

図1　手術手技

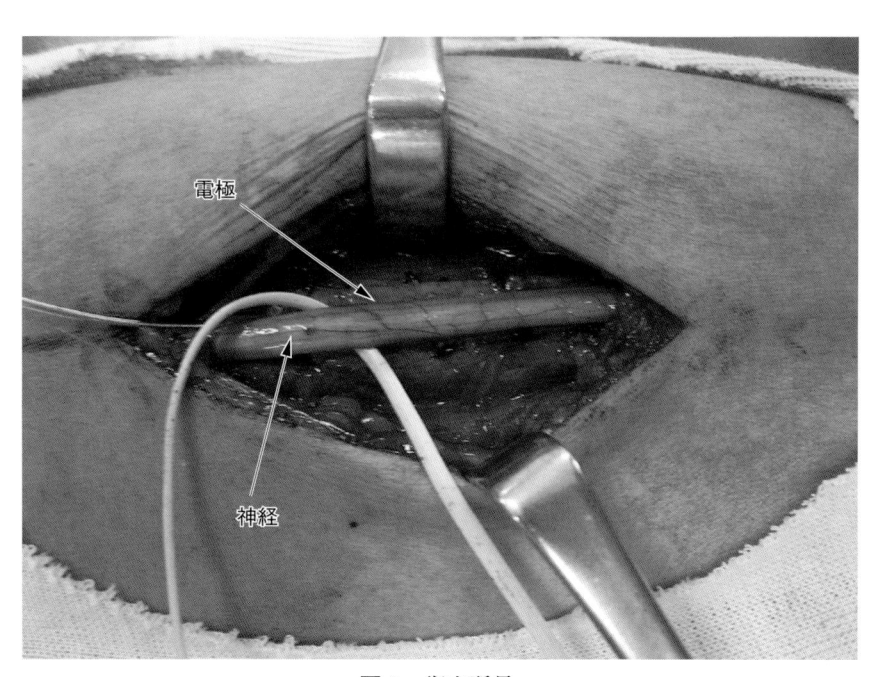

① 神経を展開
② 術野から筋膜を採取
③ 電極に筋膜を逢着　筋膜　電極
④ 電極を留置

図2　術中所見
神経の下の軟部組織に電極を固定したところ

下に埋没したのち，皮下トンネルを作り延長線を体外に出す．術野を閉創し，試験刺激器と接続して麻酔覚醒後から試験刺激を開始する．SCSと異なりPNSでは，電気刺激は必ず損傷された末梢神経領域に伝わるので，術中に刺激感の現れる部位を確認しなくてよい．1～2週間の試験刺激で効果が得られれば，再度全身麻酔下に接続部を展開し，刺激装置を適当な部位に植込む．SCS

と同様に効果の目標は50％程度の和痛で，完全除痛ではない．効果がなければ電極を除去するが，電極は末梢神経周囲の軟部組織に固定しているので，神経を傷つけないように慎重に操作して取り出す．

III 結　　　果

　これまでに6症例7末梢神経にPNSを行った．疾患はCRPS type II 4症例5末梢神経，手根管症候群術後1症例，肘部管症候群術後1症例であった．末梢神経別では，正中神経4症例，尺骨神経2症例，橈骨神経1症例であった．CRPS type IIの1症例（正中神経）と手根管症候群術後1症例で効果が得られなかったため，試験刺激後に電極を抜去した．50％以上の疼痛軽減効果の得られた残りの4症例5神経に植え込みを行った．これら4症例では，術前に使用していたオピオイド，塩酸ブプレノルフィン，ジクロフェナクナトリウムを術後にすべて中止することができた．

IV 症　　　例

　症例は57歳（受傷時），男性，精肉業．
　14年前，仕事中に包丁で左手関節橈側を切った．近医で橈骨神経浅枝損傷と診断され神経縫合術を受けたが，術後1週より灼熱痛が出現した．某病院において星状神経節ブロック100回以上，頸部持続硬膜外ブロック，SCS，腕神経叢ブロック，神経剝離術，神経骨内埋没術，神経切断術を受けたが，すべて無効であった．11年前，筆者に紹介され，局所静脈内ブロック，電気痙攣療法，神経全切除術を行ったが，すべて無効であった．前医に戻って塩酸モルヒネ200 mg／日を投与され経過観察されていたが，コントロール不良であった．

　7年前，左橈骨神経にPNSを施行した．試験刺激で橈骨神経領域の痛みは視覚的評価尺度（VAS）0 mmに劇的に改善し，塩酸モルヒネは漸減して中止することができた．左橈骨神経領域の痛みは除痛できたが，腕神経叢ブロックの合併症と考えられる左正中神経領域の痛みが残存したため，6年前に本人の強い希望で左正中神経にもPNSを行った（図3）．左正中神経領域の痛みは完全には除痛されていないが，日常生活は自立している．現在も1日10時間以上PNSを使用している．

V 末梢神経刺激療法の奏効機序

　CRPS type IIなどの末梢神経損傷後の難治性疼痛に対する手術的治療として，神経剝離術，全神経切除術[5]，神経腫切除術，神経骨内埋没術[6]，神経移植術など，さまざまな術式が報告されてきたが，いずれの方法も治療効果が得られても一時的なことが多く，標準的な治療法として確立したものはない．これらの手術が上手くいかないのは，脊髄後角をはじめ視床，大脳皮質などの中枢に可塑が生じている状況下で，末梢神経の形態を整えたり環境を変化させたりしても中枢の可塑を元に戻すことができないことを示唆している．また，神経に直接手術侵襲を加えると新たな侵害刺激を発生させ，すでに感作された刺激伝導路をさらに興奮させ悪循環に陥ると考えられる．PNSでは損傷された末梢神経には直接侵襲を加えないし，術野も痛みのある部位から離れているので，従来行われてきた手術に比し，痛みの悪循環に陥る危険が少なく，この意味で安全性は高いと思われる．
　PNSの効果発現機序には諸説があるが，明確にはされていない．Melzack & Wall[7]のゲートコントロール説を根拠のひとつに挙げている報告が

正中神経　　　橈骨神経

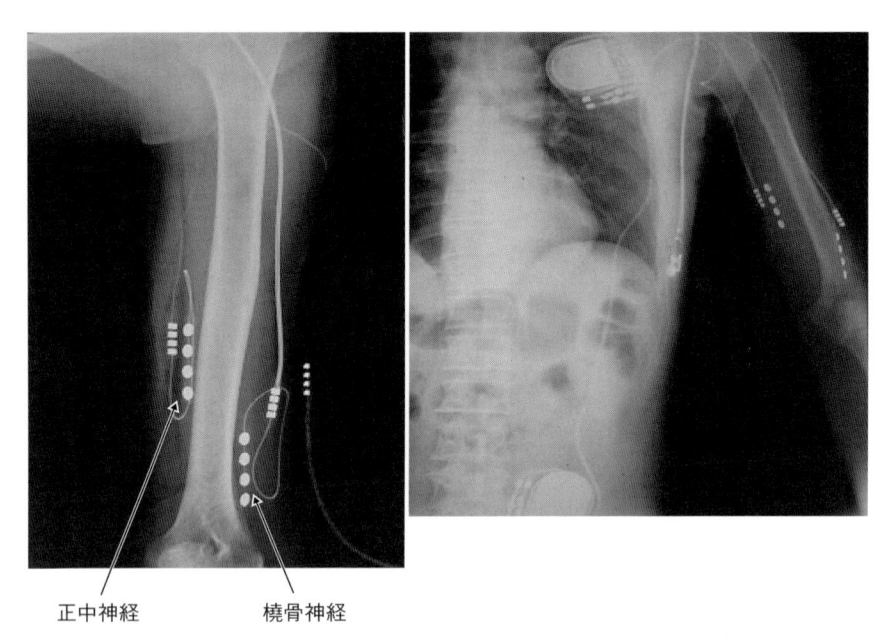

図3 供覧症例のX線像
橈骨神経の刺激装置は鎖骨下に，正中神経の刺激装置は下腹部に植え込まれている。

表 SCSとPNSの比較

SCS	PNS
手技が簡単（硬膜外穿刺ができればよい）	外科的知識と技術が必要
電極の位置調整が難しい	損傷神経に必ず刺激が及ぶ
必ず局所麻酔	全身麻酔も可能
X線透視が必要	X線透視は不要
運動神経は刺激されない	運動神経も刺激される

多いが，TENSとの比較で矛盾が生じている。Samuelら[8)]は，TENSが無効であったRSD 30症例にPNSを施行し，19症例（63％）で好結果を得たと述べている。TENSの効果発現機序もゲートコントロール説に拠るものが多く，Samuelらの報告はTENSとPNSの効果発現機序の違いをゲートコントロール説では説明できないことを示している。筆者の少ない自験症例でも，TENS無効2症例でPNSが有効であった。

ゲートコントロール説以外の効果発現機序として，①神経伝達物質の分泌，②逆行性運動神経刺激や求心性交感神経刺激を介した反射，③異所性自発性発火の抑制，などの仮説が唱えられているが，いまだ仮説の域を出ない。自験症例の試験刺激で即時効果が得られたことから，新たな神経伝達物質を分泌する細胞が発現するという仮説は時間の経過から考えて合理的ではないように思われる。即時効果という点だけを考えれば，反射や異所性自発性発火の抑制という説のほうが一理ある。いずれにせよ，この問題は今後の検討が待たれる。

SCSとPNSの特徴を比べてSCSが優れているのは，①手技が簡単で，②運動神経は刺激されないことで，PNSが優れているのは，①電極の位置設定が簡単で，②X線透視が不要なことである（表）。SCSは必ず局所麻酔で行わなければならないが，PNSは全身麻酔で行える。痛みの強い患者にとって全身麻酔で行えることは有利であ

るが，全身状態の悪い患者では局所麻酔で行える SCS が有利かもしれない．以上を総合的に考えると，SCS の手技が簡単というメリットが非常に大きいので，明らかに単一の末梢神経損傷による疼痛と断定できる場合を除けば，SCS を先行させるほうが患者の負担と利益を考えた場合には妥当と思われる．ただし，自験の 2 症例で SCS 無効後に PNS が著効を示しているので，両者は類似した治療ではなく，独立した 2 つの治療として位置づけるべきである．

― おわりに ―

本邦のペインクリニシャンの多くが麻酔科出身であるため，SCS は広く行われるようになったが，PNS は行われなかった．PNS を行うためには末梢神経の外科的手技が必須であるので，整形外科医が中心的役割を担わなければならないが，CRPS type Ⅱ などの難治性疼痛に取り組んでいる整形外科医が少ないため，本邦での PNS の報告はなかった[9]．難治性疼痛に各科出身の専門医がチーム医療を行うことができれば，本邦でも PNS の症例が増えるであろう．そうすれば治療の選択肢がひとつ増えることになり，より適切な医療を提供できることになると考える．

【参考文献】

1) Campbell JN, Long DM. Peripheral nerve stimulation in the treatment of intractable pain. J Neurosurg 1976 ; 45 : 692-9.
2) Nashold BS, Goldner JL, Mullen JB, et al. Long-term pain control by direct peripheral-nerve stimulation. J Bone Joint Surg Am 1982 ; 64 : 1-10.
3) Waisbrod H, Panhans C, Hansen D, et al. Direct nerve stimulation for painful peripheral neuropathies. J Bone Joint Surg Br 1985 ; 67-B : 470-2.
4) Eisenberg E, Waisbrod H, Gerbershagen HU. Long-term peripheral nerve stimulation for painful nerve injuries. Clin J Pain 2004 ; 143-6.
5) 山下敏彦，薄井正道，石井清一．損傷神経全切除術．骨・関節・靭帯 1996 ; 9 : 1229-34.
6) 露口雄一，三木健司，行岡正雄ほか．神経骨内包埋術．骨・関節・靭帯 1996 ; 9 : 1235-40.
7) Melzack R, Wall PD. Pain mechanisms : A new theory. Science 1965 ; 150 : 971-9.
8) Samuel JH, Hassenbusch SJ, Stanton-Hicks M, et al. Long-term results of peripheral nerve stimulation for reflex sympathetic dystrophy. J Neurosurg 1996 ; 84 : 415-23.
9) 古瀬洋一．カウザルギー．弓削孟文ほか編．麻酔科診療プラクティス 6　ニューロパシックペインの今．東京：文光堂；2002. p.70-7.

古瀬　洋一

XVI-2
末梢神経刺激（生体機能再建と生活支援技術）

― はじめに ―

脳や脊髄の直接刺激のみならず，末梢の体性神経や自律神経を電気刺激することでも障害された生体機能の回復や機能再建を図ることが可能である。

機能的電気刺激（functional electrical stimulation：FES）は運動補綴や感覚補綴の有力な手段として注目され，近年では欧米を中心として体内埋込み型のFES機器の研究開発と実用化が強力に推し進められている。なかでも感覚補綴を目的とするFESの実用機器の開発が急ピッチで進められており，すでに広く実用化されている人工内耳に続いて，網膜に電気刺激チップを埋込み網膜色素変性症などで失われた視覚を取り戻そうとする人工網膜の開発が産学官一体で推進されている[1]。

一方，運動障害に対するFESは，生体制御の観点から多くの難問を有しており，一部実用に供されているものの，いまだ研究の段階にとどまるものが多い。ことに脊髄損傷対麻痺における歩行のFES制御は，多くの研究者が試みているものの，膨大なエネルギー消費量，電気刺激による筋疲労，転倒の危険性など多くの解決すべき問題があり，装具や杖を使用したとしても，FESによる二足歩行が実生活で日常的に使われるようになるにはいまだ道遠しの感が強い。しかし，電気刺激によって下肢運動を制御することは可能であるため，近年，FES駆動式の三輪車や足漕ぎ車椅子が開発され歩行障害者の生活支援技術として注目を浴びている[2]。

また，自律神経活動に関連する体性感覚線維や自律神経自体を電気刺激することによって，障害された内臓機能の調整が可能であることが判明してきている。これは電気的神経調節（electrical neuromodulation）と呼ばれ，脳も含め全身の諸臓器障害に適用できる可能性が高く，21世紀の新しい治療法として欧米を中心として研究と機器開発が盛んになってきている。

本項では，筆者らのこれまでの研究を中心に，末梢神経電気刺激による運動制御，特にFES駆動式足漕ぎ車椅子の研究開発および内臓諸器官への電気的神経調節の研究開発状況について述べてみたい。

I FESによる歩行制御と足漕ぎ車椅子

筆者らは経皮的埋込み電極式FES装置を開発し（図1），平成3年厚生省の薬事承認を受け，麻痺上下肢の運動制御を目的として臨床応用してきた。図2は，脊髄損傷T3完全対麻痺者に電極を埋込みFES単独での歩行制御を行ったものである。ここではフィードバック制御は行っておらず，歩行器使用の下，被験者自身が指輪に取り付けたスイッチの操作で起立，遊脚，立脚，着席の諸動作を制御した。歩幅は平均0.85 mで歩行速度は0.25 m/sec（時速0.9 km）と，健常者の歩行と比較すると著しく小さい値であった。これに対し，reciprocating gait orthosis（RGO）やその他の下肢装具とFESを組み合わせたhybrid FESが，より安定でエネルギー消費が少なく速度の速い歩行制御方式であるとして臨床応用を目指して

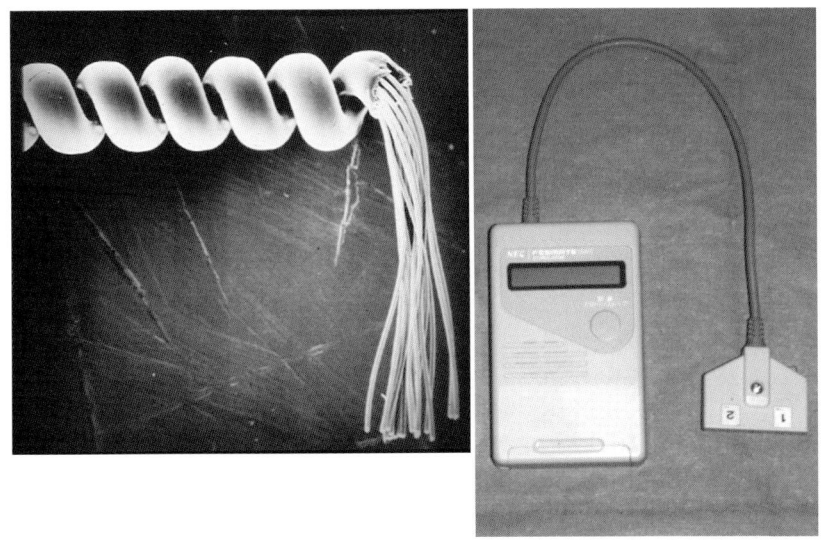

図1　経皮的埋込み電極とFES装置
ワイヤー径：25μ，ロープ：19本撚，テフロン被覆
出力チャンネル数：30チャンネル，パルス周波数：20Hz，パルス幅：0.2msec，パルス振幅：0〜－15V

世界的に研究開発されている．しかし，いまだにエネルギー消費，筋疲労，歩行速度のいずれをとっても実用的とはいえず，転倒の危険性も払拭されていないため，今後さらなる研究開発が求められている．

これに対し，表面電極式FESによる下肢運動を利用して安全な長距離高速移動を目指す足漕ぎ式の三輪車や車椅子が研究開発されている．英国のUniversity College of Londonやスコットランドの Glasgow 大学では足漕ぎ三輪車を開発し，脊髄損傷対麻痺者でFES cyclingを適用しいる（図3）．この三輪車は，全長が長く，病院や施設内での走行には不向きであるが，自転車と同程度の長距離高速走行が可能であるため屋外使用には適している．カナダAlberta大学では，両足でペダルを跳ね上げる方式のFES足漕ぎ車椅子（leg-propelled wheel chair）を開発し実用に供している（図4）．これは通常の手漕ぎ式車椅子に跳ね上げ式の駆動装置を取り付けたもので，全長も下肢を伸展するぶんだけ実効的に手漕ぎ式車椅子よりも長くなるものの，屋内でのFES cyclingに適したものである．

これに対し，筆者らは，自転車と同様のペダル漕ぎ運動で駆動する車椅子を研究開発している[2]．図5は足漕ぎ車椅子の原理図を示す．これは，前輪駆動式で，前輪に取り付けたエンコーダでその回転角を検知して筋への電気刺激のタイミングを決定し走行する負帰還制御方式の足漕ぎ車椅子である．刺激は表面電極を介して筋に与えられるが，走行方向と速度は，アームレスト前方に取り付けたジョイスティックを操作することによって制御される．すなわち，ジョイスティックを前方に傾けると前進，後方に傾けると後進する．また，その傾斜角を大きくすることにより走行速度が大きくなる．電気刺激は，ペダルの前方への押し出しのために大腿四頭筋，大殿筋，後方への引き上げのためにハムストリングス筋に与えている（図6）．図7は，頸髄損傷C4-5不全四肢麻痺者への本足漕ぎ車椅子の応用例である．この被験者は，つかまり立ちがかろうじて可能な下肢の筋力を有しているが，松葉杖使用で大振り歩行が辛うじてできるものの，きわめて短距離であり，常に転倒

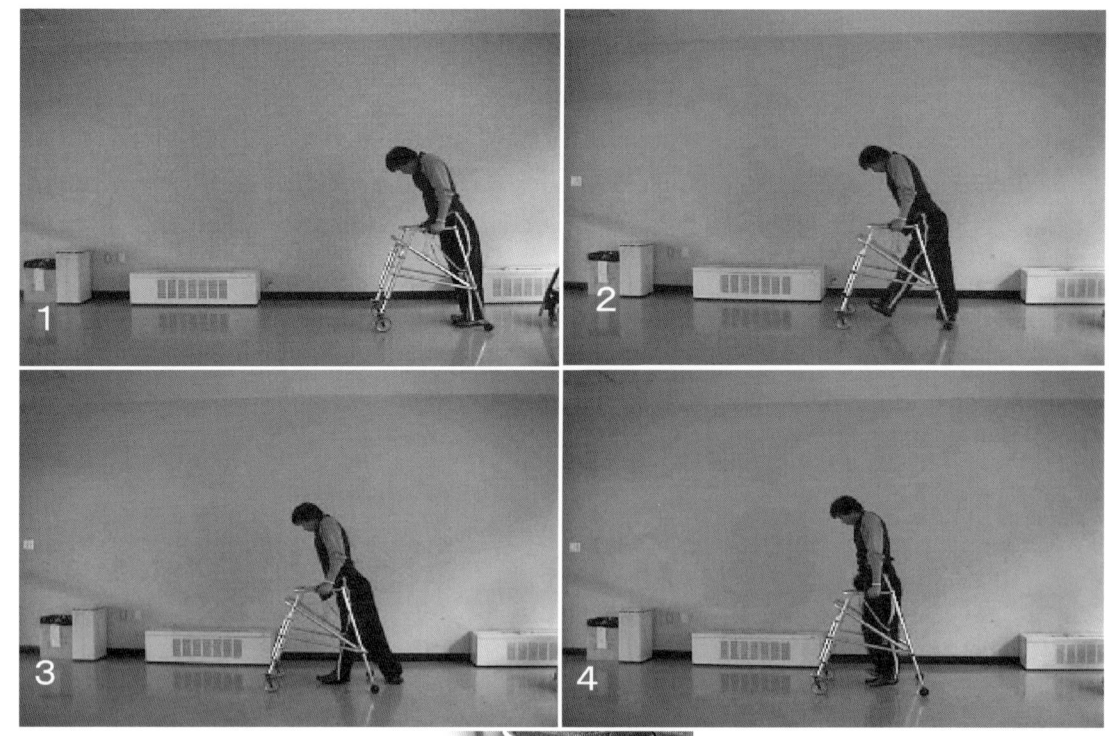

着席用
起立用　　　振り出しタイミング用

図2　脊髄損傷T3対麻痺者のFES歩行と制御スイッチ

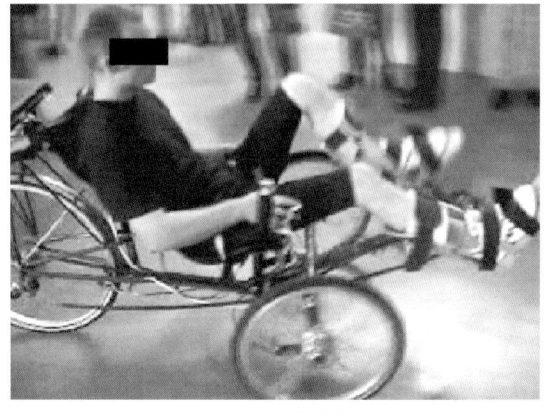

図3　FES制御足漕ぎ三輪車
（第9回国際FES学会でのデモンストレーション）

の危険性があり，足漕ぎ車椅子も自力で駆動することはほとんど困難であった．そこで本車椅子に搭乗して，その操作性を調べたところ，ジョイスティックを前後に倒して，前後方向に自宅内を移動することが可能であった．

このように足漕ぎ車椅子でのFES cyclingでは，麻痺筋の支配神経を電気刺激して筋収縮を惹起させて駆動力としている．したがって，筋力トレーニングとしての効果があり，筋力増強，筋容積の増大，骨密度の増加などが期待される．また，筋肉ポンプによって下肢末梢からの血液還流も改善し，褥瘡予防や全身の循環改善と心肺機能の向上も期待できるなど，単なる移動機器としてのみ

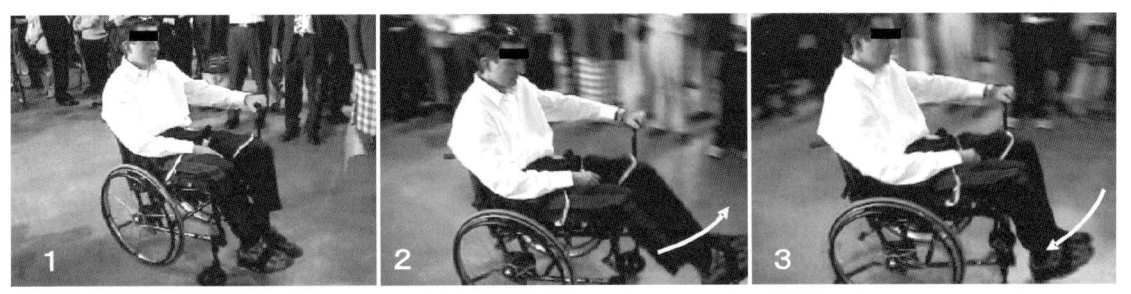

図4　FESによる両下腿跳ね上げ式足漕ぎ車椅子
（第9回国際FES学会でのデモンストレーション）

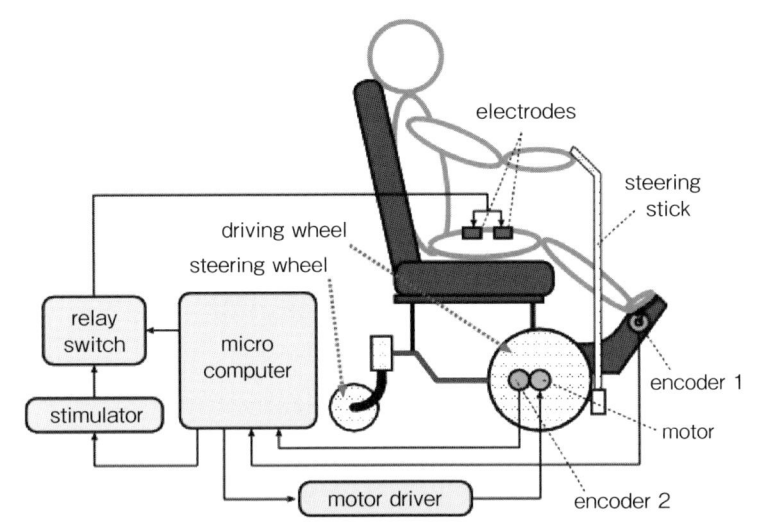

図5　東北大式FES制御足漕ぎ車椅子の原理図

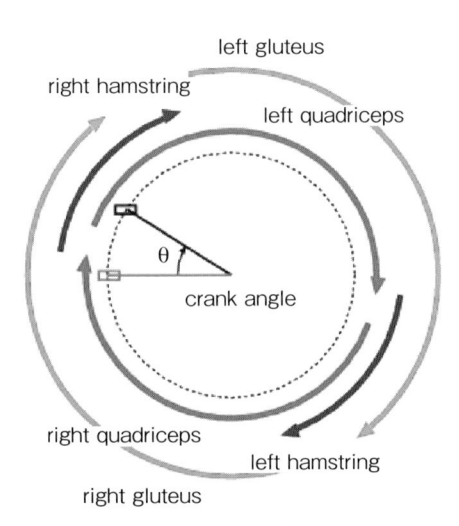

図6　クランク角と刺激タイミング

ならず，全身の身体機能の改善につながる点は新しいリハビリテーション機器としてとらえることもできよう。

［付記］脊髄損傷で駆動筋が変性はしていないものの完全に麻痺している場合は，FES駆動式の足漕ぎ車椅子が適応である。しかし，不全麻痺の場合は，駆動筋の筋力が弱い場合にはパワーアシスト方式，ある程度ある場合にはパワーアシストのない自走式足漕ぎ車椅子を用いることができる。すでに筆者らは，そのための自走式足漕ぎ車椅子を開発している（*付図*）。なお，脳卒中片麻痺の場合は，Brunnstrom stage Iで一側下肢が完全麻痺している場合でも，両足でペダルを漕いで足漕ぎ車椅子を自走させることができることを数症例で確認している。

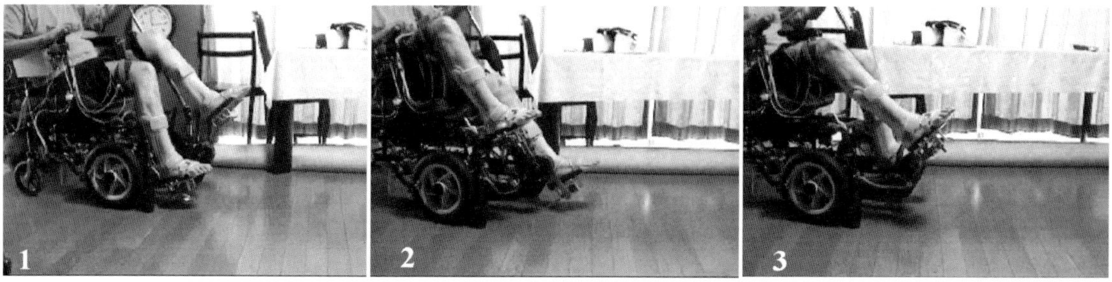

図7　頸髄損傷C4不全四肢麻痺者へのFES制御足漕ぎ車椅子の応用

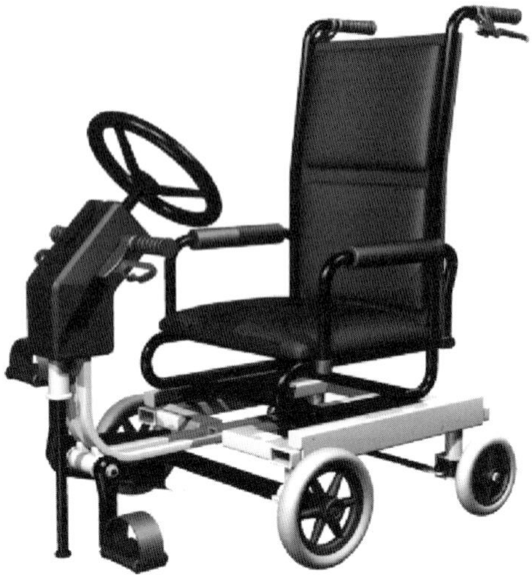

[付図]

II 電気的神経調節による内臓機能改善

　人体の内臓は基本的に自律神経系によって統御されている．また，これに感覚性，運動性の体性神経が直接的あるいは間接的に関与し複雑なフィードバック制御系を構築している．これらの内臓諸器官に分布する自律神経の直接刺激，あるいは体性神経や自律神経の求心性線維の刺激による中枢神経系を介した自律神経調節が，それら臓器の機能障害改善に有効であることが報告されてきている．ことに，求心性刺激による中枢神経系を介した修復機転は，電気的neuromodulation（ニューロモジュレーションと略）と呼ばれ，近年もっとも注目を浴びている電気刺激治療法である．欧米においては，完全埋込みシステムが諸内臓障害のニューロモジュレーションを目的として盛んに研究開発され，臨床応用が進んでいる．

　［付記］International Neuromodulation Societyが臨床家を中心として大きく発展しつつあり，またNeuromodulationという雑誌も定期発行している．本邦にも，そのbranchとしての日本ニューロモジュレーション学会が結成されている．

　しかし，本邦においては，研究者の研究レベルや企業の基本的技術レベルが高いにもかかわらず，完全埋込み装置の実用化，企業化が実質的に困難な状況にある．これは，ニューロモジュレーションの対象疾患がきわめて多く，かつこれまでの医療では達成できない治療効果が得られる場合がしばしばあることからすると，その市場性は非常に高いといっても過言ではなく，科学技術立国を目指すわが国として，きわめて憂慮すべき問題といえよう．しかし，その有効性や適用範囲の広さは完全埋込みシステムには及ばないものの，表面電気刺激方式でもニューロモジュレーションによる内臓機能障害の治療は可能である．

　筆者らは，内臓諸器官にアプローチする体表の窓として頸部と仙骨部を選択し，ニューロモジュレーションとしての表面電気刺激を行っている（図8）．脊髄損傷においては排尿障害が大きな問題となる．そこで本項では，仙骨表面電気刺激（sacral surface electrical stimulation：ssES）のニューロモジュレーション効果について概説する．また，経皮的埋込み電極を用いた電気刺激の

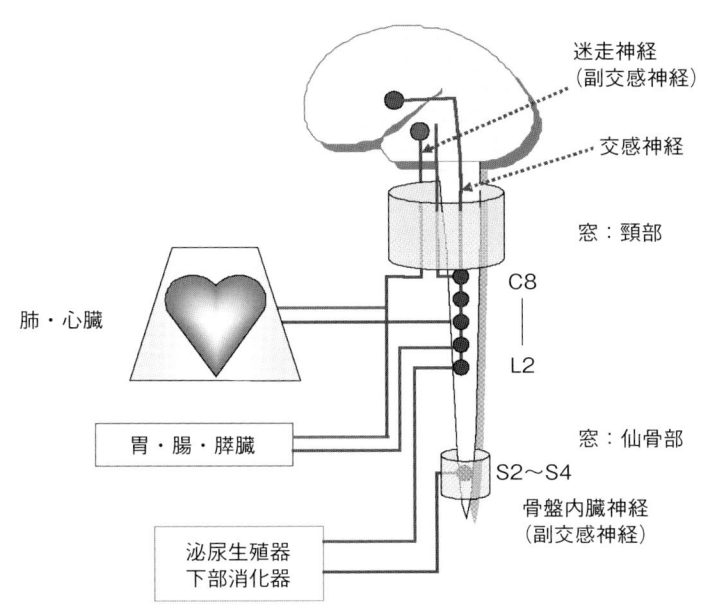

図8　表面電気刺激法による内臓へのアプローチのための体表の2つの窓

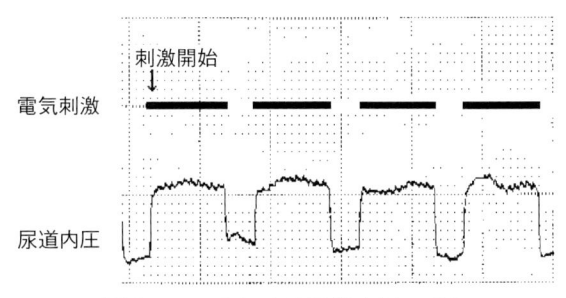

図9　ssTESによる尿道内圧の変化
(中川晴夫，浪間孝重，横塚美恵子ほか．仙骨部表面治療的電気刺激による排尿障害治療．泌尿器外科 2005；18：17-22より引用)

自験症例についても紹介する。

1　仙骨表面電気刺激

膀胱，前立腺，子宮などの泌尿器，内生殖器および下部消化管などの骨盤内臓器は，交感神経である下腹神経（T11～L2）および副交感性の骨盤内臓神経（S2～S4）が支配している。また，外陰部，尿道，肛門に運動性および知覚性の神経線維を送る陰部神経（S2～S4）も求心性にこれら自律神経と結合し，骨盤内臓の機能調節にあず

かっている。このうち骨盤内臓神経と陰部神経は仙骨神経前枝として仙骨のS2～S4前仙骨孔より脊柱管を出て骨盤内臓や外陰部へ向かうため，両側のS2～S4後仙骨孔直上皮膚を電気刺激することにより，これら仙骨神経前枝を興奮させ骨盤内臓障害に対するニューロモジュレーションが可能である。

神経の電気刺激において，神経はもっとも太い線維から刺激され，神経線維の直径が小さくなるにつれ刺激閾値は高くなる。したがって，ssESにおいて，刺激電圧を上げていくことにより最初に刺激されるのはS2～S4仙骨神経前枝のうち陰部神経のgIa線維，次いでα運動線維であり，最後に骨盤内臓神経の副交感線維と考えられる。図9は，ssESを与えた際の尿道内圧の変化を示す[3]。尿道内圧は刺激バーストに一致して上昇し，刺激休止時は静止時の値に戻るため，この圧変化は陰部神経運動枝（α線維）を刺激して尿道括約筋を収縮させていることによるものといえる。このことは取りも直さず，それよりも刺激閾値の低い陰部神経求心性線維のgIa線維が同時に刺激されていると推測することができる。

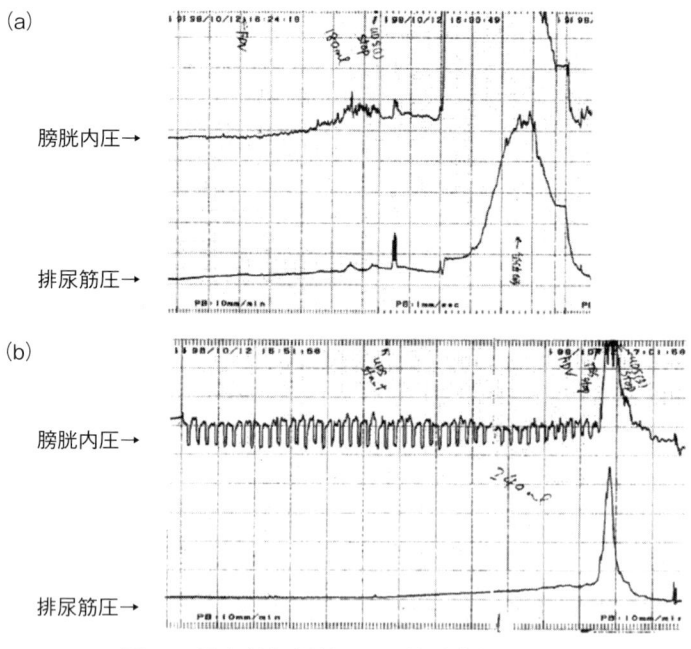

図10 陰部神経刺激による膀胱容量の変化
48歳,女性,特発性切迫性尿失禁
(a) 刺激前,(b) 刺激4週時点
(中川晴夫,浪間孝重,横塚美恵子ほか.仙骨部表面治療的電気刺激による排尿障害治療.泌尿器外科 2005;18:17-22 より引用)

図10は,過活動膀胱で切迫性尿失禁を呈する症例(46歳,女性)にssESを与えた際の膀胱内圧と膀胱容量を記録したものである[3]。膀胱容量は,刺激前は190 mlであったが,刺激中は240 mlまで増加している。一方,膀胱内圧を見ると,排尿時に起こる排尿筋過活動による圧上昇が刺激中において刺激前より著明に低下している。また,これに伴って膀胱コンプライアンス,過反射誘発閾値の増加することも判明している。このような急性効果は,過活動膀胱を有する15症例中14症例に認められている[3]。これは,陰部神経gIa線維が刺激され,その求心性インパルスが骨盤内臓神経の抑制や下腹神経の促通をもたらし,その結果として膀胱平滑筋の筋活動が抑制されたことによるものと考えることができる。

同様のssESによる急性効果が,他の骨盤内臓器で認められるかどうかについて子宮を対象として検討した[4]。月経痛の強い8症例の女性を対象とし,月経中にssESを与えた前後の子宮の動態をMRI cineで調べた(図11)。その結果,この撮像条件において月経痛がない症例では認められない律動性の子宮蠕動運動がssES前では約30 sec間隔(▼)で認められた(図11-a)。次に,15分間のssES後を与えたところ,この間隔が60 sec(▽)に延長すると同時に,その振幅も低下するのが判明した(図11-b)。この際ssESの刺激方法は,排尿障害のそれと全く同じであるため,陰部神経gIa線維の刺激によって子宮に分布する副交感神経の抑制と交感神経の促通のいずれか,もしくは双方の効果を介して,子宮蠕動運動が抑制されたものと解釈できる。したがって,膀胱と子宮で見られたssESの効果は,同じ自律神経支配の骨盤内臓に共通のメカニズムで生じる現象ということができる。

ssESの効果は,1回与えると約2〜4日くらい持続する(carry over)ため,治療目的で用い

(a) before ssTES

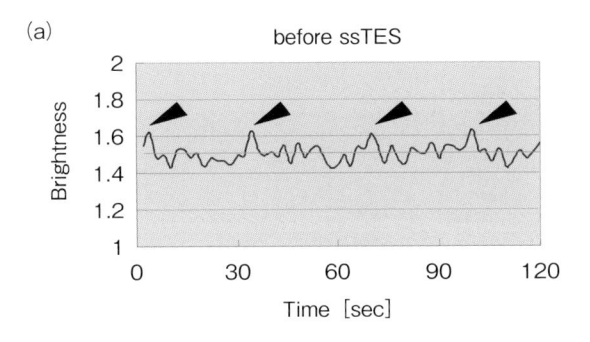

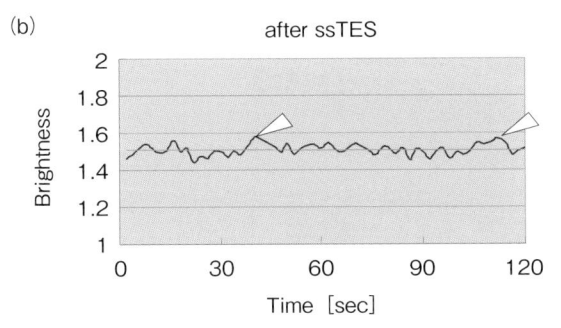

(b) after ssTES

図11 ssTES の子宮蠕動運動に対する効果
(a) ssTES 前，(b) ssTES 後の関心領域（ROI）の輝度変化より求めた子宮蠕動運動
(Ogura T, Murakami T, Handa Y, et al. Magnetic resonance imaging of morphological and functional changes induced bay sacral surface electrical stimulation. Tohoku J exp Med 2006；208：65-73 より引用)

るには1日1回で十分であることが推測される。そこで，刺激5秒，休止5秒の cyclic 刺激を1日1回15分与え，その慢性効果を検討した[5]。これまで1カ月以上の長期にわたって ssES を継続した症例は，すでに150症例を超えている。このうち薬物抵抗性の難治性症例の18症例（神経因性膀胱7症例，過活動膀胱5症例，夜尿症6症例）で ssES 前後の尿流量動態を調べた（**図12**）。その結果，最大膀胱容量は平均で208.2 ml から282.1 ml，膀胱コンプライアンスは19.4 ml/cmH$_2$O から23.8 ml/cmH$_2$O に増加，排尿筋過活動時収縮圧は平均40.4 cmH$_2$O から25.7 cmH$_2$O に減少と，いずれの値も優位に改善することが判明した。排尿障害臨床試験ガイドライン（医学図書出版）に準拠した効果判定で，"改善以上"は尿流量動態検査上44.4%，自覚所見上55.5%，"やや改善"以上は尿流量動態検査上83.3%，自覚所見上61.0%と良好な成績であった。この成績は，完全埋込み式電気刺激には劣るものの，経腟，経肛門刺激の成績と比較して同等以上であった。

2 経皮的埋込み電極による仙骨神経刺激

一方，筆者らは，経皮的埋込み電極を第3前仙骨孔に留置し仙骨神経を電気刺激する方法も試みている[6]。**表**は，頸髄損傷2症例の仙骨神経刺激前後の結果を示す。症例1，2は，それぞれC6，C7完全四肢麻痺であり間歇自己導尿を試みていたが，自律神経過反射（血圧上昇と頭痛）と神経因性膀胱（排尿筋過活動と排尿筋・尿道括約筋協調不全：DSD）による尿失禁のため，やむをえず留置カテーテル管理を行っていた症例である。これに対し仙骨神経刺激を3カ月行ったところ，膀胱容量が電気刺激前は140 ml（症例1），100 ml（症例2）であったものが，それぞれ290 ml，240 ml と著明に増大し，自律神経過反射もほとんど消失した。**図12**は症例1における尿流量動態を示す。刺激開始3カ月後，膀胱容量が前述のごとく増大するに伴って，排尿時の排尿筋過活動による収縮圧が96 cmH$_2$O（刺激前）から刺激3カ月で44 cmH$_2$O に減少している。このような電気刺激による効果に伴って，いずれの2症例でも尿失禁が改善し，留置カテーテルから間歇自己導尿による排尿管理に移行することができた。

このような表面式あるいは経皮的埋込み電極式の仙骨神経刺激は，いずれも陰部神経 gIa 線維の興奮をもたらし，自律神経を介して排尿障害改善効果をもたらすものであるが，このような求心性効果は刺激開始後比較的短期間に現れることが多く，早いものでは2，3日以内，遅いものでも3週間以内には頻尿，尿失禁の消失や改善が認めら

図12 長期 ssTES の尿流量動態的変化

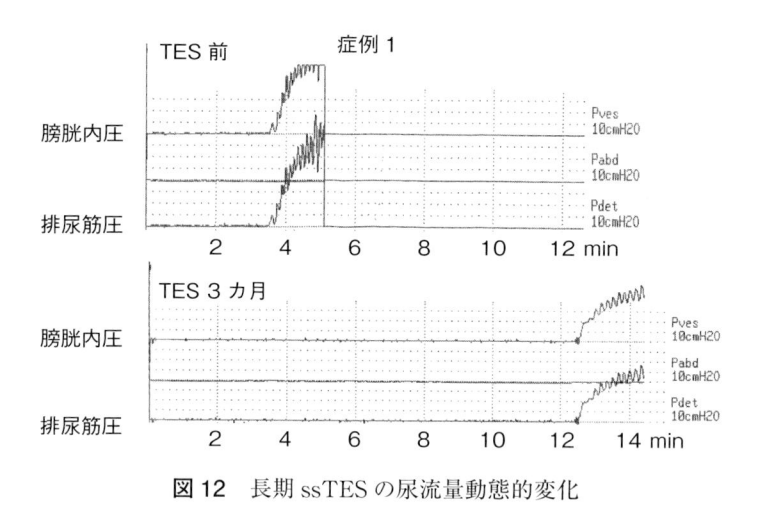

表 経皮的埋込み電極による仙骨神経刺激の効果

症例	神経因性膀胱	膀胱容量(ml) 前	膀胱容量(ml) 後	自律神経過反射 前	自律神経過反射 後	排尿管理 前	排尿管理 後	仙骨神経刺激効果
1	頸髄損傷 C6 四肢麻痺	排尿筋過活動 +DSD	140	290	++	±	留置カテーテル	間歇自己導尿	著効
2	頸髄損傷 C7 四肢麻痺	排尿筋過活動 +DSD	100	240	++	±	留置カテーテル	間歇自己導尿	有効

れている。また，時にきわめて劇的な効果がみられることもある。著者の経験では，数年以上（最長30年）切迫性尿失禁で悩んできた患者で，薬物療法などいかなる非観血的治療を試しても無効であったものが，2, 3日以内あるいは1回の電気刺激で尿失禁が著明に改善もしくは完全に消失する結果が数症例で得られている。

このように，仙骨神経への電気刺激は骨盤内臓の機能障害に対してきわめて有効な手段であり，副作用もほとんどなく安全であるため，臨床の場において是非とも試みていただきたい治療法である。

― おわりに ―

医療の現場において治療器としての電気刺激は，心臓ペースメーカを除き，決して主流となりうるものではなく脇役的な存在であったといえよう。しかし，近年のFESやニューロモジュレーション領域の研究の進展に伴って，電気刺激は臨床全科にわたり適用できる新しい治療法のひとつとして驚異的な発展をしてきている。すなわち，心臓ペースメーカを嚆矢とする失われた生体機能を制御するFESは，最近では脊髄損傷などで麻痺した手足の制御や人工内耳，人工網膜などの感覚補綴に応用されてきている。一方，疼痛治療に代表される古典的な治療手法としての電気刺激は，脳や脊髄に埋込み可能な素子の開発によりその応用範囲は大きく広がり，従来，薬物療法のみしか有効でなかった疾病治療に新たな展開を見せ始めている。例えば，脳深部刺激（deep brain stimulation：DBS）によるパーキンソン病や舞踏病などの治療，脊髄刺激による疼痛治療，狭心症・喘息治療，迷走神経刺激によるてんかん治療などが挙げられる。

このような電気刺激治療の発展は，電気刺激機器産業の発展と密接に関連している。欧米各国では，産学官が連携して完全埋込み式の電気刺激治療器の開発を進めるとともに，次世代の大型産業ととらえ膨大な資本投資が行われ始めている。しかしながら，わが国においては，埋込み型電気刺激装置を研究開発する研究レベルも技術レベルも世界をリードできるほど高いにもかかわらず，実用化，産業化という点からとらえると，少なく見積もっても10年以上欧米に水をあけられているといっても過言ではない。電気刺激治療産業は，製薬産業に匹敵する新たな巨大産業を生み出す可能性を高く秘めている。それだけに，わが国がこの領域において後塵を拝することがないようにするためにも，産学官が連携して電気刺激治療機器の研究開発を積極的に進め産業化を図ることが緊急の課題である。

【参考文献】

1) Weiland JD, Greenberg RJ, Thyerlei D, et al. Clinical trial of prototype Retinal Prosthesis. 10th Ann Conf Int FES Soc. 2005 ; 67-9.
2) Takahashi T, Nakano E, Handa Y, et al. FES cycling chair for the lower limbs disabled people with electric motor power assist. 9th Ann Conf Int FES Soc. 2004 ; 247-9.
3) 中川晴夫, 浪間孝重, 横塚美恵子ほか. 仙骨部表面治療的電気刺激による排尿障害治療. 泌尿器外科 2005 ; 18 : 17-22.
4) Ogura T, Murakami T, Handa Y, et al. Magnetic resonance imaging of morphological and functional changes induced bay sacral surface electrical stimulation. Tohoku J Exp Med 2006 ; 208 : 65-73.
5) Yokozuka M, Namima T, Handa Y, et al. Effects and indications of sacral surface therapeutic electrical stimulation in refractory urinary incontinence. Clin Rehabil 2004 ; 18 : 899-907.
6) 石井延久. FES療法の尿失禁への応用. モダンフィジッシャン 1992 ; 12 : 40-2.

半田　康延, 関　　和則, 小倉　隆英
村上　　節, 浪間　孝重, 中川　晴夫
荒井　陽一, 高橋　隆行

XVI-3 大脳皮質運動野刺激

― はじめに ―

　求心路遮断性疼痛には，脳卒中後疼痛，脊髄損傷後疼痛などの中枢性のものと，幻肢痛，複合性局所疼痛症候群（complex regional pain syndrome：CRPS）などの末梢性のものとが存在し，有効な薬物はあまり存在せず，慢性難治性疼痛に移行することがある．大脳皮質運動野電気刺激療法（motor cortex stimulatiom：MCS）が脳卒中後疼痛に対して有効であることが見い出されてから，中枢，末梢を問わず各種求心路遮断性疼痛に成功例が見い出されている[1)〜6)]．

　MCSは疼痛を除去するわけではなく，あくまで緩和させる治療であるが，慢性難治性疼痛患者においては，疼痛が50％しか減弱しなくてもQOLは向上する．われわれは中枢性だけではなく，末梢性の求心路遮断性疼痛にもMCSを施行しており，求心路遮断性疼痛全般に対するMCSの有効性について述べたい．

I 大脳皮質運動野電気刺激療法の歴史

　坪川ら[1)]は1991年，硬膜外より大脳皮質を電気刺激すると中心後回よりも中心前回を刺激した際に脳卒中後疼痛が減弱することを報告した（図1）．1993年，Meyersonら[2)]は三叉神経領域の求心路遮断性疼痛に硬膜外よりの中心前回刺激術が有効であることを報告した．その後，幻肢痛[3)]，腕神経叢損傷後疼痛[4)]，CRPS[5)]，脊髄損傷後疼痛[6)]での成功例が報告されている．

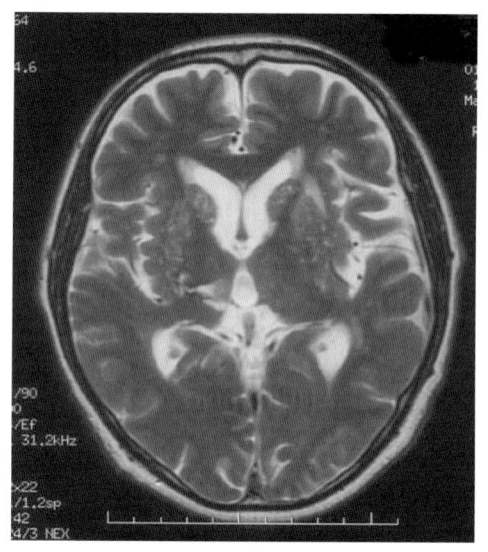

図1　典型的な視床出血後疼痛の患者のT2強調MRI画像

II 手術手技

　一般的には局所麻酔下で小型の開頭を設け，4極電極を硬膜外腔に挿入し，体性感覚誘発電位（somatosensory evoked potential：SEP）を測定し，中心溝の位置を確認する．Penfield's homunculusに基づいて，疼痛部位に対応した運動領域を硬膜外より刺激するのが一般的で，テスト刺激を行い，除痛の有無を観察しながらもっとも良好な箇所に電極を留置する．病棟でテスト刺激を繰り返し患者が満足すれば，全身麻酔下で刺激装置を皮下に埋め込む方法がとられる．

　筆者らは2004年から，ナビゲーションガイドによる高頻度経頭蓋磁気刺激療法（repetitive

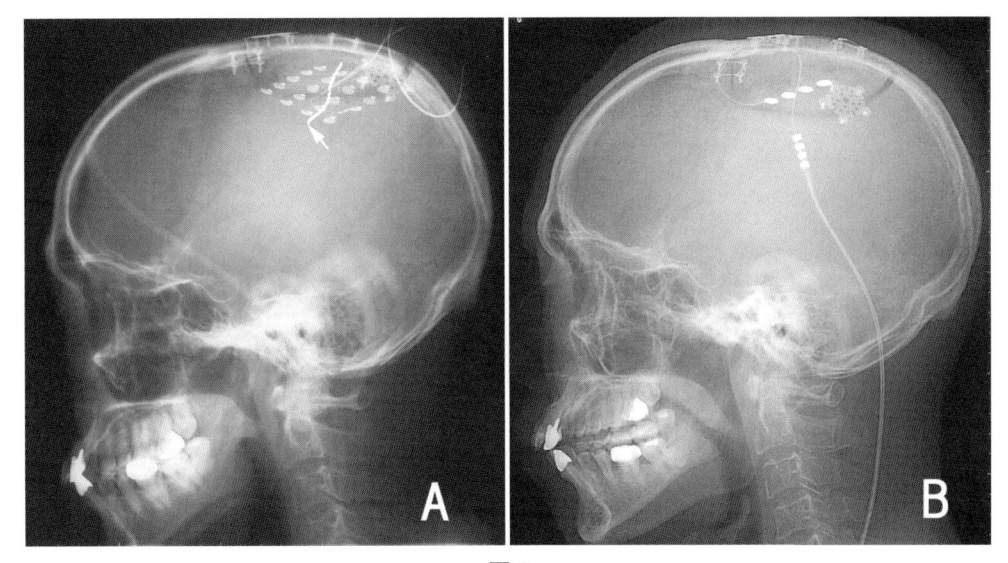

図2
A：試験刺激用の20極グリッド電極を脳表に留置した術後頭部単純X線写真：矢印は感覚誘発電位で推定された正中溝
B：もっとも除痛効果のあった部位に，慢性刺激電極を埋め込んだあとの頭部単純X線写真

transcranial magnetic stimulation：rTMS）の治験を開始しており，rTMSによる一次運動野刺激が有効な症例に強く電気刺激療法を勧めている。rTMSによって疼痛の減弱が見られるケースでは，電気刺激にも良好な反応性が見られている。

筆者らの術式は，全身麻酔下で中心溝上に開頭を行い，硬膜下でSEP測定を行い，機能的中心溝を確認して，中心溝上に硬膜下グリッド電極を留置している。手，顔の疼痛の場合には中心溝を剝離して，中心溝内にも4極電極を留置しているが，理由は後述する。術後，病棟で試験刺激による除痛効果の得られる刺激部位を検討し，再度，全身麻酔下でもっとも効果の得られる部位に4極電極を留置し，前胸部皮下に刺激装置を留置している（図2）。

中心溝内に電極を挿入する理由であるが，ヒト大脳皮質の細胞構築を見てみると，一次運動野は中心溝内に主要部分が隠れている（図3）。本来，大脳一次運動野刺激が有効な治療であるならば，一次運動野を適切に刺激できていなかったことが不満足な治療成績につながっていた可能性があ

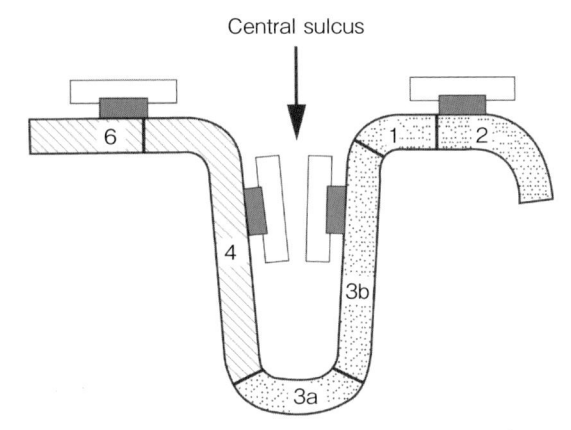

図3 ヒトでは，特に手，顔の領域の一次運動野（area 4）を刺激しようとすると，中心溝内に電極を留置することが必要であると思われる。

る。硬膜下脳表電極による刺激も硬膜外刺激に比較して，格段に成績を向上させるものでないことよりも，中心溝内よりの大脳皮質刺激が必要ではないかと考えた。これまでに12症例の中心溝内での一次運動野刺激を施行した。中心溝を剝離することで，一時的に疼痛緩和が得られることがあり，長期のものでは6カ月にも及んだ。術後，一時的な麻痺，しびれが生じたことがあるが，恒久

的障害となったことはない。一次運動野が除痛に最適な刺激部位であると考え，特に手，顔の疼痛に対して中心溝内にも電極を埋めている。足の運動をつかさどる一次運動野は中心溝が浅く，半球間裂に入っているので，脳表から刺激している。

よく，硬膜外刺激で効果は十分得られる，硬膜下および中心溝内からの刺激は侵襲が大きすぎるとの意見を耳にする。実際の電極間の電流の流れ，大脳皮質に生じる神経細胞の興奮は不明な点が多く，患者選択が適切であれば，一次運動野を適切に刺激することで除痛は必ず得られると考えられるので，より直接的な硬膜下，中心溝内刺激が必要ではないかと考えている。

III 大脳皮質運動野電気刺激療法の有効性

すでに述べたように2004年からはrTMSを施行して，rTMSが有効な症例に強くMCSを勧めているため，有効率の検証はできないと考えられる。rTMSの有効率は約半数であるが，脳卒中後疼痛よりも脊髄原性または末梢性疼痛のほうが有効率が高いような印象を受ける。それは，脳に器質的病変がないのであれば，かなり高い確率で一次運動野刺激で除痛が得られると解釈している。rTMS導入前の結果では，硬膜下脳表刺激，中心溝内刺激を合わせて，著効症例（MCSで痛みが20%以下になる）は約25%，少しでも改善したもの（MCSで痛みが80%以下になる）までを有効と考えれば，有効率は75%であった[7]。片山ら[8]の報告は，脳卒中後疼痛に限られるが，運動麻痺の軽い症例では73%の有効率で，感覚障害の程度，状態には依存しないと報告している。主な硬膜外大脳刺激の報告をまとめてみると，おおむね有効率は約50%と考えられる。症例によって，経時的に除痛効果が低下するケースがあるが，理由は不明である。

薬効能試験（drug challenge tests：DCT）とMCSの有効性の相関を調べた報告があるが，チオペンタール，ケタミンが有効で，モルヒネに不応な症例にMCSの成功が見込めるとの報告[9]がある。筆者のDCTは前述のDCTと方法が異なるが，ケタミンの有効性とMCSの有効性の間にもっとも相関が見込めそうで，チオペンタールが2番目である。モルヒネ有効症例が全体の約半数存在するが，MCSの有効性との間に相関は見込めそうもない。結局，DCTでMCSの適応を決めることは難しいと考えられる。

IV ナビゲーションガイド反復的経頭蓋磁気刺激療法（rTMS）

筆者らは大阪大学附属病院としての臨床治験，未来医療プロジェクト「ナビゲーション・ガイド反復的経頭蓋磁気刺激療法による薬剤耐性の求心路遮断痛に対する治療」を行っている（図4）。

TMSの場合，大脳皮質に対する刺激の深達度および範囲がどの程度であるかの詳細は不明であるが，最近のコンピュータシミュレーションの結果では8の字コイルによる脳刺激はかなり限局された刺激範囲であり，ナビゲーションガイドによって5mm以内の正確さで刺激できると考えられる[10]。

筆者らは予備臨床試験として20症例に施行して10症例に有効性を認めた。中心前回（一次運動野），中心後回（一次感覚野），前運動野，補足運動野を8の字コイルで刺激した結果，中心前回刺激のみが除痛に有効であることが示された[11]。rTMS有効7症例にMCS施行したところ6症例有効で，rTMS無効1症例にMCS施行したところ無効であった。すでに報告[12]があるが，rTMSによりMCSの有効性判断が可能となるであろう。

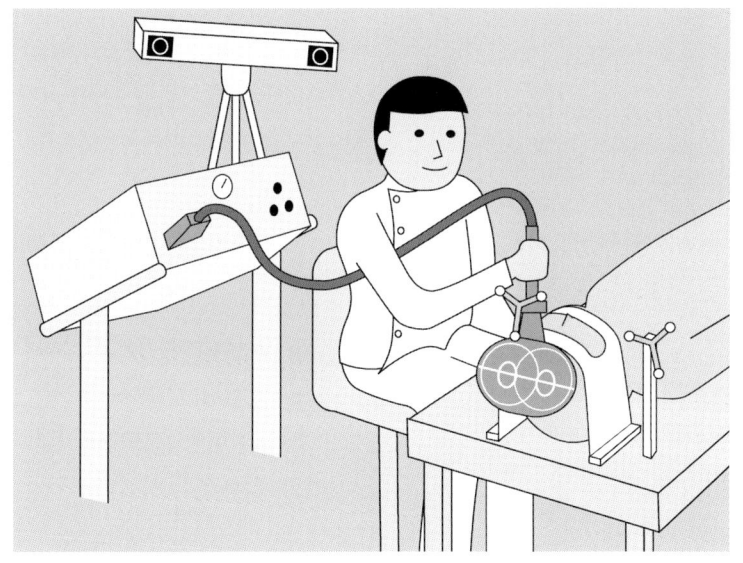

図4　ナビゲーションガイド経頭蓋磁気刺激療法のシェーマ

V 大脳皮質運動野電気刺激療法による除痛効果のメカニズム

　MCSによる除痛効果のメカニズムとして，坪川らは脊髄後索-内側毛帯系が脊髄視床路系をさまざまなレベルで抑制性の調節を行っていると推測し，求心路遮断された脊髄視床路よりも上位で，脊髄後索―内側毛帯系を活性化させることで，除痛が得られるのであろうと考えたが，MCSが視床皮質投射ニューロンのさらに上位を刺激していることになるのかどうかは仮説の域を出ない。

　筆者らは，$H_2^{15}O$によるPET activation studyによってMCSによる除痛メカニズムの解析を行っている[12]。他施設も含めて大脳皮質刺激により，視床，前帯状回，前頭葉底部，脳幹に除痛後，局所脳血流の増加，つまり神経活動の高揚が観察されている。一次運動野，一次感覚野の血流増加の報告は見られない。よって，MCSによる除痛効果は，視床，脳幹，前頭葉および前帯状回の神経活動の高揚による複合的なメカニズムが推測されている[12)13]。

VI 不随意運動症治療の可能性

　パーキンソン病で脳深部刺激術が適さない重度の本疾患に対してMCSを試みた論文があるが，症例によっては有効である[15]。

【参考文献】

1) Tsubokawa T, Katayama Y, Yamamoto T, et al. Chronic motor cortex stimulation in patients with thalamic pain. J Neurosurg 1993 ; 78 : 393-401.
2) Meyerson BA, Lindblom U, Linderoth B, et al. Motor cortex stimulation as treatment of trigeminal neuropathic pain. Acta Neurochir 1993 ; 58 suppl : 150-3.
3) Saitoh Y, Shibata M, Sanada H, et al. Motor cortex stimulation for phantom limb pain. Lancet 1999 ; 353 : 212.
4) Saitoh Y, Shibata M, Hirano S, et al. Motor cortex stimulation for the central pain and the peripheral deafferentation pain. J Neurosurg 2000 ; 92 : 150-5.
5) Son BC, Kim MC, Moon DE, et al. Motor cortex stimulation in a patient with intractable complex regional pain syndrome type II with hemibody involvement. J Neurosurg 2003 ; 98 : 175-9.
6) Tani N, Saitoh Y, Hirata M, et al. Bilateral cortical stimulation for deafferentation pain after spinal cord injury. J Neurosurg : 2004 ; 101 : 687-9.

7) Saitoh Y, Hirano S, Kato A, et al. Motor cortex stimulation for the deafferentation pain. Acta Neurochir Suppl 2003 ; 87 : 149-52.

8) Katayama Y, Fukaya C, Yamamoto T. Poststroke pain control by chronic motor cortex stimulation : neurologic characteristics predicting a favorable response. J Neurosurg 1998 ; 89 : 585-91.

9) Yamamoto T, Katayama Y, Hirayama T, et al. Pharmacological classification of central post-stroke pain : comparison with the results of chronic motor cortex stimulation therapy. Pain 1997 ; 72 : 5-12.

10) Sekino M, Ueno S. FEM-based determination of optimum current distribution in transcranial magnetic stimulation as an alternative to electroconvulsive therapy. IEEE Trans Magn 2004 ; 40 : 2167-9.

11) Hirayama A, Saitoh Y, Kishima H, et al. Reduction of intractable deafferentation pain with navigation-guided repetitive transcranial magnetic stimulation (rTMS) of the primary motor cortex. Pain 2006 ; 122 : 22-7.

12) Saitoh Y, Hirayama A, Kishima H, et al. Stimulation of primary motor cortex for intractable deafferentation pain. Acta Neurochir Suppl 2006 ; 99 : 57-9.

13) Saitoh Y, Osaki Y, Nishimura H, et al. Increased regional cerebral blood flow in the contralateral thalamus after successful motor cortex stimulation in a patient with poststroke pain. J Neurosurg 2004 ; 100 : 935-9.

14) Peyron R, Garcia-Larrea L, Deiber MP, et al. Electrical stimulation of precentral cortical area in the treatment of central pain : electrophysiological and PET study. Pain 1995 ; 62 : 275-86.

15) Pagni CA, Zeme S, Zenga F, et al. Extradural motor cortex stimulation in advanced Parkinson's disease : The turin experience : Technical case report. Neurosurgery 2005 ; 57 suppl : E402.

齋藤　洋一

XVI-4 脳深部刺激

― はじめに ―

脳深部刺激療法（deep brain stimulation：DBS）は，疼痛[1,2]，意識障害[3]，不随意運動[4,5]の治療に応用されてきた。また，本邦では疼痛と不随意運動に対する保険の適応が認められている。最近になって国外では，うつ病や脅迫神経症などの精神疾患や癲癇に対する脳深部刺激療法が試みられようになったが，その効果はいまだ確定していない。本項では脳深部刺激療法の方法ならびに疼痛，不随意運動，意識障害の治療への応用と，脊髄刺激との比較について述べる。

I 手術方法

1 DBSにおける頭位と穿頭部位

筆者らは穿頭後に頭蓋内へ空気が流入するのを防ぐために，頭部の挙上を25〜30度に制限している。また，髄液の流出を防ぐためには穿頭部が前方に位置するほど有利であり，穿頭孔はブレグマの約35 mm前方に作製している。この方法ではbrain shiftを軽減するのみではなく，前交連（anterior commissure：AC）-後交連（posterior commissure：PC）lineに対して約45度の角度で電極を挿入することが可能で，視床下核（subthalamic nucleus：STN）刺激ではForelのH野（Forel H2），不確帯（zona incerta），STNを同時に刺激することができるので，ジスキネジアや振戦にも優れた効果を発揮することができる[6]。また視床の手術においても，この角度でDBS電極を刺入すると，視床Vim核，Vop核，Voa核を含めた広範な領域をカバーすることができるので，パーキンソン病のみならず本態性振戦や脳卒中後振戦の治療にも有効である[7]。

DBSで刺激電極を頭蓋骨に固定する方法としては，Medtronic社製のburr-hole ringとburr-hole capを用いると，電極の固定が容易で電極を損傷することもない。しかし，burr-hole ringとburr-hole cap部の頭皮が膨隆することから，dual-floor burr-hole methodを開発した。これは直径15 mmの穿頭孔を作製し，穿頭孔の辺縁の骨をさらに4 mm幅，4 mmの深さで階段状に削る方法であり，burr-hole ringとburr-hole cap部の頭皮の膨隆を防ぐことができる[8]。

2 画像誘導装置を用いた手術法

画像誘導装置を用いる方法では，脳室造影を用いる方法と異なり，手術フレームに固定した頭位のずれを正確に補正して手術を行うことができる。また，脳室穿刺による合併症や造影剤による頭痛，発熱などの心配もない。筆者らの用いている方法は，頭部に定位脳手術装置を装着後，T1強調画像を1 mmスライス幅として160枚をwhole brainで撮像し，手術室の画像誘導装置（SurgiPlan）で再構築したMRI画像上でAC-PC lineを決定する（図1）。また，刺激点の座標を入力することによって，定位脳手術装置上の座標が決定される。さらに，ブレインアトラスソフトウエア（AtlasSpace）を用いると，個々の症例

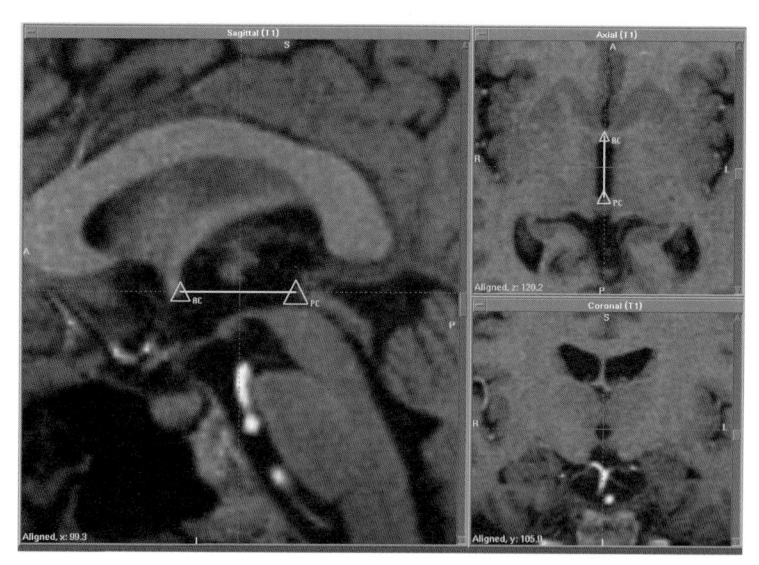

図1 サージプラン上で決定した AC-PC line
三角の位置が前交連（AC）と後交連（PC）

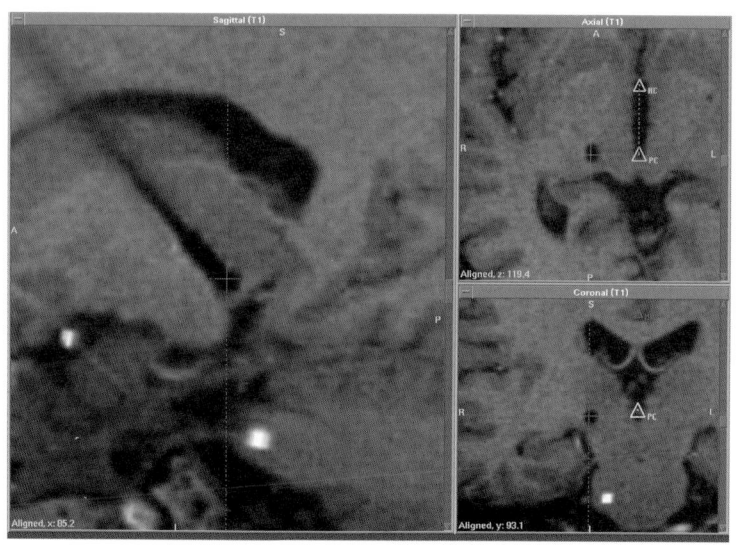

図2 脳深部刺激電極挿入術直後の MRI
電極のアーチファクトと AC-PC line の距離を計測することによって，正確な電極の位置を確定できる。
左：sagittal，右上：axial，右下：coronal

の MRI 画像と標準脳図譜（Schaltenbrand & Wahren atlas）の 3D マッチングを行うことができるので，電極挿入の経路をアトラス上で確認することができる。さらに STN の同定に際しては，神経生理学的方法によるマッピングが重要であり，微小電極を用いた single-unit 記録あるいは準微小電極を用いた multi-unit 記録を目的によって選択している。

電極挿入後，定位脳手術のフレームを装着したまま MRI を撮像し，サージプラン上で画像の再構成を行うことによって，正確な電極の留置部位を確認することができる（図2）。

II 不随意運動に対する DBS

1 パーキンソン病

　STN 刺激は，振戦，筋強剛，寡動に高い効果を示し，歩行障害，姿勢不安定，すくみ足などの正中症状の改善効果も認められる。さらに特筆すべきは，STN 刺激によって DOPA の必要量を著しく減らすことができる事実であり，DOPA 誘発性ジスキネジアも改善することができる[9)10)]。淡蒼球内節（GPi）刺激は，DOPA 誘発性ジスキネジアに高い効果を示し，振戦，筋強剛，寡動，正中症状についても STN 刺激に近い効果が報告されているが，STN 刺激のように DOPA の必要量を大量に減らすことはできない。

　これまでの欧米の報告では，STN-DBS はパーキンソン病の症状全般を改善するが，1日の中で著しい変動を見せる運動機能のベストの状態（on stage）をさらに改善させるものではなく，wearing-off 現象などで運動機能のワーストの状態（off stage）を改善することによって，症状の日内変動を減少させる効果が強調されている。

　筆者らは 300 症例以上の STN-DBS を経験しているが，追跡期間が 12 カ月以上になった症例で，入院によるブラインド評価〔評価者に刺激の on/off を知らせずに Unified Parkinson's Disease Rating Scale（UPDRS）を記録する〕を行うことができた 65 症例での検討では，術前の DOPA 相当投与量が 574±337 mg/day と欧米に比較して著しく低値であった。この理由としては，①人種の違い，②嘔気や精神症状の出現のために十分量の DOPA を服用できない症例が数多く含まれている，③本邦でよく使用されている MAO-B inhibitor（セレギリン）が DOPA 相当投与量の中に含まれていない，などが原因と考えられた。STN-DBS の効果としては，副作用のために DOPA 投与量が submaximal となってしまう症例が多く含まれるのが理由として考えられるが，個々の症例における best medication の状態でも，UPDRS の運動スコアーが off stage で 46％改善し，on stage でも 35％改善した。

　これらの結果を総合すると，DOPA 反応性の認められるパーキンソン病の中で，① wearing-off 現象による著明な motor fluctuation を示す症例，② DOPA 誘発性ジスキネジアのため薬物療法に制限のある症例，あるいは③ DOPA 誘発性ジスキネジア以外の副作用のために薬物療法に制限のある症例が，STN-DBS のもっとも良い適応と考えられる。その一方で，DOPA 反応性の乏しくなった進行症例では，DBS の適応に限界があるものと推定される。

2 ジストニア

　ジストニアは，確実な効果が期待できる薬物療法のない不随意運動症であるが，GPi-DBS によって劇的な効果を呈する症例が数多く報告されている。パーキンソン病に伴う dystonic dyskinesia に対して GPi 刺激が有効であることから，ジストニアに対しても同様の治療が試みられるようになった[11)]。二次性のものに比較すると原発性のものに著効症例が多く，全身性のジストニアには GPi-DBS，書痙などの局所性ジストニアには視床刺激が選択されることが多い。

3 振戦

　振戦を呈する疾患としては，パーキンソン病，本態性振戦，脳卒中後振戦などが DBS の対象となる。パーキンソン病に対する STN-DBS は，振戦，固縮，無動のいずれにも有効であるが，視

(A)

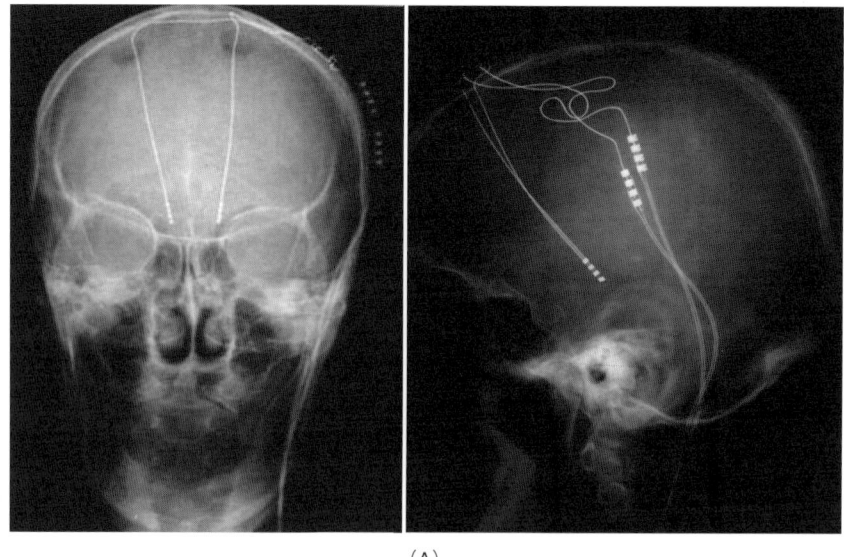

(B)

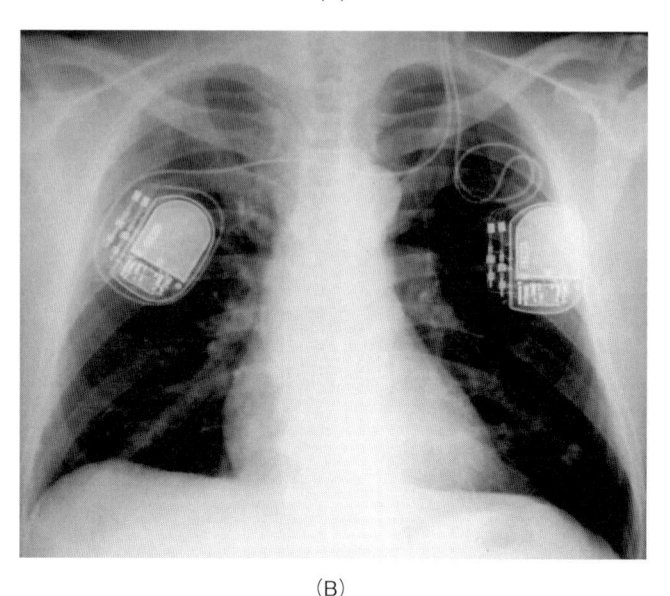

図3 両側の視床下核内に植込んだ慢性刺激電極（A）と前胸部皮下の慢性刺激装置（B）

床下核のみならず視床下核の上を通過する pallidothalamic fiber や dentatethalamic fiber の刺激が振戦の抑制に特に有効である。パーキンソン病では最初の症状が振戦であっても，経過によって他の症状が加わってくるため，視床刺激ではなく STN-DBS が最初から選択されることが多い（図3）。本態性振戦や脳卒中後振戦では視床刺激が選択されるが，視床 Vim 核のみならず視床 Vop 核，Voa 核を含めた刺激が有効であり，2本の DBS 電極を1側の視床に刺入し，同時に刺激を行う dual-lead stimulation 法も開発されている[12]。

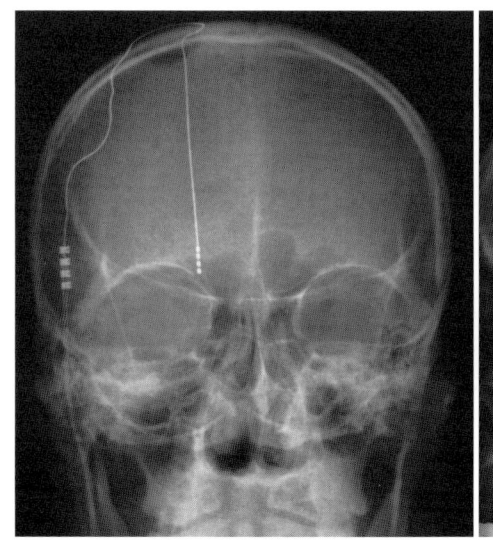

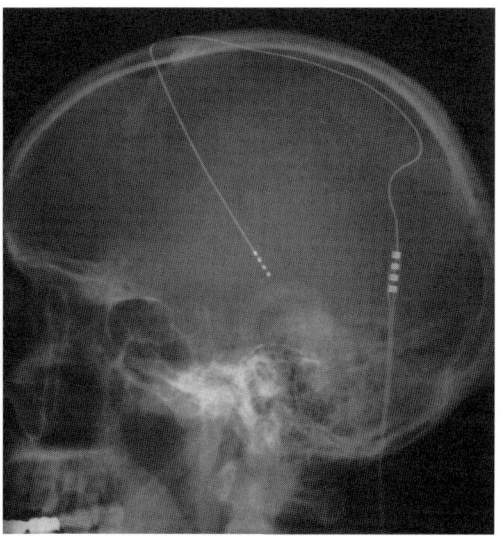

図4　視床知覚中継核に植込んだ慢性刺激電極

III 疼痛疾患に対するDBS

1 痛みの分類

　疼痛の治療を目的とした脳神経外科的方法としては，痛覚伝導路の破壊術，痛み抑制系の刺激療法，疼痛を惹起する原因疾患に対する治療に分けられる。痛覚伝導路を破壊する方法は，主として癌性疼痛など，痛覚伝達系に過剰な信号が送られることによって出現する疼痛，すなわち侵害受容性疼痛（nociceptive pain）の治療に用いられてきた。しかし，経口モルヒネ療法の開発や神経ブロック療法の進歩によって，nociceptive painの治療を目的とした神経伝導路の破壊術の頻度は激減している。一方，幻肢痛，腕神経叢の引き抜き損傷など，体性感覚系の求心路が損傷を受けたあとに二次的に出現する疼痛，すなわち求心路遮断性疼痛（deafferentation pain）に対してはモルヒネや神経ブロックが無効であることが多いので，脊髄後根進入部（dorsal root entry zone：DREZ）破壊術をはじめとする神経破壊術が選択されることがある[13]。しかし，痛覚伝導路を破壊する方法では，結果的に二次的なdeafferentation painを出現させる可能性があり，脊髄後根進入部破壊術もこの例外ではない。

2 視床知覚中継核（Vc核）刺激

　疼痛に対するDBSとしては，末梢神経に損傷を有する求心路遮断性疼痛が良い適応となる。定位脳手術装置を用いて局所麻酔下に刺激電極を視床Vc核に挿入し，疼痛部位に一致して，刺激によるparesthesiaが得られる部位に電極を留置する[1)2)]（図4）。脊髄刺激に比較して，半身ではあるが広範囲にparesthesiaを誘発できること，運動反応を誘発しにくい，などの特徴がある。さらに脊髄刺激で無効症例が多いと報告されている断端痛，幻肢痛などにおいて特に有効であり，筆者らの経験では約85％の症例で効果が得られている。幻肢痛や断端痛など末梢神経のdeafferentationが原因となる疼痛では，その疼痛の発現機序において，脊髄後角内で認められる異常ニューロン活動が重要な役割を担っていることが報告されてい

る。また，このような異常ニューロン活動の部位よりも中枢側の刺激が有効であることも報告されており，脊髄刺激と視床VPL核刺激では異なった除痛機構が存在するものと考えられている。

さらに視床痛などの中枢性 deafferentation pain には，大脳皮質運動野刺激を施行している。しかし，有効率は40〜50％[14]で，末梢性の deafferentation pain に対する視床Vc核刺激ほどの効果は得られない。ドラッグチャレンジテストによって，末梢性の deafferentation pain ではほとんどの症例がケタミン陽性であるのに比較して，中枢性 deafferentation pain ではケタミン陽性であるのは約半数のみであり，中枢性疼痛の原因の多様性と治療の困難性を表しているものと考えられる[15]。

IV 意識障害に対する DBS

Multi-Society Task Force on PVS (1994)[16][17] の criteria に一致する植物状態(vegetative state：VS) の21症例を対象として，DBSの効果について検討した。各症例とも脳損傷後3カ月の時点で神経学的評価ならびに電気生理学的評価を行い，その後に意識レベルの改善を目的としたDBSを施行し，10年以上の長期フォローアップを行った症例である。原因疾患は，頭部外傷9症例，脳血管障害9症例，低酸素脳症3症例であった。

電気生理学的評価法としては，聴性脳幹反応 (auditory brain stem response：ABR)，体性感覚誘発電位 (somatosensory evoked potential：SEP)，脳波連続周波数分析[10]〜[12]，pain-related P250[4][5] (痛み関連電位) を記録した。刺激は中脳網様体刺激を2症例に，視床正中中心核 (CM-pf complex) 刺激を19症例に施行した。刺激強度は各症例の覚醒反応の認められる最低強度とし，刺激幅150〜210μsec，刺激頻度15〜25Hzを用いた。日中は2時間間隔で持続的に30分間の刺激を行い，夜間は休止した。

もっとも顕著に認められる反応は覚醒反応で，刺激開始直後から開眼し，脳波の脱同期化が認められる。眼裂を開大し，瞳孔の拡張，舌を緊張させ，唸り声を出す症例も存在した。また，このような覚醒反応は，広範に脳血流の増大をもたらすこともポジトロン断層撮影 (positron emission tomography：PET)，単光子放出型コンピュータ断層撮影 (single photon emission tomography：SPECT) で確認された。

21症例中8症例がVSから脱却し，なんらかの方法で意志の疎通性が図れるまでに回復した。VSからの脱却症例では刺激開始後3〜6カ月程度で効果が出現し，効果判定には最低12カ月のフォローアップを必要とした。しかし，8症例中7症例はVSから脱却しても長期にわたってベット上生活の状態で，自宅での生活は困難であった。この8症例は脳波連続周波数分析で slight desynchronization pattern あるいは desynchronization pattern を呈し，潜時が遅延しても ABR の V 波，SEP の N20 を認め，pain-related P250 が 7μV 以上で記録された症例であった。

視床 CM-pf complex は脳幹からの広範投射系としての機能のみならず，視床と大脳皮質との間の反響回路のセンターとしての機能も重要であることが報告[1][3][6]されており，VSの治療を目的とした刺激部位として選択した。

自然回復が困難でもDBSなどによってVSから脱却可能な症例が数多く存在することが推定される。しかし，VSから脱却してもベット上生活の症例が大部分であり，早期から運動機能の改善を目的とした特殊なリハビリテーションを開始する必要がある[18]。

最近では，持続的ではないが明らかな意志の疎通性を確認できる状態が minimally conscious

state (MCS) として報告[19]され，MCSの概念が広く用いられるようになった．筆者らは，これまで原則としてMCSに対しては脊髄刺激，VSに対してはDBSを選択してきたが，MCS症例に対してDBSを施行した症例での効果は，VS症例に比較して明らかに運動機能予後が良好であった．また，MCSに対するDBSと脊髄電気刺激療法は有効症例が多く，大多数がベット上の生活から回復して，自宅での有意義な生活が可能となっている．ただし，MCS症例では脳損傷後2～3カ月で劇的な自然回復を呈する症例が認められるので，治療効果を客観的に評価するためにはVSと同様に最低3カ月間の観察の後，手術適応を決定する必要がある．

【参考文献】

1) Mazars GJ. Intermittent stimulation of nucleus ventralis posterolateralis for intractable pain. Surg Neurol 1975 ; 4 : 93-5.
2) Tsubokawa T, Katayama Y, Yamamoto T, et al. Deafferentation pain and stimulation of thalamic sensory relay nucleus : clinical and experimental study. Appl Neurophysiol 1985 ; 48 : 166-71.
3) Tsubokawa T, Yamamoto T, Katayama Y, et al. Deep-brain stimulation in a persistent vegetative state : follow-up results and criteria for selection of candidates. Brain Injury 1990 ; 4 : 315-27.
4) Blond S, Siegfried J. Thalamic stimulation for the treatment of tremor and other movement disorders. Acta Neurochir Suppl 1991 ; 52 : 109-11.
5) Benabid AL, Pollak P, Gao D, et al. Chronic electrical stimulation of the ventralis intermedius nucleus of the thalamus as a treatment of movement disorders. J Neurosurg 1996 ; 84 : 203-14.
6) Katayama Y, Kasai M, Oshima H, et al. Subthalamic nucleus stimulation for Parkinson disease : Benefits observed in levodopa-intolerant patients. J Neurosurg 2001 ; 95 : 213-21.
7) Yamamoto T, Katayama Y, Kano T, et al. Deep brain stimulation for the treatment of parkinsonian, essential, and post-stroke tremor : a suitable stimulation method and changes in stimulation effective intensity. J Neurosurg 2004 ; 101 : 201-9.
8) Yamamoto T, Katayama Y, Kobayashi K, et al. Dual-floor burr hole adjusted to burr-hole ring and cap for implantation of stimulating electrodes. J Neurosurg 2003 ; 99 : 783-4.
9) Limousin P, Krack P, Pollak P, et al. Electrical stimulation of the subthalamic nucleus in advanced Parkinson's disease. N Engl J Med 1998 ; 339 : 1105-11.
10) Starr PA, Vitek JL, Bakay RAE. Deep brain stimulation for movement disorders. Neurosurg Clinics North Am 1998 ; 9 : 381-402.
11) Coubes P, Cif L, Fertit H, et al. Electrical stimulation of the globus pallidus internus in patients with primary generalized dystonia : long-term results. J Neurosurg 2004 ; 101 : 189-94.
12) Yamamoto T, Katayama Y, Fukaya C, et al. New method of deep brain stimulation therapy with two electrodes implanted in parallel and side by side. J Neurosurg 2001 ; 95 : 1075-8.
13) Nashold BS Jr, Ostdahl RH. Dorsal root entry zone lesions for pain relief. J Neurosurg 1979 ; 51 : 59-69.
14) Tsubokawa T, Katayama Y, Yamamoto T, et al. Chronic motor cortex stimulation in patients with thalamic pain. J Neurosurg 1993 ; 78 : 393-401.
15) Yamamoto T, Katayama Y, Hirayama T, et al. Pharmacological classification of central post-stroke pain ; Comparison with the results of chronic motor cortex stimulation therapy. Pain 1997 ; 72 : 5-12.
16) The Multi-Society Task Force on PVS. Medical aspect of the persistent vegetative state. N Engl J Med 1994 ; 330 : 1499-508.
17) The Multi-Society Task Force on PVS. Medical aspect of the persistent vegetative state. N Engl J Med 1994 ; 330 : 1572-8.
18) Yamamoto T, Katayama Y. Deep brain stimulation therapy for the vegetative state. Neuropsychological Rehabilitation 2005 ; 15 : 406-13.
19) Giacino JT, Ashwal S, Childs N, et al. The minimally conscious state : Definition and diagnostic criteria. Neurology 2002 ; 58 : 349-53.

山本　隆充，片山　容一

XVI-5 迷走神経刺激

― はじめに ―

　迷走神経刺激治療法はヒトの左頸部迷走神経を持続的に電気刺激し，主に難治性てんかんの治療に用いられている。

　1988年Penryら[1]やUthmanら[2]により迷走神経刺激が難治性てんかんの治療に初めて応用され，米国では500症例以上の治験研究を経て，1997年7月16日にFDAの認可を受けている[3,4]。すでにヨーロッパをはじめカナダ，中国，韓国でも認可が下り，本装置を用いたてんかんの治療が盛んに行われ，世界で3万症例を超えている。この治療法は，てんかん発作を完全に抑制できるものではないが，50％以上の発作頻度抑制効果は50〜60％を占め，QOLの向上からも十分な治療効果を上げている。また，従来のてんかん外科治療のように脳に直接外科的侵襲を加えるものでなく，はるかにless invasiveな外科治療として注目を集めている。

　最近では，本治療法が小児のてんかん[5-7]，うつ病[8-10]，慢性頭痛[11]，アルツハイマー病[12]，本態性振戦[13]などの治療にも拡大され，今後の治療効果が期待されている。

　しかし，わが国では1993年4月より，てんかんに対する治験を開始し，厚生省薬事の許可申請手続きが完了している[14,15]にもかかわらず，いまだに認可が下りず再申請の必要性が検討されているのが現状である。

　本項では，現在もっとも多く治療が行われているてんかんに対する本治療法を中心に述べる。

I 迷走神経刺激治療装置と装着法

1 刺激装置一式 （図1）

　迷走神経刺激に使用する装置は，Cyberonics社が開発したNeuroCybernetic Prosthesis (NCP) systemである[16]。NCP systemは，①植え込み型刺激発生装置（間欠的に電気刺激を左の頸部迷走神経に送る），②らせん状埋め込み型電極（らせん状の電極を迷走神経に巻き付け，刺激発生装置（pulse generator，以下ジェネレータとする）からの電気刺激を迷走神経に伝達する，図2-a・b），③皮下に植え込んだジェネレータの刺激条件を体外からプログラムする装置から構成されている。今日では旧型（Model 101/300）に換わって，新型（Model 102/302）が主に使用されている（図2-b）。新型NCPは，ジェネレータの電池寿命が6〜11年と延長し，従来型より厚さが33％，体積43％，重さ34％減と長寿命小型軽量化が特徴である。また，ジェネレータとリード線のコネクタは陽極，陰極を一体化したone-pin型に改善されている。さらに，programming wandとPCが小型化されハンディーで利便性の向上が図られている（図3）。

2 刺激装置の植え込み （図4）

　NCP装着の模式図を図4に示す。以下に迷走

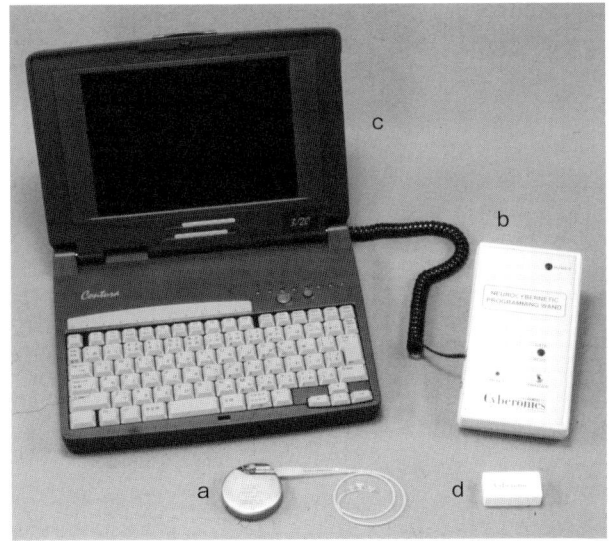

図1 迷走神経刺激装置（NCP）一式
a：刺激発生装置（pulse generator）と電極（helical electrodes），b：programming wand（旧型），c：personal computer（旧型），d．external magnet

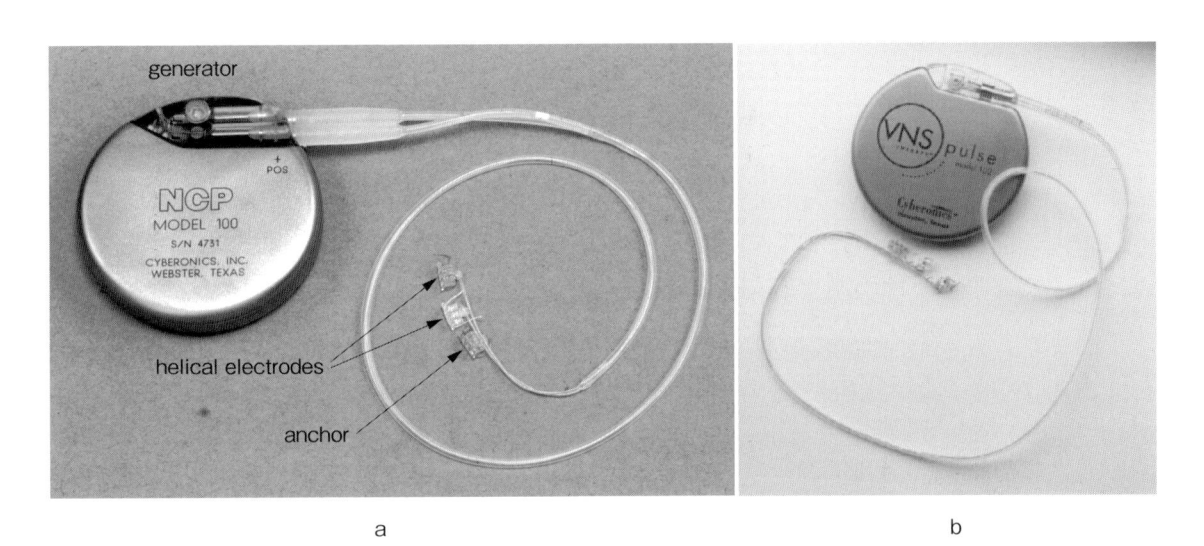

図2
a：植え込み型刺激発生装置とらせん状電極（旧型 Model 101/300）
b：新型　Model 102/302

神経刺激の装着の手順に従って説明する。本装置の植え込みは，その手技に熟達すれば比較的容易で，米国では本装置の植え込みが血管外科，麻酔科，耳鼻科の医師により，入院日数の短縮を目的に局所麻酔下に，しかも外来で行われているとの報告もある。しかし，筆者らは，より安全かつ的確な装着のためには，全身麻酔下で手術用顕微鏡を用いて電極の迷走神経への装着を行っている。手術操作は約2時間で終了できる。

1）電極装着のための皮膚切開（図5）

左胸鎖乳突筋の内側縁に沿って約7〜8cmの

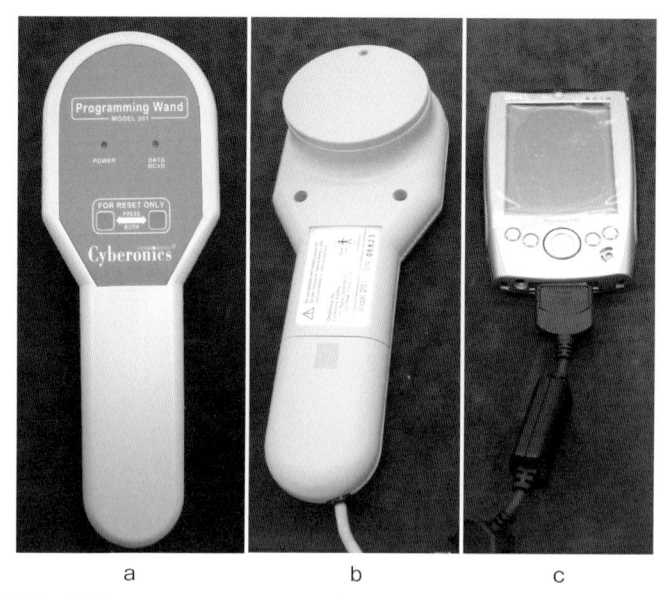

図3 新型 programming wand と mini-personal computer（PC）
a：programming 本体の表側，b：本体の裏側（この面を generator に当て使用する），c：mini-PC（刺激条件，電極抵抗，リード線の断線の有無，電池の寿命などの確認に使用）

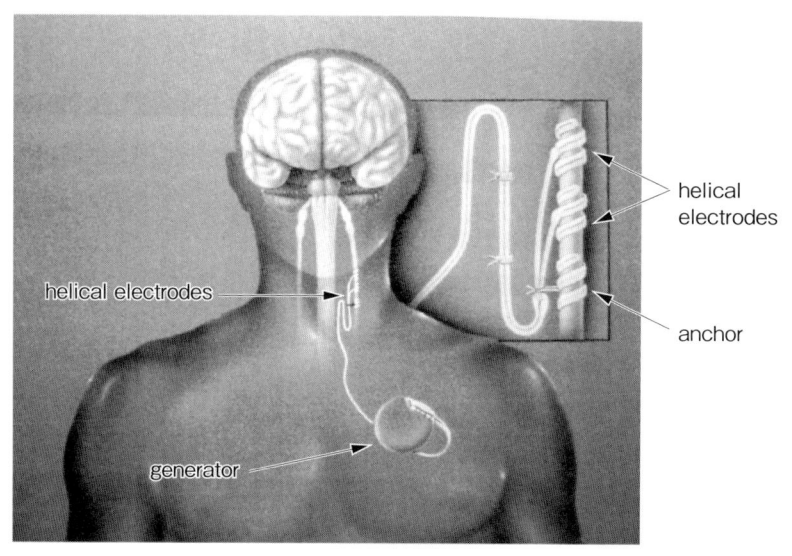

図4 NCP 装置の装着図

皮切を加えるのが一般的であるが，筆者らは，皮切の傷痕が露出するのをできるだけ避けるために，頸部の皮膚の皺に沿って横に皮切を設けている。このようにすることで皮切痕はワイシャツの襟に隠れ見えなくなる。特に，女性の美容上の問題を軽減することができる（図6-a）。次に電極とリード線を皮下に通してジェネレータと接続できるスペースを確保する。

2）ジェネレータの植え込みとリード線の接続

まず，左鎖骨下に5～6cmの皮切を加え，皮下にジェネレータを埋めるためのポケットを作

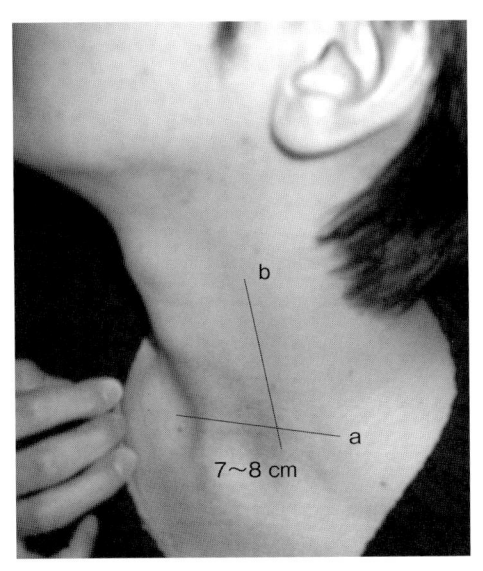

図5 電極装着のための頸部皮切部位
a：われわれの使用している横切開，b：従来の縦切開

る。女性の場合は，ジェネレータの植え込みによる乳房の変形を少なくするために，大胸筋膜と乳房脂肪組織との間にポケットを形成するようにしている。こうした配慮により，装着後の乳房の変形は少なく美容上問題はない（図6-b）。ジェネレータ用のポケットができたら，胸部の皮下を通して，リード線と電極を頸部の皮下に誘導する。この段階で電極の装着に移る。

3）迷走神経への電極の装着（図7，図8）

筆者らの横皮切でも，迷走神経の露出は少し経験があれば容易である。胸鎖乳突筋を露出し外側に圧排し，内頸動脈の拍動を確認しながらまず頸静脈を露出する。迷走神経はこの頸静脈と内頸動脈との間に位置する頸動脈鞘内に収まっている。次に，これを開放し頸動脈を剥離すると，その直下に迷走神経が見えてくる。この段階で顕微鏡下に迷走神経を傷つけないように，約3〜4cm剥

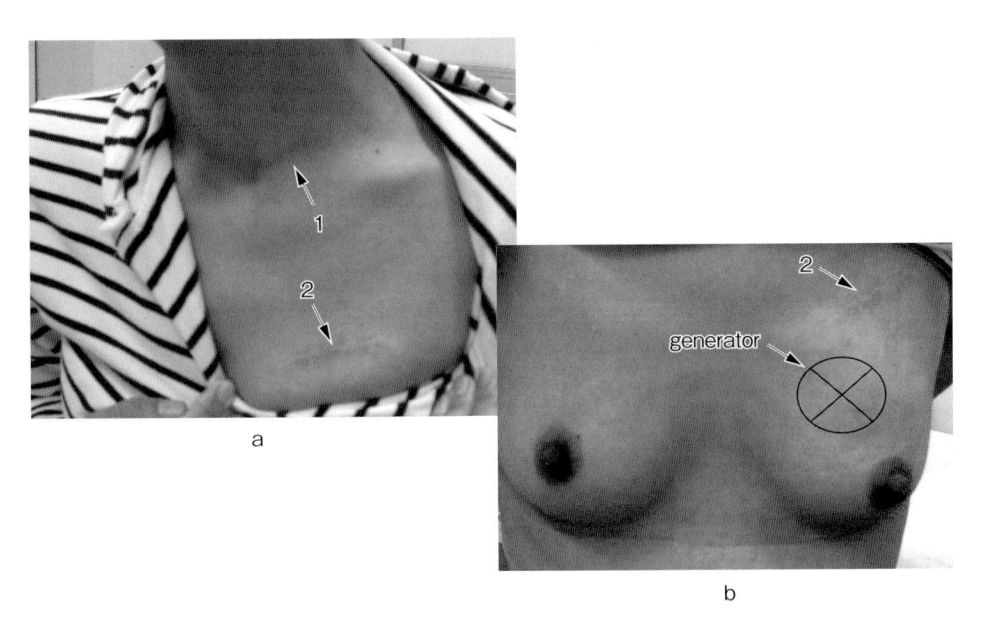

図6 NCP装着のための皮切とNCP装着後の乳房
a：刺激発生装置と電極植え込みのための皮切（1：電極植え込みのための皮切，2：刺激発生装置植え込みのための皮切）
b：刺激発生装置が植え込まれているが乳房に大きな変化はなく，美容上問題にならない。
（河村弘庸．てんかんの神経刺激療法 迷走神経刺激．片山容一編．脳神経外科学大系．第10巻 定位・機能神経外科．東京：中山書店；2005．p.401-8より引用）

離する．らせん状の電極を延ばしながら神経に巻き付ける．最後に2個の電極の離脱を防止するためのアンカー（anchor）を迷走神経に巻き付け，皮下を通したリード線をジェネレータに接続する．

4）電極およびジェネレータの点検

皮膚を閉じる前に，programming wand をジェネレータに当て，迷走神経に巻き付けた電極の電気抵抗を測定し，的確に装着されているかを調べる．次に，ジェネレータが正常に作動するか，リード線の接続が良好であるかも調べる．この操作が完了したら皮膚を閉じて手術は終了するが，さらに手術終了後，頸部および胸部X線撮影を行いNCP装置が正確に植え込まれているかを確認する（図9）．

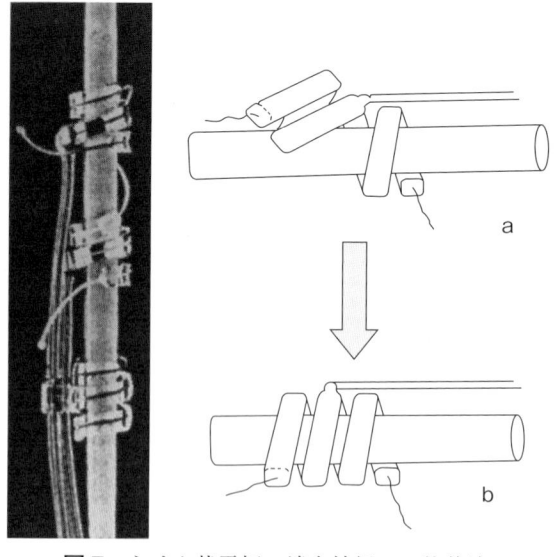

図7 らせん状電極の迷走神経への装着法
　a：電極の両先端にある糸を神経に平行に引っ張りながら装着
　b：神経に余計な外力を加えることなく装着できる．完成図
　（河村弘庸．てんかんの神経刺激療法　迷走神経刺激．片山容一編．脳神経外科学大系．第10巻 定位・機能神経外科．東京：中山書店；2005．p.401-8 より引用）

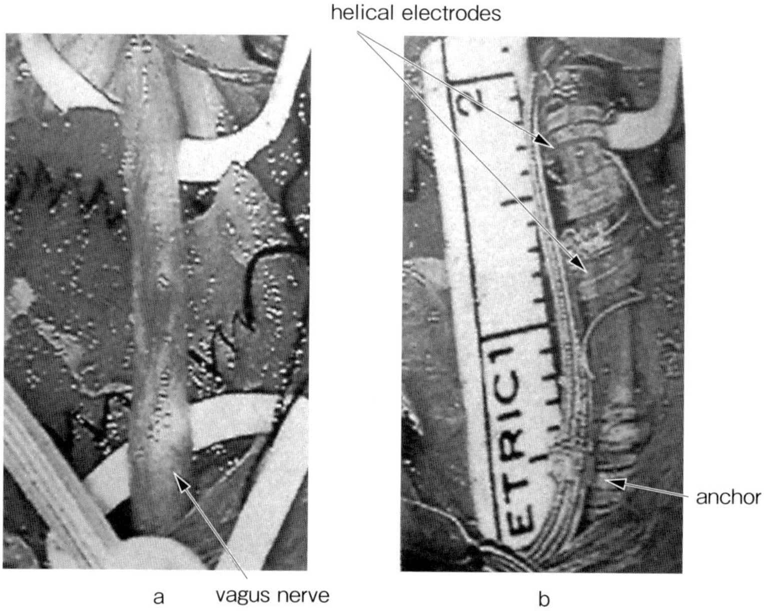

図8 実際に迷走神経に電極を巻き付けた写真
　a：迷走神経を完全に剝離（約3cm）
　b：2つの電極と anchor を神経に巻き付け，電極装着の完成

helical electrodes　　　　　　　pulse generator

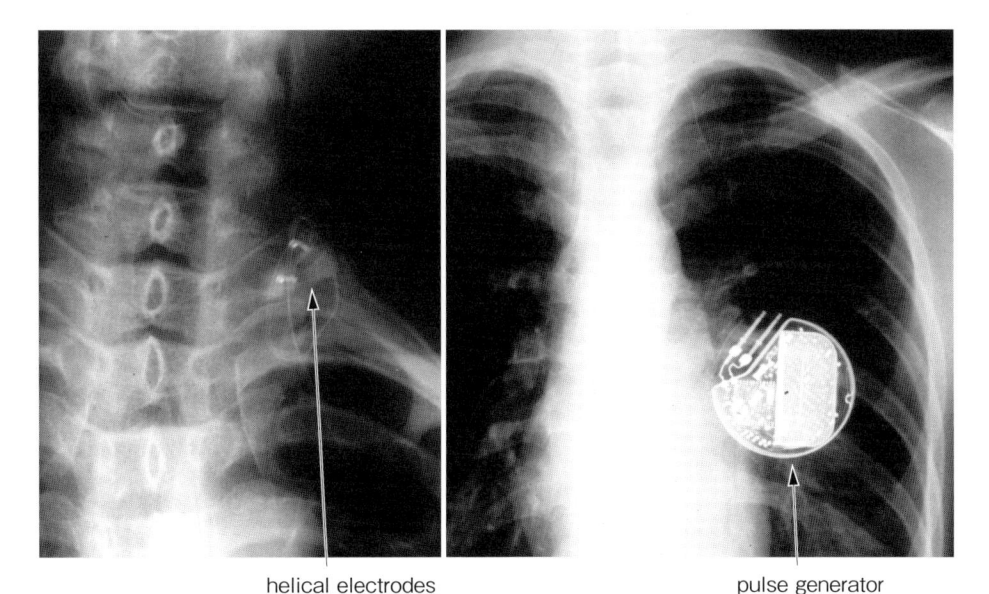

図9　NCP装着後のX線像
刺激発生装置，らせん状電極，リード線が所定の位置に植え込まれている。

II　てんかん治療への応用

1　治療対象の選択

米国のE05 studyでは，単純あるいは複雑部分発作で，少なくとも1カ月に発作が6回以上あり，発作の間隔が21日以下の患者で，12歳から65歳までの男女の症例を選んでいる。日本における本治療法の適応は，米国のE05の適応に多少の変更を加えている。以下に日本の選択基準を示す[14]。

1）適応基準

❶　対象疾患：単純および複雑部分発作（二次的全般化も含む）で，適当量の抗てんかん薬の長期服用（3カ月以上）によっても十分なコントロールが得られない患者

❷　発作回数：少なくとも1カ月に4回以上の発作を有し（3カ月平均）発作間隔が14日以内

❸　性別および年齢：性別は問わない

❹　年齢：16〜60歳の範囲で，インフォームドコンセントを理解できる患者

2）除外基準

❶　迷走神経遮断手術を過去に受けた者
❷　進行性の脳・神経疾患がある者
❸　妊婦，妊娠の可能性のある者

2　刺激方法

1）刺激開始時期

米国では電極およびジェネレータの植え込みと同時に刺激を開始する施設もあるが，一般には植え込みの2週間後となっている。日本の治験では，植え込み後2週間の回復期を設け，さらにそれより1カ月後に刺激を開始する。すなわち，装置の装着から6週後としている。

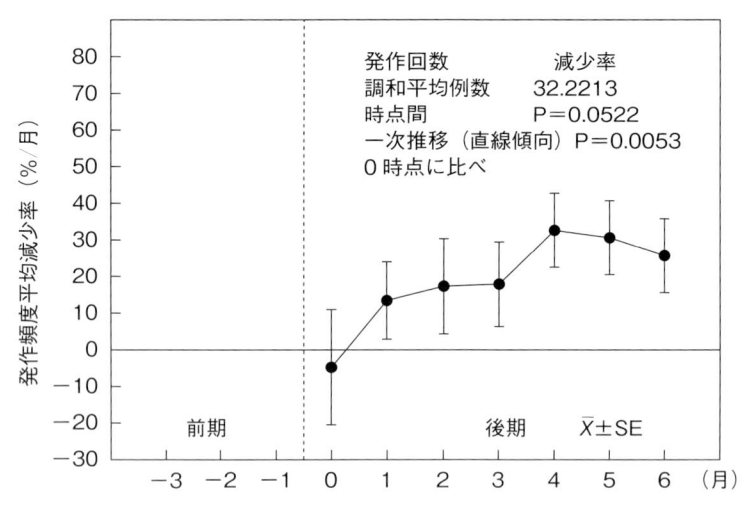

図10 日本の迷走神経刺激治験における全発作型の発作頻度減少率
（朝倉哲彦，中村克巳，八代一孝ほか．難治性てんかんに対する迷走神経刺激療法．新しい医療機器研究 1998；5：7-18 より改変引用）

2）刺激条件

　迷走神経の疲弊を防ぐために刺激は最大限 30 Hz 以下，パルス幅 1 mS 以下，1回あたりの刺激時間は 60 秒以内，刺激休止時間 5 分以上，刺激電流 3 mA 以下とする。一般的には 30 Hz，500 μS，30 秒刺激，5 分休止である。刺激強度は日本では 0.25 mA から 1 mA 以下であるが，欧米では 1～3 mA とかなり高い。これらの刺激は programming wand を植え込んだジェネレータの皮膚の上に当てることによって必要な刺激条件に変更できる。また，external magnet（図1～4）をジェネレータの上に当てると，刺激は停止し，これを外すと刺激が開始するようになっている。患者が刺激中に何は身体に不都合な変化を感じたときには，マグネットを当てたままで至急外来にきてもらう。また発作が起こりそうになったときには，マグネットを一度当てて，すぐに外すと，刺激がその時点から再度開始できるようになっている[4)14)]。

3 治療効果

　米国の EO3 および EO5 high stimulation study における治療開始 3 カ月後の治療効果を見ると，EO3 study では刺激治療前の全発作回数を基準にすると，24.5％の発作減少を，また 50％の発作減少は 31％である。EO5 study では全発作回数の平均 28％減少が得られた。また，75％発作減少が 11％に見られた[3)4)]。一方，日本における 34 症例の治療効果は図 10 に示した。刺激開始より発作が 60％以上減少した症例の割合は全体で 45％，単純部分発作で 35％，複雑部分発作で 53.3％，二次性全般化の症例では 48％であった（図 11）。日本における治療効果は米国の治療成績よりはるかに良好である。特に，二次性全般化と複雑部分発作で発作回数の減少が著明であった[14)]。有効な治療効果を得るための迷走神経刺激条件が 0.25～1 mA 以下であり，米国における 1.5～2.0 mA の刺激強度と比較すると，弱い刺激強度で高い治療成績を上げている。

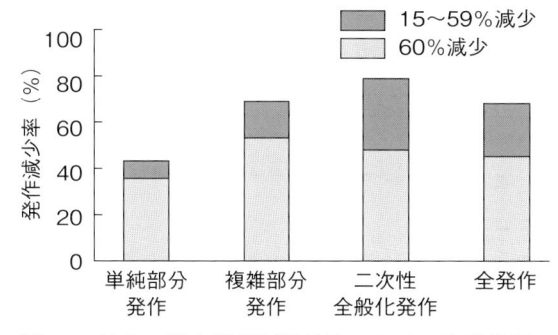

図11 日本の迷走神経刺激治験における各発作型の発作減少率
（朝倉哲彦，中村克巳，八代一孝ほか．難治性てんかんに対する迷走神経刺激療法．新しい医療機器研究 1998；5：7-18 より改変引用）

4 副作用

迷走神経刺激による副作用は，嗄声，咽頭違和感，咳，頸部不快，胸部痛，腹部痛である。いずれも患者にとって耐えられないものではない。刺激条件を変えることにより，副作用を軽減あるいは消失させることができた。日本の治験では34症例中，嗄声が6症例，腹部不快感2症例，咳1症例，頸部不快感1症例，胸部痛，腹部痛各1症例であった。一番多かった嗄声をみても，日常の会話では不自由なく，歌を歌うと音程が少し狂う程度である[14]。

5 循環器への影響

迷走神経の遠心系を刺激すると，血圧の低下，心拍数の減少，房室伝導の抑制，不応期の変化，収縮性の抑制などが生じることが知られている。それではヒトにおける迷走神経刺激治療では，このような循環器への影響が生じるのか大きな関心事である。副作用の項で述べたが，実際の刺激治療では明らかな心肺機能への影響は見られなかった。井上ら[7]のホルター心電図による心臓の律動の変化の検討（10症例）でも，心拍に有意な変化は起こらず，不整脈の悪化もみられなかった。

これらの理由として，ヒトにおける左迷走神経は内臓神経の内，上行性線維すなわち visceral afferent fiber が主であることが挙げられる。右の迷走神経では visceral efferent fiber が主であるため，これを刺激すれば明らかな副交感神経刺激症状が出現するといわれている。

III 小児てんかん治療への応用

難治性小児てんかんの発作型は成人と異なり，レノックス・ガストー症候群，atypical absence，idiopathic generalized seizure など多岐にわたる。

1997年 Hornig ら[5]による小児てんかん治療への応用が報告され，その治療効果の高さに注目が集まった。彼らによれば，小児てんかん19症例の検討で，50％以上の発作減少を示した症例が53％で，90％の発作減少を示した症例が32％であった。さらに注目されるのはレノックス・ガストー症候群では6症例中5症例で90％以上の発作減少率を示し，corpus callosotomy による治療効果が得られなかった3症例全例で改善が見られた点である。その後，100症例を超す治験が行われたが，いずれの報告でも迷走神経刺激開始より6カ月後の発作減少率50％を示す症例が45〜55％を占めた[6]。Helmers ら[7]による6医療センター（ボストン小児病院，テキサス大てんかんセンター，ミネソタてんかんセンター，デンバー大小児病院，国立小児医療センター，ルイジアナ大てんかんセンター）での125症例を対象とした詳細な検討が行われている。治療対象は3〜18歳で，全体の医療成績の分析結果は，刺激開始3カ月後，6カ月後における50％発作減少が，それぞれ36％と45％を示した。また，12〜18歳，12〜6歳，6〜3歳の3グループでの検討でも，それぞれのグループ群間で明らかな差は認められなかっ

た。しかし，迷走神経刺激治療前に脳梁切断術や肺葉切除がすでに行われている症例で，むしろ治療成績が良好であった。レノックス・ガストー症候群に対する脳梁切断術でてんかん発作を抑制できなかった症例で，50％発作減少の症例が刺激開始後3ヵ月，6ヵ月でそれぞれが79％，43％を呈した。また肺葉切除群では3ヵ月後が32％，6ヵ月後が52％と全体の平均より高値を示した。

これらの報告から小児てんかんでは，迷走神経刺激療法はすでに行われた外科治療が有効でない症例にも，次の治療選択肢として期待できる。小児てんかん症例では，発作頻度の減少ばかりでなく，学校での修学率の向上や親，友達とのコミュニケーションの向上などQOLの改善が注目される。しかし，主な副作用は嗄声で成人と同様であるが，小児ではよだれ（drooling）や行動異常（hyperactivity）が少数ながら指摘されている。

IV 迷走神経刺激の抗てんかん作用機序

迷走神経刺激によるてんかん抑制効果は，てんかんモデルを用いた動物実験でも，ヒトにおける臨床治験の結果からも明らかであるが，その機序はいまだ不明な点が少なくない。実際に，ヒトにおける迷走神経刺激による抗てんかん効果を見ると，刺激開始直後からてんかん抑制効果が発現するのでなく，3ヵ月経過後からその抑制効果が顕著になることや，刺激停止後にも抑制効果の持続が見られることから，パーキンソン病や頑痛に対する深部脳電気刺激の治療効果と作用機序が類似しているものと考えられる。これらの作用機序も完全には解明されていないが，ニューロモデュレーションの概念に包括されるものである。

ここでは，解剖，電気生理，神経伝達物質，脳血流の面から，抗てんかん作用機序を検討する。

1 迷走神経刺激の解剖・生理

1）なぜ左迷走神経を刺激するのか

古典的には，迷走神経は遠心系副交感神経として知られているが，実際にはsomatic, visceral fiber（遠心性，求心性線維）の複合神経で，このうちの約80％がvisceral afferent fiberで，各胸腹部臓器からの情報を脳に伝達している。胎生期には，迷走神経の情報伝達は左右対称に行われているが，成長に伴って左右の機能が分離し，右の迷走神経はsomatic motorのインパルスを心臓に送りコントロールを，左は内臓からの上行性インパルスの伝達が主となる[18]。したがって，左迷走神経刺激では，心臓に及ぼす影響はほとんどない。日本における治験でも，左迷走神経刺激では心機能に何の変化も生じないことを検証している。

2）求心性迷走神経の脳内経路

迷走神経の脳内伝達経路が動物実験の結果から，かなり明らかにされてきた。すなわち，迷走神経の求心線維は上行して延髄にある孤束核（nucleus of the solitary tract：NTS）に中継される[19]。さらに，孤束核から3つの経路に分かれるが，第一は延髄のsomatic motor neuronsに行き，呼吸や心臓のリズムを調節し，また血圧をコントロール[20)21)]。第二は，延髄の網様体に接続し，呼吸反射をコントロールする[19)21)]。第三の経路が迷走神経刺激治療で重要となる。すなわち視床，視床下部や大脳辺縁系と関連のある経路である（図12）。そのひとつはNTSより直接，視床下部（hypothalamus：HT），扁桃体（amygdaloid body：AM）やinfralimbic cortex（ILC）に接続するもので，もう一つはNTSより傍小脳脚核（parabrachial nucleus：PB）を中継し，主に視床の視床髄板内核（intralaminal thalamus：ILT）を経由し

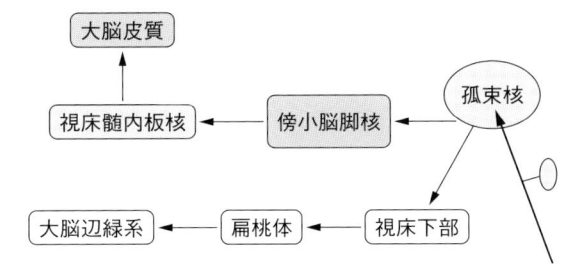

図12 てんかん抑制に関係する迷走神経の脳内求心性経路図

皮質（cortex：CTX）に到達する経路である[19]。この迷走神経刺激による視床-皮質経路の活性化が，脳波上では脱同期化を誘発し，臨床上ではてんかん発作の抑制に関与していると推測されている。これらの電気活動は神経伝達物質の変化に大きく支配されると考えられるが，まず，電気生理学上の変化から検討する。

2 脳波，誘発電位の変化

迷走神経刺激による電気生理学的変化の研究は，決して新しいものではない。てんかんに対する迷走神経刺激の基礎は，1930年代に築かれた。この時代は消化性潰瘍に対する迷走神経切断術が盛んに行われた時代でもあり，動物実験による迷走神経の研究は多岐にわたった。これらの研究の中で，1938年 Baily and Bremer[22]は，ネコで前頭葉に誘発された fast activity が迷走神経刺激によって抑制される事実を突き止めた。また，1952年 Zanchetti ら[23]は，ストリキニン誘発てんかんのネコモデルを用いて，迷走神経刺激のよる interictal spike への抑制効果を明らかにした。

近年，Lockard ら[24]は，サルを用いた慢性刺激実験で迷走神経刺激によるてんかん抑制効果とその安全性について述べている。また，Woodbury ら[25]は迷走神経の内臓求心性線維のうち，もっとも細い C 線維（無髄神経）を経由するインパルスが先に述べた孤束核-傍小脳脚核-視床経路を介して皮質に到達し，皮質電気活動に脱同期化を誘発し，てんかん発作を抑制すると述べている。しかし，最近の知見によると，ヒトにおける迷走神経刺激の抗てんかん作用につて，先に述べた Woodbury らの動物実験の結果とは異なる見解が報告された。すなわち，Krahl ら[26]は，ヒトにおける迷走神経刺激の治療で有効な結果を出す刺激強度は無髄 C 線維の興奮閾値以下で，実際には C 線維は有効な刺激を受けていないとし，さらにラットの実験でも有髄線維の A・B 線維の刺激が大脳皮質の錐体細胞の緩やかな過分極を引き起こし，てんかん発作を抑制することを示唆した。

さて，ヒトにおける迷走神経刺激よる脳波の変化に関する研究であるが，Salinsky ら[27]は，ヒトの脳波の基礎律動にはなんらの変化も認められないと述べている。先に述べた動物実験の結果と大きく異なる。しかし，筆者ら[28]は，脳波基礎律動の解析に power spectral density analysis を導入し，従来の power spectrum の解析と異なる周波数の"ゆらぎ"を検討した。その結果，迷走神経刺激時，power spectral density curve に Lorenz type から 1/f type への変化が観察された（図13）。また，最近 Koo[29]は脳波上に spikes/spike and wave が見られるてんかん症例において，迷走神経刺激前後で spikes/spike and wave 間隔の変化を検討し，刺激後にはこの間隔が延長することを確認している。このように，ヒトにおいても脳波や誘発電位に迷走神経刺激による変化がとらえられている。

3 局所脳血流の変化

最近，SPECT，PET を用いた迷走神経刺激前後での局所脳血流の変化が注目されている。Garnett ら[30]によれば，迷走神経刺激と同側の視床と帯状回に血流の増加が見られたが，Ko ら[31]は刺激と反対側の視床や側頭葉に，また刺激と同側の

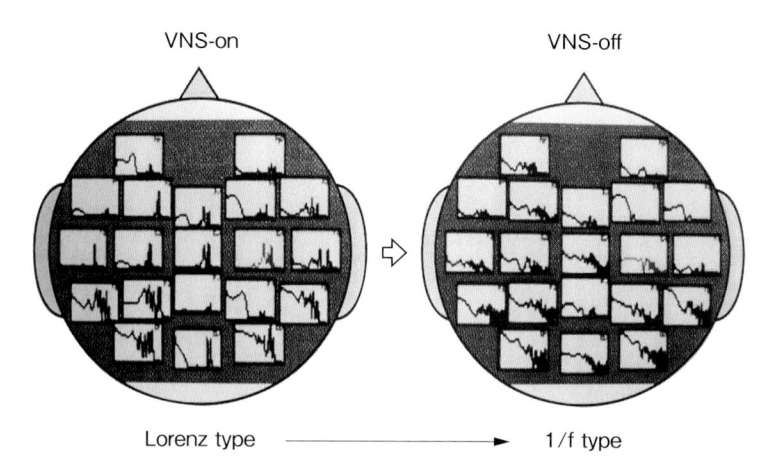

図 13 power spectral density curve（PSDC）の変化
　迷走神経刺激 off では，PSDC は全体に Lorenz type であるが，刺激 on では 1/f type に変化している。
（Kawamura H, Taira T, Iseki H, et al. Power spectral density of EEG rhythms following vagus nerve stimulation in epileptic patients. 3rd European Congress of Epileptology 1998 ; 374-401 より引用）

被殻や皮質に血流増加が見られたと報告している。また，Henry ら[32]は，5 症例で高頻度（30 Hz）と低頻度（10 Hz）での迷走神経刺激前後で PET による局所脳血流量の測定を行っている。それによると，延髄の吻側-背側と，両側の視床，島皮質，視床下部，小脳皮質において血流増加を見ている。一方，血流量の減少部位は両側の海馬，扁桃，後部帯状回であり，この変化は高頻度刺激（30 Hz）のほうがより顕著であった。論文によって，迷走神経刺激による血流の変化が異なっているが，測定方法や解析法が同一でないためと思われる。Laere ら[33]は SPECT による血流変化を，迷走神経刺激開始時期の急性期と刺激開始より 6 ～ 7 カ月後の慢性期に分けて検討している。それによると，迷走神経刺激の長期治療効果は，海馬，扁桃体，視床の血流変化と明らかな相関が見られ，急性期では右側扁桃体の血流低下，慢性期では右海馬の血流低下との相関が高いと述べている。このような脳局所血流の変化は，左迷走神経の脳内伝達経路のシナプス活性を反映していると思われるが，まだその機序については十分に解明されていない。

4 神経伝達物質の変化

　迷走神経刺激によるてんかん抑制機序の解明には，神経伝達物質の動向がもっとも重要な"カギ"を握ると考えられるが，現時点では，詳細な分析結果を得るまでには至っていない。ここでは，最近明らかにされてきた事実を紹介する。
　Dean Naritoku[34]は，immunological technique を用いて c-fos gene の activity を調べ，迷走神経刺激で梨状皮質（piriformic cortex）や脳幹の青斑核（locus ceruleus）および A5 における GABA firing rate の上昇を突き止めている。Krahl ら[35]はラットの実験で，ノルアドレナリン作動性の青斑核（locus ceruleus）を両側破壊すると，迷走神経刺激による抗てんかん作用が抑制されることを明らかにした。おそらく両側の青斑核破壊により，青斑核から神経投射を受けている視床，とりわけ網様体賦活系の分岐点となる視床髄板内核の activity が変化し，その結果てんかん抑制作用の減弱が生じると推測されている。また，Walker ら[36]は GABA アゴニストとグルタミン酸

アンタゴニストを孤束核（NTS）に注入すると，GABA が上昇，グルタミン酸の値が低下し，GABA の上昇による抑制系の賦活とグルタミン酸の低下による興奮系の減弱とが相まって，抑制系の著しい賦活の結果，痙攣発作が抑制されると述べている。そして迷走神経刺激により，先に述べたてんかん発作と関係のある脳幹や大脳辺縁系が刺激され，NTS の GABA やグルタミン酸の濃度が変化して抗てんかん作用を生じると結論づけている。

一方，ヒトにおいても，髄液中の GABA 濃度の変化が検討されている。迷走神経刺激を 3 ヵ月継続したのち，髄液中の GABA を測定してみると，その濃度の上昇が観察された。この事実から，迷走神経刺激による抑制系物質のひとつである GABA の放出がてんかん発作の閾値を上げ，てんかん発作を抑制すると考えられている。

また，Takaya ら[37]はラットを用いて，迷走神経刺激後の抗てんかん作用時間について検討している。すなわち，60分間迷走神経を連続刺激し，3, 5, 10 分後にペントテトラゾールによる誘発発作に対する抗てんかん作用をみると，抗てんかん作用は時間の経過とともに低下するが，明らかに 10 分間持続した。この効果は，迷走神経刺激が脳の広い部位に抑制効果を与え，てんかん発作閾値を上げたためと考えられている。

迷走神経刺激の抗てんかん作用機序について，電気生理，脳血流，神経伝達物質の面から論じたが，いずれもてんかん抑制機序を十分に説明できるものではない。しかし，最近のニューロモデュレーションの概念で解釈すれば，正常と異なる病態への傾きを正常に戻す作用が働くものと考えられる。

V てんかん以外の疾患への治療応用

米国では 2005 年 7 月 15 日に迷走神経刺激がうつ病の治療として FDA から認可を受け，うつ病への応用が盛んになってきた。まだ研究段階であるが，本態性振戦[13]，慢性疼痛[38]，慢性頭痛[11]，アルツハイマー病[12]，しゃっくり（hiccups）[39]などへの応用も検討されている。ここでは，うつ病に対する迷走神経刺激の最近の治療について述べ，そのほかは文献の紹介にとどめる。

うつ病に対する迷走神経刺激治療法の背景には，従来の電気刺激，経頭蓋的磁気刺激などの治療効果や，うつ病に治療効果を上げる抗てんかん薬があるなどが挙げられる。さらに，難治性てんかんの迷走神経刺激治療中，てんかん発作の改善と同時に，うつ状態の緩解も見られることから，迷走神経刺激のうつ病への応用が検討されてきた。

2000 年に Ruch, George ら[8]は，難治性うつ病 30 症例で迷走神経刺激療法の治療効果を検討している。治療対象の内訳は，nonphysotic major depression（21 症例），bipolor I（4 症例），bipolar II（5 症例）で，28-Item Hamilton Depression Rating Score（HDRS$_{28}$）で治療効果を判定しているが，HDRS$_{28}$ の点数が 50％減少した症例が 40％に見られ，迷走神経刺激療法の有効性を明らかにした。

その後，Rush ら[9]は，naturalistic study で 205 症例の難治性うつ病（nonphysotic major depression 185 症例，bipolar I or II 20 症例）を対象に，24-Item Hamilton Rating Score for Depression（HDRD$_{24}$），Montogomery Asberg Depression Rating Scale，Clinical Global Impression-Improvement を効果判定基準とした刺激開始後 12 ヵ月での治療効果を検討している。それによると，

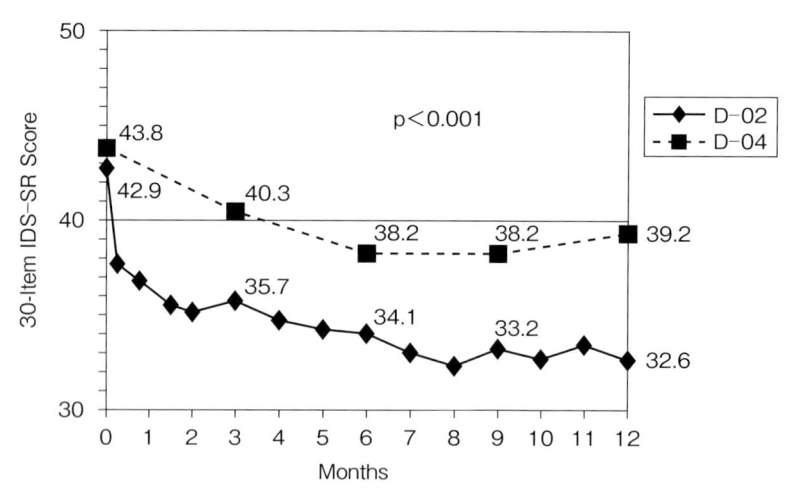

図14 IDS-SRによるうつ病の回復過程（VNS開始から12カ月まで）
30-Item IDS-SR : 30-item Inventory of Depression Symptomatology-Self Report
D-02 : only treatment as usual（TAU）
D-04 : vagus nerve stimulation（VNS）+ TAU
（George MS, Rush AJ, Marangell LB, et al. A one-year comparison of vagus nerve stimulation with treatment as usual for treatment-resistant depression. Biol Pschiatry 2005 ; 58 : 364-73 より改変引用）

24-Item Hamilton Rating Score for Depression, Montogomery Asberg Depression Rating Scale, Clinical Global Impression-Improvementの3つの判定基準では，治療効果率はそれぞれ27.2%，28.2%，34.0%であった。さらに，Georgeら[10]は，Ruchらのmulticenter studyで対象とした症例で迷走神経刺激とこれまでの治療を合わせ行った群（205症例）と，これまでの治療だけの群（124症例）に分け，この両者間での迷走神経刺激の治療効果を詳細の検討している。迷走神経刺激治療群では，最初の3カ月に治療効果が見られた54/205症例のうち，12カ月後の効果を見ると，41/54症例（73%）できわめて高い治療効果が期待できた。一方，残りの15症例で無効や悪化がみられた（1症例自殺，14症例が入院加療）。Inventory of Depression Symptomatology Self Report（IDS-SR）による12カ月の治療効果の推移を図14に示す。

― おわりに ―

迷走神経刺激装置の概要，難治性てんかんに対する治療の実際，治療効果，抗てんかん作用機序について述べた。また，最近盛んになったうつ病に対する迷走神経刺激療法の現況についても触れた。まだ研究段階である他の疾患〔本態性振戦，慢性疼痛，慢性頭痛，アルツハイマー病，しゃくり（hicupps）など〕については，文献紹介にとどめた。

現在，迷走神経刺激はてんかん治療の分野でも，難治性小児てんかん治療の新しい選択肢になるばかりでなく，新たにうつ病への応用の期待も大きくなっている。それぞれの治療効果の機序については，まだ不明な点が少なくないが，迷走神経刺激による神経細胞，神経シナプス，神経ネットワークなどの変化を，neuromoduration theoryという大きな概念で考える必要があると思われる。

【参考文献】

1) Penry JK, Dean JC. Prevention of intractable partial seizures by intermittent vagus nerve stimulation in humans : Preliminary results. Epilepsia 1990 ; 31 : 40-3.
2) Uthman BM, Wilder BJ, Hammond EJ, et al. Efficacy and safety of vagus nerve stimulation in patients with complex partial seizures. Epilepsia 1990 ; 31 : 44-50.
3) The Vagus Nerve Stimulation Study Group. A randomized controlled trial of chronic vagus nerve stimulation for treatment of medically intractable seizures. Neurology 1995 ; 45 : 224-30.
4) Handforth A, DeGiorgio CM, Schachter SC, et al. Vagus nerve stimulation therapy for partial-onset seizures. Neurology 1998 ; 54 : 48-55.
5) Horning GW, Murphy JV, Shallert G, et al. Left vagus nerve stimulaion in children with epilepsy : An update. South Med J 1997 ; 90 : 484-8.
6) Murphy JV, Torkelson R, Dowler I, et al. Vagus nerve stimulation in refractory epilepsy. J Neurol Neurosurg Psychiatry 2005 ; 76 : 384-9.
7) Helmers SL, Wheless JW, Forst M, et al. Vagus nerve stimulation therapy in pediatric patients with refractory epilepsy : Retrospective study. J Child Neurol 2001 ; 16 : 843-8.
8) Rush AJ, Goerge MS, Sackeim HA, et al. Vagus nerve stimulation（VNS）for treatment-resistant depression : A multicenter study. Biol Psychiatry 2000 ; 47 : 276-86.
9) Rush AJ, Sackeim HA, Marangell LB, et al. Effects of 12 months of vagus nerve stimulation in treatment-resistant depression : A naturalistic study. Biol Psychiatry 2005 ; 58 : 355-63.
10) George MS, Rush AJ, Marangell LB, et al. A one-year comparison of vagus nerve stimulation with treatment as usual for treatment-resistant depression. Biol Pschiatry 2005 ; 58 : 364-73.
11) Klapper JA, Smith TR. VNS therapy shows long-term improvement in patients with chronic daily headache. XI Congress of the International Headache Society. 2003.
12) Sjogren MJC, Hellstron PTO, Jonsson MAG, et al. Cognition-enhancing effect of vagus nerve stimulation in patients with Alzheimer's disease : A pilot study. J Clin Psychiatry 2002 ; 63 : 972-80.
13) Handforth A, Ondo WG, Tatter S, et al. Vagus nerve stimulation for essential tremor. A pilot efficacy and safety trial. Neurology 2003 ; 61 : 1401-5.
14) 朝倉哲彦，中村克巳，八代一孝ほか．難治性てんかんに対する迷走神経刺激療法．新しい医療機器研究 1998 ; 5 : 7-18.
15) 朝倉哲彦，中村克巳，八代一孝ほか．迷走神経刺激法．Neurosurgeons 1997 ; 16 : 153-7.
16) Terry R, Tarver WB, Zabara J. An implantable neurocybernetic prosthesis system. Epilepsia 1990 ; 31 : 33-7.
17) 井上　博，朝倉哲彦，中村克巳ほか．難治性てんかん，とくに部分発作に対する迷走神経刺激装置（ニューロサイバネティクプロステシス）による治療の安全性：ホルター心電図による解析．新しい医療機器研究 1998 ; 5 : 19-27.
18) George MS, Sackeim HA, Rush AJ, et al. Vagus nerve stimulation : A new tool for brain research and therapy. Biol Psychiatry 2000 ; 47 : 287-95.
19) Saper CG. The central autonomic system. In : Paxinos G, editor. The rat nervous system. 2nd ed. San Diego : Academic Press ; 1995. p.107-31.
20) Loewy AD, Burton H. Nuclei of the solitary tract : efferent projections to the lower brain stem and spinal cord. J Comp Neurol 1978 ; 181 : 421-50.
21) Ruggiero DA, Cravo SL, Arango IIT, et al. Central control of the circulation by rostral ventrolateral reticular nucleus : anatomical substrates. Prog Brain Res 1989 ; 81 : 49-79.
22) Baily P, Bremer F. A sensory cortical representation of the vagus nerve. J Neurophysiol 1938 ; 1 : 405-12.
23) Zanchetti A, Wang SC, Moruzzi G. The effect of vagal afferent stimulation on the EEG pattern of the cat. EEG Clin Neurophysiol 1952 ; 4 : 354-61.
24) Lockard JS, Congdon WC, DuCharme LL. Feasibility and safety of vagal stimulation in monkey model. Epilepsia 1990 ; 31 : 20-6.
25) Woodbury JW, Woodbury DM. Effects of vagal stimulation on experimentally induced seizures in rats. Epilepsia 1990 ; 31 : 7-19.
26) Krahl S, Senanayake S, Handforth A. Destraction of peripheral C-fibers does not alter subsequent vagus nerve stimulation-induced seizure in rat. Epilepsia 2001 ; 42 : 586-9.
27) Salinsky MC, Burchiel KJ. Vagus nerve stimulation has no effect on awake EEG rhythm in humans. Epilepsia 1993 ; 34 : 299-304.
28) Kawamura H, Taira T, Iseki H, et al. Power spectral density of EEG rhythms following vagus nerve stimulation in epileptic patients. 3rd European Congress of Epileptology 1998 ; 374-401.
29) Koo B. EEG change with vagus nerve stimulation. J Clin Neurophysiol 2001 ; 18 : 434-41.
30) Garnett ES, Nahmias C, Scheffel A, et al. Regional cerebral blood flow in man manipulated by direct vagal stimulation. Pacing Clin Electrophysiol 1992 ; 15 : 1579-80.
31) Ko D, Heck C, Grafton S, et al. Vagus nerve stimulation activates central nervous system structures in epileptic patients during PET H$_2$^{15}O blood flow imaging. Neurosurgery 1966 ; 39 : 426-31.
32) Henry TR, Bakay RAE, Votaw JR, et al. Brain blood flow alterations induced by therapeutic vagus nerve stimulation in partial epilepsy : Acute effect at high and low levels of stimulation. Epilepsia 1998 ; 39 : 983-90.
33) Laere KV, Vonck K, Boon P, et al. Perfusion SPECT changes after acute and chronic vagus nerve stimulation in relation to prestimulus condition and long-term clinical efficacy. J

Nucl Med 2002 ; 43 : 733-44.
34) Naritoku DK, Terry WJ, Helfert RH. Regional induction of fos immunoreactivity in the brain by anticonvulsant stimulation of the vagus nerve. Epilepsia Res 1995 ; 22 : 53-62.
35) Krahl S, Clark KB, Smith DC, et al. Locus coeruleus lesions suppress the seizure-attenuating effects of vagus nerve stimulation. Eilepsia 1998 ; 39 : 709-14.
36) Walker BR, Easton A, Gale K, et al. Regulation of limbic motor seizures by GABA and glutamate transmission in nucleus tractus solitarius. Epilepsia 1999 ; 40 : 1051-7.
37) Takaya M, Terry WJ, Naritoku DK. Vagus nerve stimulation induces a sustained anticonvulsant effect. Epilepsia 1996 ; 37 : 111-6.
38) Kirchner A, Stefan H, Bastian K, et al. Vagus nerve stimulation suppresses pain but has limited effects on neurogenic inframmation in humans. Eur J Pain 2006 ; 10 : 449-55.
39) Payne BR, Tiel RL, Payne MS, et al. Vagus nerve stimulation for chronic intractable hicupps. Case report. J Neurosurg 2005 ; 102 : 935-7.
40) 河村弘庸．てんかんの神経刺激療法　迷走神経刺激．片山容一編．脳神経外科学大系．第10巻 定位・機能神経外科．東京：中山書店；2005. p.401-8.

河村　弘庸

XVI-6 横隔膜ペーシング

― はじめに ―

脳幹損傷や上位頸髄損傷による中枢性呼吸不全は，重大な医学的かつ社会的な問題のひとつである。これらの患者に必要な人工呼吸器による持続陽圧呼吸管理は非生理的な陽圧呼吸であり，感染を引き起こしやすく，患者に臥床状態を余儀なくする。横隔神経を電気刺激し横隔膜を収縮させることで生理的な陰圧呼吸を可能にする横隔膜ペーシング法が，このような患者に対し非常に有用であることは欧米では周知の事実であり，以前から行われてきた[1)～5)]。多くの場合 Avery 社（Avery Biomedical Devices, Inc., Commack, NY, USA）製の横隔膜ペーシング装置が植え込まれるが，この装置は日本では医療器具の承認を受けておらず入手困難である。筆者らは，疼痛などの治療に用いられる脊髄電気刺激装置を横隔膜ペーシング装置の代わりに植え込み，中枢性呼吸不全の5症例に対する呼吸管理において，その有用性を確認した。

I 横隔膜ペーシングの実際

患者の家族と可能であれば患者本人より，欧米において横隔膜ペーシングはすでに確立された手技ではあるが，本邦においては未承認であること，今回の脊髄電気刺激装置によるペーシングは初めての試みであること，呼吸器から離脱し ADL（actually daily life）を向上させるためには不可欠の処置であることなどの十分な説明を行ったうえで，術前にインフォームドコンセントを得た。年齢は 35～63 歳（平均 53.8 歳），男性が1症例で女性が4症例であった。中枢性呼吸不全の原因としては，手術合併症による脳幹障害が2症例，高血圧性脳幹出血後のものが2症例，他院での手術合併症による上位頸髄損傷が1症例であった。頸髄損傷の1症例を除き自発呼吸は認められたが，全症例とも呼吸器からの離脱は失敗に終わっていた（表1）。

1 刺激条件

臨床応用する前に各種の脊髄刺激装置からの出力波形について検討したところ，アイトレル® 3〔Itrel® 3 Neurostimulator-Model 7425（Medtronic, Inc., Minneapolis, MN, USA）〕とエクストレル®〔X-Trel® Neurostimulator-Model 3470（Medtronic, Inc., Minneapolis, MN, USA）〕に人工呼吸に

表1 脊髄刺激装置を用いた横隔膜ペーシングを行った5症例

症例	年齢（歳）	性別	原因	人工呼吸器装着	期間（月）
1	58	女性	くも膜下出血（椎骨動脈瘤破裂）	睡眠時のみ	6
2	58	女性	手術合併症（頸静脈孔腫瘍）	終日	4
3	63	女性	脳幹出血	終日	8
4	55	男性	脳幹出血	終日	3
5	35	女性	手術合併症（環軸椎亜脱臼）	終日	7

A) ペーシング時の刺激電圧

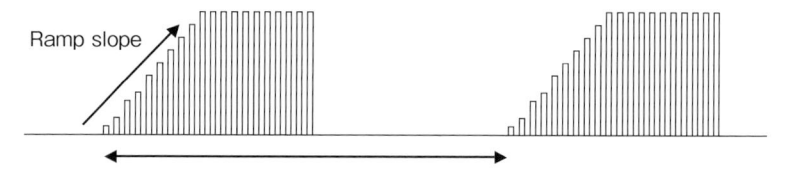

Ramp slope

B) オシロスコープ上の刺激電圧波形

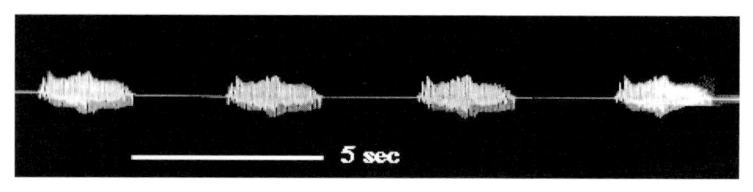

5 sec

図1

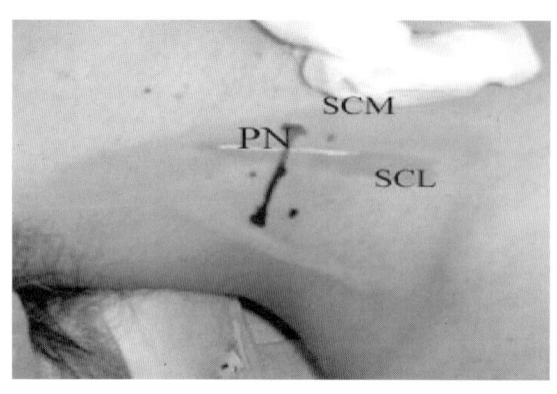

図2 皮膚切開
SCM : sternocleidomastoid muscle（胸鎖乳突筋），PN : phrenic nerve（横隔神経），SCL : anterior scalene muscle（前斜角筋）

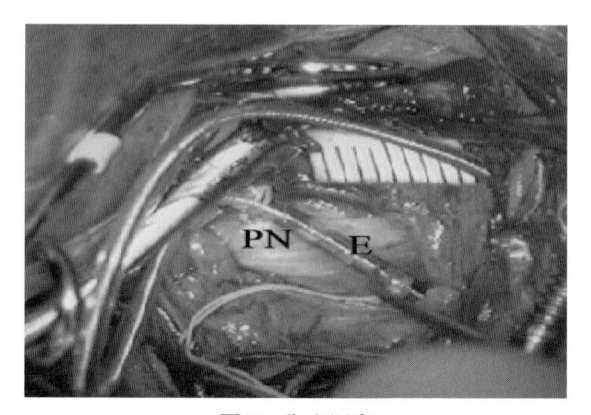

図3 術中写真
PN：横隔神経，E：刺激電極

適した周期的な電気出力機能が備わっていることが分かった。これまでの横隔膜ペーシングに適切な電気刺激パラメータの報告に基づき[4)5)]，3秒間の間隔で2秒間の電気刺激を周期的に繰り返し，呼吸回数が12回になるようにした。また，生理的な横隔膜の収縮に近づくように，刺激の開始1秒間は段階的に出力が強くなるようにした。パルス幅と頻度は，それぞれ150 μsecと21 Hzとした。なお，出力波形はオシロスコープで確認した（図1）。

2 手術方法

術中に横隔膜の収縮を確認するため，筋弛緩薬を用いない全身麻酔下で以下のとおりに植え込み手術を実施した。鎖骨の約4 cm上方で，胸鎖乳突筋後縁を横切る鎖骨に平行な約4 cmの皮膚切開を行った（図2）。胸鎖乳突筋を内側に展開して露出させた前斜角筋の上から，モノポーラ刺激（5 or 50 Hz，パルス幅1 msec，電圧0.5～2 V）を行い横隔膜を収縮させることで，横隔神経を同定した。その神経鞘を約1 cm切開し，横隔神経を横切るように刺激電極を留置して周囲の結合組織と糸で固定した（図3）。前胸部の皮下に刺激発生装置を植え込み，皮下を通して刺激電極と接続した。

電気刺激は電極の両端をプラスとマイナスに設

表2 脊髄刺激装置を用いた横隔膜ペーシングの結果

症例	刺激装置	開始時刺激電圧（V）	最終刺激電圧（V）	経過観察期間（月）	結果
1	アイトレル®3	1.5	2.5	70	呼吸器離脱
2	エクストレル®	1.2	2.2	66	夜間のみ呼吸器装着
3	アイトレル®3	1.8	2.8	63	夜間のみ呼吸器装着
4	アイトレル®3	1.3	2.3	57	夜間のみ呼吸器装着
5（右）	アイトレル®3	2.5	2.5	39	6時間の呼吸器離脱
5（左）	アイトレル®3	1.9	1.9	39	

定した双極刺激とした。術中に麻酔器のモニターで確認しながら，1回換気量が300〜500 ml，呼気終末二酸化炭素分圧（P_{ETCO_2}）が40 mmHg前後になるよう電圧の設定を行った。術後の横隔膜ペーシングによる呼吸訓練は，1日数回，数十分程度から開始し，徐々に時間を長く回数を増やしていった。なお，呼吸訓練中はP_{ETCO_2}，1回換気量，動脈血酸素飽和度（Sa_{O_2}）の測定を行った。また，刺激発生装置のonとoffの切り替え，電圧の調整は，皮膚の上からコントローラーを用いて行った。

II 症例

以下に症例5の経過を提示する。緩徐進行性の歩行障害で発症した先天性環軸椎亜脱臼に対して他院で前方減圧術が実施され，術後に四肢麻痺，呼吸筋麻痺を呈するようになった35歳の女性である。呼吸器離脱を含めたADLの向上を家族と本人が希望し，本手技の趣旨に対し十分な同意を得たうえで脊髄電気刺激装置による横隔膜ペーシングを両側に試みた。なお，前医で横隔神経の神経伝導速度が保たれていることは確認されていた。手術からの覚醒前にそれぞれの横隔膜ペーシングを約10分間行い，1.6 mVの設定で1回換気量が左右それぞれ280 ml，160 mlであること，およびSa_{O_2}が100％を，P_{ETCO_2}が40 mmHg前後を維持することを麻酔器のモニターで確認して

から手術終了とした。手術翌日より，呼吸訓練を約10分間の右側の一側刺激から開始した。モニター上Sa_{O_2}が90％以下，P_{ETCO_2}が55 mmHg以上になった時点で呼吸訓練は中止とし，1回換気量を開始直後と終了直前に測定した。1週間かけて刺激回数を1日4回にまで増やしたのち，次の1週間で1回の刺激時間を30分にまで延長した。当初は時間経過とともに1回換気量の低下を認めたが，刺激を繰り返すうちに安定した1回換気量が得られるようになった。前医に転院後も同様の呼吸訓練を継続し，刺激時間を延長して車椅子で散歩できるほどにまでADLの拡大が得られた。術後39カ月の時点では，1回2〜3時間の刺激を1日数回ほど行える程度であり，日中の呼吸器離脱までには至っていない。

5症例の平均観察期間は59カ月（39〜70カ月）で，手術合併症や刺激装置の作動不良は認めていない。各症例の植え込まれた刺激装置と電圧，経過観察期間，結果は表2のとおりである。横隔膜ペーシングの時間が長くなってもP_{ETCO_2}を40 mmHg前後に維持するため，数週間から数カ月かけて徐々に刺激電圧を高くしていく必要があった。睡眠時無呼吸を呈した症例1は，睡眠時のみ刺激装置を使用するだけとなり，呼吸器からの離脱に成功した。症例2から4では，横隔膜と横隔神経の疲労を防ぐために[1)4)5)]，昼間のみ刺激装置を作動させ，夜間のみ人工呼吸器管理を行っている。頸髄損傷の症例5では，当初20分以上のペーシングで1回換気量の低下による呼吸苦を訴えて

いたが，呼吸訓練により今では数時間の横隔膜ペーシングが可能となった。これは，肋間筋麻痺や横隔膜の筋萎縮によるものと考えられる。

III 考　察

横隔膜ペーシングは欧米では比較的歴史があり[2,4,5]，その有用性や問題点などもこれまでに報告[1〜5]されている。この装置は日本では厚生労働省からの認可がなく，患者負担で輸入した場合には数百万円もかかり，もちろん保険適用外である。ほかの多くの国でも，特に発展途上国では，同じような現状であると考えられる。そこで，われわれはその代用装置として脊髄電気刺激装置を用いた。脊髄電気刺激装置は難知性疼痛などの治療に多く使われており，比較的安価である。アイトレル®3を疼痛のコントロールに用いた場合（50 Hz，パルス幅200 μsec，3 V，1日8時間の持続刺激），その電池寿命は約3年間である。一方，今回の横隔膜ペーシングの刺激設定では，その約12.5%の電気消費量で済み，理論上は約8倍の電池寿命，すなわち約24年間となる。また，電極を横隔神経に沿うように留置したため，電極周囲の筋肉収縮や電気刺激による異常感覚の発生，周囲の線維化による電気抵抗の増大などが術後の合併症として想定されたが，いずれの症例でもそのような合併症は認められなかった。横隔膜ペーシングでは通常は単極刺激が用いられているが，症例2で用いたエクストレル®には単極刺激機能が備わっていなかったために，すべて双極刺激で設定した。

アイトレル®3を用いての単極刺激設定は試みていないが，刺激電極は横隔神経を横切るように留置しているため，おそらく問題ないであろうと考えられる。24時間のペーシング呼吸を得るためには，両側にペーシング装置を植え込むのが理想的ではある[2,3]が，今回は代用装置としての試みであるため，初めの4症例では片側（右）にのみ刺激装置を植え込んだ。これらの症例で大きな問題が生じなかったため，症例5では両側に刺激装置を植え込んだ。これらの結果より，脊髄電気刺激装置は横隔膜ペーシングを目的として用いても，明らかな支障がないことが判明した。

さらに長期の経過観察と症例が必要であるが，脊髄電気刺激装置による横隔膜ペーシングは十分に実用に耐えうるものと考えられる。

【参考文献】

1) Chervin RD, Guilleminault C. Diaphragm pacing for respiratory insufficiency. J Clin Neurophysiol 1997 ; 14 : 369-77.
2) Elefteriades JA, Quin JA, Hogan JF. Long-term follow-up of pacing of the conditioned diaphragm in quadriplegia. Pacing Clin Electrophysiol 2002 ; 25 : 897-906.
3) Garrido-Garcia H, Mazaira AJ, Martin EP, et al. Treatment of chronic ventilatory failure using a diaphragmatic pacemaker. Spinal Cord 1998 ; 36 : 310-4.
4) Glenn WW, Holcomb WG, Shaw RK, et al. Long-term ventilatory support by diaphragm pacing in quadriplegia. Ann Surg 1976 ; 183 : 566-77.
5) Glenn WW, Phelps ML. Diaphragm pacing by electrical stimulation of the phrenic nerve. Neurosurgery 1985 ; 17 : 974-84.

光山　哲滝，平　孝臣

XVII

脊髄電気刺激療法の今後の展望

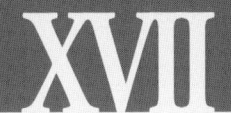

XVII 脊髄電気刺激療法の今後の展望

　ゲートコントロール説の臨床への応用として，1967年にShealyら[1]は脊髄電気刺激療法（spinal cord stimulation：SCS）を初めて試みた。以後，このSCSは，数多くの難治性疼痛症例に対して用いられてきたが，メドトロニック社製のアイトレル®3の登場により，その適応は大きく広がったといえる。しかし，このアイトレル®3では，1つのジェネレータに対して刺激電極が1本であったために，疼痛範囲を十分にカバーできない症例が存在し，また上肢と下肢の両方に疼痛を有する症例では，ジェネレータを2か所にわたって留置せざるをえなかった。さらには，刺激電極の4極間での通電刺激のみであり，多様性に乏しいとの欠点があった。

　これらの問題を解決すべく，最近，新しい刺激装置としてメドトロニック社製のシナジー®の使用が可能となった。1つのジェネレータに対して2本の刺激電極が接続（dual-lead stimulation）でき，広範囲での通電刺激が可能となっている。また，2本の刺激電極間での刺激では，計8極を用いることから多様性が向上している（刺激電極を並列に挿入することで，脊髄を横断的に刺激することも可能)[2]。以上より，今後は，このdual-lead stimulationの広い臨床応用が期待されている。

　この点に関して，Christainら[3]は，治療抵抗性の狭心症に対しSCSを行った場合，刺激電極の位置が移動することが大きな問題であるとしていたが，2本の電極の挿入により安定した治療効果を得られるようになったとしている。

　さらにHolsheimerら[5]は，脊髄正中部と脊髄の両外側部の3極による通電で疼痛の効果向上を図るtransverse tripolar electrodeを開発している。

　また，SCSとペースメーカとを併用する場合の安全性についての検討も広く行われている。この点に関して，Olofら[4]は，percutaneous coronary intervention（PCI）やcoronary artery bypass grafting（CABG）を受けた不安定狭心症例で，不整脈の合併によりペースメーカ留置を余儀なくされている18症例に対して，胸部SCSを施行した結果，安全に使用でき，かつ症状が安定したことからも有用であったとしている。

　そのほかでは，SCSの電極を脊髄レベルではなく，より末梢レベル（神経根や末梢神経）に留置することで，良好な効果を得たとする報告[6]もある。神経根刺激では，従来の刺激電極の挿入方向とは逆に尾側に向かって逆行性に挿入するretrograde insertion，またはcephalocaudal insertionなどと呼ばれる手法がとられている。慢性排尿障害の治療[7]や慢性難治性疼痛[8,9]に対しても，この挿入法がとられており，今後，適応は広がるものと考えられる。

　このようにSCSは，シナジー®の登場による適応の多様化がもたらす恩恵は大きいと考えられるが，一方で適応範囲の広がりにつれて，さらなる混乱を来す危険性も否定できない。そのためにも早急な適応基準の確立が望まれる。また，従来，脊髄レベルでの刺激が基本であったが，末梢レベルでの刺激が有効であったとの報告も散見されることから，刺激部位に関しての検討も重ねていく必要がある。

筆者らは，過去19年にわたり数多くの症例に対してSCSの植え込みを試みてきたが，長期留置に伴って生じる他の体内機器との兼ね合い，磁気検査装置や家電製品を使用することによるトラブル，SCS機器の電池消耗，電極断線，感染などを経験してきた。これからは長期留置症例での現状を把握し，長期予後についての研究を重ねることで，SCSの適応基準を確立されていくものと考えている。

　以上，これからの課題は，施行の手順や手技の統一化，適応基準の確立，そして長期留置に伴う合併症や問題点の克服であると考えている。

【参考文献】

1) Shealy CN Moetimer JT, Reswick JB. Electrical inhibition of pain by stimulation of the dorsal columns : preliminary clinical report. Anesth Analg 1967 ; 46 : 489-91.
2) Kumar K, Hunter G, Demeria D. Spinal cord stimulation in treatment of chronic benign pain : challenges in treatment planning and present status, a 22-year experience. Neurosurgery 2006 ; 58 : 481-96.
3) Christian S, Henrik S, Claus A. Possible stabilization of spinal cord stimulation treatment in refractory angina pectoris by implantation of a second electrode : case reports. Neuromodulation 2003 ; 88-9.
4) Olof E, Mats B, Nils E, et al. Feasibility of spinal cord stimulation in angina pectoris in patients with chronic pacemaker treatment for cardiac arrhythmias. Pace 2003 ; 26 : 2134-41.
5) Holsheimer J, Nuttin B, King GW, et al. Clinical evaluation of paresthesia steering with a new system for spinal cord stimulation. Neurosurgery 42 : 1998 ; 541-9.
6) Strege DW, Cooney WP, Wood MB, et al. Chronic peripheral nerve pain treated with direct electrical nerve stimulation. J Hand Surg 1994 ; 19A : 931-9.
7) Alo KM, Gohel R, Corey CL. Sacral nerve root stimulation for the treatment of urge incontinence and detrusor dysfunction utilizing a cephalocaudal intraspinal method of lead insertion : A case report. Neuromodulation 2001 ; 4 : 53-8.
8) Alo MK, Holsheimer J. New trends in neuromodulation for the management of neuropathic pain. Neurosurg 2002 ; 50 : 690-704.
9) 田邉　豊，木田直俊，中尾　晃ほか．電極の逆行性挿入による脊髄電気刺激療法が有効であった難治性下肢痛．麻酔 2006 ; 55 : 732-4.

前川　紀雅

索 引

数字・欧文・ギリシア文字

数字

3DSRT 205

A

ABC症候群 125
ADL 265
Advanced Bionics社 9
Advanced Neuromodulation社 9
aftereffect 137, 141
AMP 15
Amp（V）ボックス 85
angry backfiring C-nociceptor syndrome 125
atypical absence 257

B

baclofen 197

C

Cアーム透視装置 25
causalgia 124
centralsensitization 125
complex regional pain syndrome 53, 124, 164, 171, 223, 238
Continuous 81, 86
CRPS 53, 114, 124, 164, 171, 223, 238
Cycling 81, 86
C線維 182

D

Day Cycling 81, 86
DCS 203
DCT 168
deafferentation pain 108
DOPA誘発性ジスキネジア 245
dorsal column stimulation 203
drug challenge test 168
dual-lead stimulation 16, 28, 43, 271

E

ELECTRODE SELECT 14
escape現象 51, 55, 56

F

facet rhizotomy 134
failed back surgery syndrome 132, 164, 171
FBSS 132, 164, 171
FES 228
───cycling 229
Flip leads vertically 83
functional electrical stimulation 213

G

GABA 104, 168, 196, 261
───-A受容体 111
───-B受容体作動薬 111
───-B作動薬 169
gamma-aminobutyric acid 168
glycine系 168

H

H-reflex 196

I

idiopathic generalized seizure 257

M

MacGill pain questionnaire 66
MCS 248
Medtoronic社 9
minimally conscious state 248
motor cortex stimulatiom 238
MPQ 66
MRI 92

N

Naチャネル遮断薬 127
NeuroCybernetic Prosthesis system 250

neuromodulation　4, 9
　──　theory　262
neuropathic pain　108
NMDA 受容体拮抗薬　111, 127
NRS　65
numerical rating scale　65

P

pain disability index　67
pain relief scale　66
painful legs and moving toes syndrome　154
painful tonic seizure　145
PDI　67
performance status　69
peripheral vascular disease　171
PET　205
PHN　118, 119
PLMT　154
positron emission tomography　205
postherpetic neuralgia　118
PRS　66
PTS　145
puncture trial　134, 137, 141, 152, 171
PVD　171

R

RATE　15
rCBF　205
reflex sympathetic dystrophy　124
regional cerebral blood flow　205
Renumber electrodes　83
repetitive transcranial magnetic stimulation　239
RSD　124
rTMS　239

S

SCS　21, 167, 226
　──　puncture trial　163
Select a Therapy　80
Select an INS　80
Select number of leads　83
SEP　238
SF-36　69
sickness impact profile（SIP）　68
single photon emission computed tomography　205

SIP　125
SMON　157
　──　体操　158
SMP　124
Soft Start/Stop　81, 86
somatosensory evoked potential　238
SPECT　205
spinal cord stimulation　21, 167
surgical trial　137
sympathetically independent pain　125
sympathetically maintained pain　124
Synergy　61

T

$TcpO_2$　179
temporary SCS　120
temporary spinal cord stimulation　117
TENS　169, 226
three dimensional stereotaxic ROI template　205
To work in demo mode　79
transcutaneous electrical nerve stimulation　169
Tuohy 針　12

U

Unified Parkinson's Disease Rating Scale　245

V

varicellazoster virus　118
VAS　65, 168
vegetative state　248
verbal rating scale　66
visual analogue scale　65, 168
VRS　66
VS　248
VZV　118

W

Waller 変性　110
WDRN　103, 168
wide dynamic range neuron　103, 168

ギリシア文字

β エンドルフィン　103
γ アミノ酪酸　159, 168

和　文

あ

アイトレル 3　9, 15, 265
　　──システム　4, 39
アイトレル EZ 患者用プログラマ　15
　　──7434A　39, 40
亜急性脊髄視神経障害　157
足漕ぎ車椅子　228
アデノシン三リン酸　158
アドレナリン　217
アプリケーションカード　81
アレルギー　93
アロディニア　53, 109, 125
アンカー　28, 44
安静時疼痛　178

い

意識障害　243
異常感覚　157
　　──性疼痛　146
一次運動野　239
一次感覚野　240
位置マーク　76
遺伝性原発性全身性ジストニア　199
インフォームドコンセント　32, 45
陰部神経　233

う

植え込み型パルス発生器モデル 7425　39
上ボタン　75, 77, 78
うつ病　261
右房ペーシング　190
運動機能異常症　195

え

エクステンション　15
　　──コード　44
　　──コードモデル 7482　39
　　──コードモデル 7495　42
エクストレル　265
　　──システム　4
エヌビジョン　15, 78
　　──8840　39, 40, 43
エピドラスコピー　134

お

横隔神経　266
横隔膜ペーシング　265
オートセルフテスト　77
オピオイド　111

か

開胸術後疼痛　114
ガイドワイヤー　27
海馬スペシャル CT　205
カウザルギー　124
過活動膀胱　234
下行性順行性インパルス　112
下行性抑制系　103, 159
カスタム制限　87
画像誘導装置　243
合併症　59
ガバペンチン　111
下腹神経　233
カルシトニン遺伝子関連ペプチド　181
冠血流速度　188
間質性膀胱炎　165
患者登録カード　47
癌性疼痛　168
感染　59, 93
完全埋め込みシステム　232
癌疼痛治療ガイドライン　149
冠動脈疾患　187

き

機能的電気刺激　228
逆行性混合活動電位　182
逆行性刺激　181
救肢率　178
求心性迷走神経　258
求心線維　181
求心路遮断性疼痛　22, 108, 164, 238, 247
急性心筋梗塞　189
狭心症　187
　　──発作　190
狭心痛　187, 191
局所静脈内交感神経ブロック　126
局所脳血流　259
　　──の変化　259
　　──量　205

―――量の変化　207
虚血性潰瘍　178
虚血性疼痛　168, 178
禁煙　181
金属アレルギー　61
金属疲労　61

く

くも膜下ブロック　170
グリシン　196
グルタミン酸　104, 261
クロナゼパム　111

け

痙縮　195
痙性斜頸　195, 197, 198
経皮酸素分圧　179
経皮的埋込み電極　228
経皮的電気刺激　169
ゲートコントロール説　99, 158, 225
ゲートコントロール理論　3
ケタミン　111, 132, 240
血圧コントロール　213
月経痛　234
血行再建術　177
血流再分布　188
幻肢痛　108, 164, 238

こ

抗うつ薬　127
交感神経依存性疼痛　124
交感神経非依存性疼痛　125
交感神経ブロック　112, 126, 170
抗痙攣薬　127, 158
膠原病　180
後効果　104, 137
後根切除　182
後索刺激　102
広作動域ニューロン　103, 168
高周波熱凝固法　149
高出力超音波　92
抗てんかん薬　110
口頭式評価スケール　66
高頻度経頭蓋磁気刺激療法　238
抗不整脈薬　127
興奮性アミノ酸　104, 105
硬膜外腔の癒着剥離術　134
硬膜外造影　140
硬膜外ブロック　170

絞扼性神経障害　223
骨転移　148
骨盤内臓神経　233

さ

サイクリングモード　81, 86
再構築　56
三環系抗うつ薬　110
三叉神経痛　146

し

ジアテルミー　91
ジェネレータの植え込み　252
ジェネレータの点検　254
視覚的評価尺度　65, 168
子宮蠕動運動　234
刺激感覚脱失現象　28
刺激装置のプログラミング　80
刺激方法　255
試験刺激　180
―――期間　141
試験的電極挿入　152
視床　240
―――刺激　246
―――痛　108, 110
視神経炎　146
ジストニア　195, 198, 199, 245
持続硬膜外ブロック　119
下ボタン　75, 77, 78
シナジー　271
―――EZ患者用プログラマ　75
―――ニューロスティミュレータ　4, 9, 15, 28, 43
周術期自動血圧管理システム　215
重症虚血肢　178
周波数　13, 76, 78, 80, 84, 85
手術手技　32
手術適応　31
術中テスト刺激　31, 34
出力　14, 76, 77, 80, 85
受容器反射系　213
循環器への影響　257
準微小電極　244
小児てんかん治療　257
植物状態　248
除細動器　92
自律神経過反射　235
侵害受容性　168
―――疼痛　22, 136, 148, 247
心筋虚血　188

276

心筋固有ニューロン　190
心筋酸素消費量　188
神経因性疼痛　102, 118, 136, 148, 168
　　──モデル　102, 168
神経根ブロック　140
神経腫　109
神経障害性疼痛　108
神経損傷　55
神経調節療法　4, 9
神経伝達物質　104, 260
神経ブロック　169
人工内耳　236
人工網膜　236
視床下核　243
振戦　146, 245
心臓ペースメーカ　92
腎皮　126
心理的要因　170
診療報酬点数　17

す

水痘・帯状疱疹ウイルス　118
スクリーナ　12, 27, 35, 39
スクリーニングケーブル　14
スクリーンタブ　79
スクロールホイール　85
ステータスバー　79
ステータスランプ　76
ステップ応答関数　216
ステロイド　126
スライダーバー　79

せ

脊髄空洞症　165
脊髄後角　97
脊髄後根進入部破壊術　247
脊髄後根切断術　197
脊髄後索　55
　　──内側毛様帯　114
　　──電気刺激　203
脊髄硬膜外腔刺激法　214
脊髄視床路　240
脊髄損傷　109, 164, 213
　　──後疼痛　110
　　──対麻痺　228
脊髄電気刺激装置　268
脊髄電気刺激療法　51, 148, 157, 167, 177, 195
脊柱管狭窄症　171
節後損傷　110

節前損傷　110
設定スイッチ　76
切迫性尿失禁　234
説明　45
遷延性意識障害　203
漸減現象　61
仙骨表面電気刺激　232
前帯状回　240
選択的末梢神経遮断術　198
前頭　240
セロトニン　103

そ

増加ステップ　85
奏効機序　97, 167
操作音スイッチ　76
走査型超音波診断装置　92
足関節／上腕血圧比　180
足関節血圧　179
足趾血圧　179
ソフトスタート／ストップ　81, 86

た

体位　32
帯状疱疹　118
　　──後神経痛　108, 117, 118, 164
　　──遷延痛　118
　　──痛　118
体性感覚誘発電位　238
体動時痛　150
タイトルバー　79
大脳皮質運動野刺激　114, 248
脱髄疾患者　146
多発性硬化症　145, 164
単一光子放出型コンピュータ断層撮影　205
淡蒼球内節　199, 245
断端痛　223

ち

チェックマーク　80
チオペンタール　240
知覚神経ブロック　112
知覚脱失　52, 55, 56
中心溝　239
中枢性感作　125
中枢性呼吸不全　265
中枢性疼痛　248

つ

椎間板治療　140
椎弓切除　31
痛覚伝導路　97

て

定位視床凝固手術　199
デイサイクル　81, 86
適応基準　163, 167
テスト刺激用経皮エクステンション　29
テスト刺激用スクリーニングケーブル　27
デモモード　79
テレメトリー　82
てんかん　250
　――治療　255
　――治療効果　256
　――治療対象の選択　255
　――抑制効果　258
電気生理学的評価法　248
電気的神経調節　228
電気メス　91
電極極性　13, 80, 83
電極の固定　35
電極の断線　59
電極の点検　254
電極留置　32
電源オフボタン　75, 77
電源オンボタン　75, 77
電池ランプ　77

と

同意　45
凍傷　181
疼痛　243
　――機序　168
盗難防止装置　92
動脈攣縮　180
特掲診療科の施設基準等　17
ドパミン　217
トラッキング制限　87
ドラッグチャレンジテスト　110, 163, 248
トリガーポイント注射　139
トレッドミル耐容能　189
トンネリングツール　42

な

内臓痛　148
内側毛帯　240

ナビゲーション　240
難治性うつ病　261
難治性狭心症　187, 188
　――に対する電極植え込み術　191

に

ニコチン酸　158
日本意識障害学会の状態スケール　203
日本意識障害学会の反応スケール　204
乳酸産生　190
ニューロモジュレーション　232
尿道内圧　233

の

ノイロトロピン　158
脳機能画像　56
脳深部刺激術　240
脳深部刺激療法　114, 243
脳卒中後疼痛　238
脳卒中後振戦　246
脳波の変化　259
ノルアドレナリン　103, 216, 217

は

バージャー病　177
パイシスクォードリード　9, 27
　――セット　26
バクロフェン　111
バッテリーの消耗　59
馬尾障害　55
馬尾神経損傷　55
パルス幅　13, 14, 76, 78, 80, 84
反射性交感神経性ジストロフィ　124

ひ

引き抜き損傷　108
微小循環　179
微小電極　244
非ステロイド性抗炎症薬　158
皮膚切開　251
皮膚分節　52
表面電極式FES　229

ふ

フェイススケール　65
腹腔神経叢ブロック　149
複合性局所疼痛症候群　51, 114, 124, 164, 223, 238
　――type II　223
腹部交感神経　214

不随意運動　154, 243
プレコンディショニング　190
プログラミング画面　83
プログラミングヘッド　79
プログラム1　78
　──ボタン　75
プログラム2　78
　──ボタン　75

へ

閉塞性動脈硬化症　177
ペースメーカ　271

ほ

膀胱機能障害　146
膀胱直腸障害　146
ポジトロン断層撮影　188, 205
発作性異常感覚　145
ボツリヌス毒素局所注射　198
ホルター心電図　189
本態性振戦　246

ま

マクギル疼痛質問表　66
末梢血管障害　171
末梢神経手術　197
末梢神経損傷　223
　──後疼痛　51
麻薬性鎮痛薬　127
慢性動脈閉塞症　164

め

迷走神経　258
　──刺激治療装置と装着法　250

　──刺激による副作用　257
　──刺激の解剖・生理　258
　──への電極の装着　253

や

薬物嗜癖　170
薬物療法　119, 139
薬効能試験　168

ゆ

有効症例の基準　208
有痛性筋痙攣　145
誘発電位　259
癒着性神経根症　132

よ

腰下肢痛　171
腰部交感神経節ブロック　140
腰部硬膜外ブロック　139
抑制系　168
抑制性アミノ酸　105

り

リード情報　82
リード線の接続　252
リード破損　86
リドカイン　111

れ

レイノー症候群　177
レールミット徴候　145
レジュームⅡリード　12, 35
レノックス・ガストー症候群　257
連続モード　81, 86

脊髄電気刺激療法　　　　　　　　　　　　　　　＜検印省略＞

2008年6月2日　第1版第1刷発行

定価（本体7,600円＋税）

　　　　　　　　　編　著　森　本　昌　宏
　　　　　　　　　発行者　今　井　　　良
　　　　　　　　　発行所　克誠堂出版株式会社
　　　　　　　　　〒113-0033　東京都文京区本郷 3-23-5-202
　　　　　　　　　電話 (03)3811-0995　振替 00180-0-196804
　　　　　　　　　URL　http://www.kokuseido.co.jp

ISBN 978-4-7719-0336-4 C3047 ¥7600E　　　印刷　株式会社双文社印刷
Printed in Japan ©Masahiro Morimoto, 2008

・本書の複製権・翻訳権・上映権・譲渡権・公衆送信権（送信可能化権を含む）は克誠堂出版株式会社が保有します。
・JCLS ＜（株）日本著作出版権管理システム委託出版物＞
　本書の無断複写は著作権法上での例外を除き禁じられています。複写される場合は，そのつど事前に（株）日本著作出版権管理システム（電話 03-3817-5670, FAX 03-3815-8199）の許諾を得て下さい。